인체와의 대화

CST

두개천골요법

존 어플레저 지음 | 김선애 · 천성래 옮김

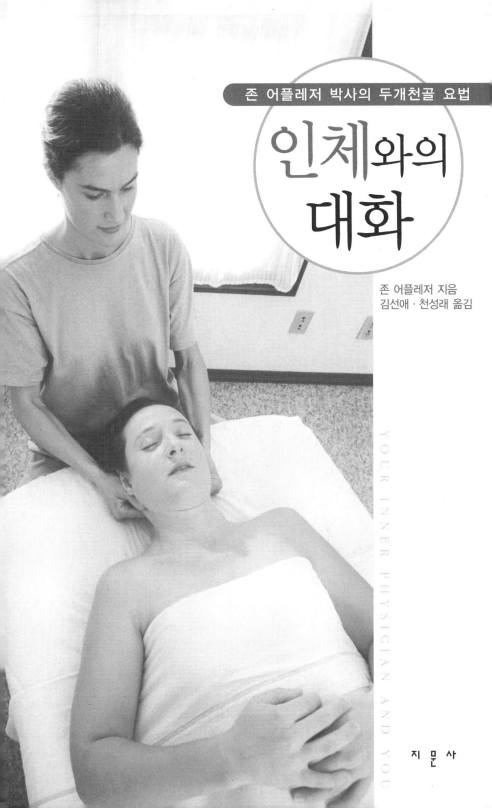

존 어플레저 박사의 두개천골 요법

인체와의
대화

존 어플레저 지음
김선애 · 천성래 옮김

YOUR INNER PHYSICIAN AND YOU

지문사

추천사

《인체와의 대화》 출간을 환영한다. 《*Your Inner Physician and You*》라는 원제(原題)에 충실하다면 '내부 의사'로 번역되었을 것이다. 그럼에도 《인체와의 대화》라는 상징적 제목을 붙인 것을 보면 역자는 원작자의 깊은 내면 세계를 의식처럼 투시하고 있었을 것으로 생각된다. 저자에 의하면, 인간의 몸 속에는 의사가 존재하는데 그 의사는 자신의 몸을 스스로 치유하게 되며 그 치유의 과정은 일종의 커뮤니케이션 과정으로 인식할 수 있다고 설명할 수 있기 때문이다.

두개천골요법(CranioSacral therapy)은 1930년대에 D.O인 윌리엄 서더랜드(William G. Sutherland)에 의해 발견되고 발전되어 온 방법이다. 미국 미시간 주립대학에서 1975~1983년까지 존 어플레저(John E. Upledger) 박사를 주축으로 수많은 의사와 인체역학 교수들의 과학적인 연구를 통해 광범위하게 발전했다.

미시간 주립대학을 중심으로 시행된 연구를 통해, 두개골 반폐쇄 수압체계의 막 경계 안에서 부단히 계속되고 있는 뇌척수 액압의 변화를 조정하기 위하여 두개골은 끊임없이 미세하게 움직여야 한다는 사실을 이들은 밝혀냈다. 이것은 두개골이 두개천골 조직의 변화하는 압력에 부응하여 움직이는 리듬을 상실할 때 조직의 기능이 손상되고 질병 증상이 발생할 수 있다는 사실을 보여주는 것이었다.

두개천골 치료사들은 경막 조직이 두개골, 목 상부 척추골 등 하부 천골, 그리고 주요 신경이 신체 전 부위에 통할 수 있게 해주는 두개골과 척추골의 모든 작은 통로에 달라붙어 있음을 알고 있다. 치료사는 움직임이 제한되어 두개천골 조직 기능을 손상시키는 부위를 어떻게 찾아내는지 알고 있으며, 이 모든 부위에서 정상적 조정 움직임을 어떻게 복원하는지도 알고 있다. 이러한 작업을 하면서 치료사는 종종 신경과 내분비 계통이 작동하는 환경의 개선을 통해 그 기능을 증진시킬 수 있다.

두개천골 치료사로서 어플레저 박사는 이 책을 통해 긴장된 두개천골 조직구조의 진단에 대해 보여주고 있으며, 환자에 대한 진단 및 치료의 양식과 관련된 개념들을 발전시켜 온 과정을 또한 보여주고 있다. 따라서 이 책은 두개천골요법의 다른 활용과 여러 가지 치료적 사례를 가감없이 솔직하게 기록하고 있다는 점에서 높이 평가할 만하다.

두개천골요법이 현재 우리나라에 하나둘 소개되고 있는 이때, CST(craniosacral therapy) 학문의 실용적 전당이요 발자취라고 할 수 있는 《인체와의 대화》는 CST를 공부하고자 하는 독자들로서는 가장 핵심적인 내용을 접할 수 있는 중요한 계기가 될 것이다.

또한 여기에 소개되고 있는 V-spread나 CV-4, CRI 테크닉 등은 우리가 건강을 위해 찾고 있는 새로운 길을 열어 줄 것이며 방법적 가능성을 제시해 주리라 믿는다. 아울러 건강을 지키려는 사람들에게 이 한 권의 책이 훌륭한 선택이 되기를 간절한 마음으로 바라마지 않는다.

인터넷 동호회 건강과 맨손요법 대표시삽
홍순규

시작하면서

이 책은, 아주 새로운 신체 조직의 발견—그것이 어떻게 발견되고, 어디로 발전되며, 여러분에게 어떠한 의미를 갖는 것인지—에 대한 글이다. 이렇게 새롭게 발견된 조직은 두개천골 조직이라 명명되어 왔다. 이러한 발견은, 여러분의 신체기능이 현재 어떠한 수준에 있든지 인생의 질적 향상의 기회를 제공한다는 것이다.

'두개천골요법'과 그것이 발전해 더 향상된 기술인 '체성 감성 풀어 주기' 및 '치료적 연상 및 대화'의 사용은 여러분과 여러분이 아는 모든 사람에게, 어느 수준에 있든지 치료와 건강증진의 새로운 가능성을 깨닫게 하는 좋은 기회가 될 것이다.

이 책은 장면마다 직접 이러한 지식체계의 발전과 신체 에너지 및 자기치료 사용 방법을 설명해 주고 있다. 개정판 《여러분의 체내의 사와 여러분》에서 나는 초판의 내용을 바꾸지 않았다.

초판은 두개천골 조직과 그 활용으로 환자와 고객에 대한 진단 및 치료의 양식과 관련된 개념들을 발전시킴으로써 그 동안 나의 발자취에 대한 기록이라 하겠다. 이러한 발자취는 바뀌지 않았으며, 초판을 다시 읽으면서도 내가 진실에 충실했다고 자부한다. 따라서 초판 원고를 바꾸지 않았다는 점을 밝힌다.

초판을 쓴 후, 두개천골요법 시술자들에게 '인증' 과정을 시행하게 해준 여러 일들이 발생했다. 여러 주에서 두개천골요법을 고유의 직업으로서 전문분야로 인정해 줄 것을 주장하고 나섰는데, 다른 건강관리 전문가들이 이 요법을 시술하는 것을 저지한 여러 움직임이 위의 인증 과정을 발전시킨 자극이 되었다. 어떤 의미에서 이것은 두개천골요법에 대한 선물이었다. 왜냐하면, 이 사람들은 자기들에게 장래가 유망한 그 어떤 것에 대한 통제를 원했기 때문이다. 따라서 그들이 두개천골요법과 그 시술자에 대한 통제권을 얻는다면 많은 다른 분야의 건강관리 전문가들은 그 시술에서 배제될 것이다.

원래 나는 안마술에서 치과의술, 내과의술에서 신체-정신 통합에 이르기까지 많은 종류의 건강관리 시술에 유용하고 효율적으로 접목될 수 있는 보조양식으로서 두개천골요법을 내놓았다. 이것이 여전히 잘 활용되고 있다고 나는 믿는다. 그러나 여러 분야에서 표면화된 세력의 움직임과 탐욕의 발현으로, 두개천골요법을 시술하는 광범위한 면허를 가진 건강관리 전문가들의 권리를 보호하기 위해 독립된 건강관리 양식으로서 두개천골요법의 인증이 필수적이다. 이것은 현실일 뿐이다. 그래서 우리는 두개천골요법을 위와 같이 인증하고 있는 것이다.

이 책의 마지막 장에, 그 동안 발견된 몇 가지 새롭고 흥미로운 사실을 제시하고 검토하는 내용을 추가했다. 이 부분에서 두개천골요법은 사람들의 치료를 도와 주는 새롭고 혁신적인 치료법을 계속 소개하고 있기 때문에 칭찬을 들을 만하다.

서문

이 책을 처음 쓴 이후, 가장 흥미롭고 새로운 장이 펼쳐지기 시작했다. 이러한 전개는 '두개천골요법', '에너지 낭포 풀어 주기', '체성 감성 풀어 주기'와 '치료적 연상 및 대화'와 관련된다. 내가 제기하는 중심문제는 외상 후 압박장애다.

이러한 통합치료법의 사용은 살인, 강간, 이단숭배 학대, 신체 구타 등, 외상 후 후유증과 같은 다양한 사례에서 전개되기 시작했다. 내 경험은 두개천골요법을 실시하는 다른 사람들이 보고한 경험과 함께 축적되기 시작했다. 그런데 한 가지 피할 수 없는 질문이 제기되었다. 두개천골요법이 앞에서 언급한 파생 요법들과 함께 외상 후 압박장애에 효과적인지 실험이 필요하다는 것이었다.

우리는 여섯 명의 베트남전 참전자들을 초대해 외상 후 압박장애 문제완화를 목적으로 2주간의 집중치료 프로그램에 동참하도록 했다. 그들 중 다섯 명은 남성으로, 적어도 10년 동안 후유증 치료를 받아온 사람들이었다. 그들은 모두 광란적 발작, 통제불능의 폭력적이고 폭발적 삽간상태揷間狀態, 정신집중 불능, 반복적 악몽, 통제불능의 발한發汗 등에 시달렸다. 간단히 말하자면, 그들은 유급 고용직이나 정상적인 직업에 종사하기 불가능했다. 또 뜻 있는 가족관계를 만드는 데에도 성공하지 못했다.

여섯 번째 참전자는 2년 동안 전방 외과병원의 간호사로 일한 여성이었다. 그녀의 설명은 텔레비전에서 방영된 적이 있는 MASH(육군외과이동병원)에서 나온 사례와 유사했다. 그녀는 악몽과 극심한 발작증세 등으로 고생했으나, 자신의 문제를 비밀로 유지하며 병원에서 간호사의 자리를 지켜 왔다.

나는 참전용사들이 우리와 함께 2주간의 집중치료 프로그램을 통해 효과를 얻는다면 시금석이 될 것이라고 생각했다. 그런데 밝혀진 바와 같이, 치료 프로그램은 우리가 상상했던 것보다 훨씬 성공적이었다. 참전용사 여섯 사람 모두 중요하고 계속적인 진전을 보였다. 그들에게는 남아 있던 외상적 에너지 풀어 주기가 중요한 요소인 것 같았다.

극심한 외상적 경험의 후유증을 완화시키기 위한 치료법이 좀더 정교해지고 발전되기를 기대한다.

차례 | 인체와의 대화

사람의 몸은 적응할 시간이 필요하다

1

주디가 집으로 전화한 것은 오전 8시경이었다. 그녀는 매우 화가 나 있었으며 침착하려고 노력했지만, 거의 공포(panic)에 가까운 상태가 바로 전화기를 통해 느껴졌다. 그녀는 평소에 차분한 편이었으므로 심각한 일이 일어났다는 것을 나는 직감할 수 있었다.

나는 약 5년 동안 주디 가족의 주치의를 맡아 왔다. 나는 몇 년 전 그들의 아들 프랭크를 출산하는 데에도 참여했다. 나는 주디를 잘 안다. 그녀는 그날 아침 병원에 가기 전에 친정 부모 집에 와 줄 수 있는지 물었다. 이유인즉, 아버지가 매우 편찮으시다고 했다. 나는 아무 질문 없이 동의했다. 중요한 일이 아니었으면 내게 부탁하지도 않았을 테니까.

나는 토스트 몇 조각을 들고 주디의 부모네 집으로 갔다. 그 집은 철로 곁에 있었다. 1950년대부터 9,999.99 달러짜리인 플로리다 명물 중의 하나였다. 내가 집 앞에 차를 세웠을 때 주디와 어머니는 밖에 나와 서서 기다리고 있었다.

주디는 침착했다. 어머니는 차분하지 못했고 울고 있었다. 어머니가 인사하려고 손을 내밀었을 때 손이 떨렸다. 집 안으로 들어가자 거실 바닥에 주디의 아버지 델버트가 누워 있었다. 그는 반의식 상태였다. 내가 몸을 흔들자 그는 눈을 뜬 채 약간 신음소리를 냈다. 그는 많은 양의 피를 토해 냈다. 방 전체가 토사물과 위스키의 악취로 진동했다. 반의식 상태인 사람이 바닥에 누워 있고, 토사물과 위스키 냄새가 나는 장면을 보면서 몹시 화가 났다.

주디는 아버지가 알코올 중독자이며 갈 데까지 간 사람이라고 왜 나에게 말하지 않았을까? 무례를 무릅쓰고 주디 모녀에게 델버트의 주벽에 대해 물었다. 두 여인은 델버트가 음주 습관이 없다고 고집했다. 그들은 위통이 완화되지 않을까 하는 바람으로 아버지가 약간의 위스키를 마셨을 뿐이라고 주장했다. 나는 후회하기 시작했다. 아마 이것은 단순한 알코올 중독의 문제가 아니었다. 두 사람이 나에게 말한 것이 진실이라면 위스키는 단지 엎친 데 덮친 격인지도 모른다. 그는 위에서 피가 났을 수도 있으며 토할 것 같을 때 약간의 위스키를 마셔 거실 바닥이 난장판이 됐다고 한다. 그들의 이야기를 들으면서 나는 성급하게 결론을 내린 것을 부끄러워하기 시작했다.

어느 경우에나 자기의 감정을 빨리 가라앉히고 어떤 일을 해야 될 때가 있다. 델버트의 맥박은 빠르고 약했으며 혈압은 낮았다. 그는 많은 피를 흘린 것 같았다(그러나 적은 양의 피라도 거실 바닥에 뿌려 놓으면 많은 것으로 보이는 법이다). 그는 당장 치료가 필요했다. 위스키를 얼마나 마셨는지 따지거나 섣부르게 결론을 낸 데에 대해 미안해하는 순간에 그는 바로 그 거실 바닥에서 죽을 수도 있었다.

먼저 구급차를 불렀다. 그 다음 델버트를 입원시키기 위해 병원에 전화를 했다. 이 시절은 방문진료 중에 있는 의사가 먼저 보험 서류를 작성하지 않고도 환자를 입원시킬 수 있는 때였다. 4인실 병동은 하루에 약 50달러가 들었다. 구급차가 몇 분 후에 도착했다. 주디가 아버지와 함께 구급차를 타고 병원에 갔다. 나는 내 차로 병원까지 5마일을 달렸으며 주디의 어머니는 구형 포드차를 타고 따라왔다. 병원으로 가는 길에 나는 델버트에게 잘못될 수 있는 온갖 가능성을 고려했다. 이 병들고 반의식 상태의 사람이 내 삶을 바꿔놓을 무언가를 나에게 보여줄 것이라고는 생각하지도 못했다.

병원까지는 약 10분이 걸렸다. 도착하자마자 델버트를 휠체어에 태웠다. 그가 조금 나아진 듯이 보여 그의 가슴과 복부사진을 찍어보기 위해 X선과에 들렀다. 우리가 X선과에 있는 동안 연구실 전문가가 건너와 혈액검사를 시작했다. 나는 작고 격식이 없는 병원에서 일하는 것을 좋아했다. 우리는 이처럼 먼저 일을 처리했고 서류작업을 나중에 할 수 있다. 그런 날들이 영원히 사라져 버릴까 봐 두렵다.

X레이를 보니, 델버트는 폐에 반점들과 약간의 기종이 있고, 흑폐병에 걸려 있었다. 그는 서 버지니아 석탄 광부로 퇴직했으므로, 크게 놀라지는 않았다. 복부 X레이는 위에 꽤 커다란 기포가 있다는 사실 이외에는 특별한 점이 없었다.

우리는 델버트를 방으로 데려가서 눕혔다. 첫 혈액 검사 결과를 기다리는 동안 나는 에너지 전송(V-Spread)를 시작했다. 델버트를 '위기에서 벗어나게' 한다면 이 사례는 하나의 도전이 될 것이었다. 우리는 진정으로 모든 것이 어떻게 시작되고 그 이유가 무엇인지 알 필요가 있었다. 그것은 의사가 된 보람 중의 하나다. 우리는 항상 '왜'를 탐색해야 하니까. 나는 이 탐색이 얼마나 오래 걸릴지, 그 해답이 나와 수많은 다른 사람의 인생에 어떠한 영향을 미칠지 전혀 알지 못했다.

혈액검사 결과가 약 30분 후에 나오기 시작했다. 피를 많이 쏟았기 때문에 24시간에 걸쳐 2핀트의 혈액을 주문했다. 나는 이와 같은 경우에 너무 서두르지 않는 것을 배웠다. 인간의 몸은 적응할 시간이 필요한 법이다.

우리는 위胃를 진정시키기 위해 약물을 사용하고 델버트의 문제를 탐색하기 시작했다. 바륨으로 검사한 위 X레이에 약간의 위궤양 증상이 보였다. 간과 뇌 정밀검사 결과 양 기관에 낭포囊胞가 나타났다. 델버트가 안정된 후 우리는 간 조직검사를 하고, 낭포가 섬게구균(echinococcus)이라는 기생충에 감염된 것을 발견했다. 혈액검사는 이 기생충이 온 몸에 감염된 것을 보여주었다. 그것은 전신에 퍼져 있었다. 뇌에 있는 낭포도 동일한 원인에서 비롯된 것으로 생각하고 안심했다. 이 희귀한 상태를 치료할 수 있는 키니네 류의 의약품이 있었기 때문이다. 그리고 약 3주 안에 델버트의 상태는 퇴원할 만큼 호전되었다.

결과는 누구도 모른다 2

델버트가 퇴원한 후 열흘쯤 지나 주디에게 전화가 왔다. 아버지가 1주일은 괜찮았으나 발이 몹시 아프기 시작해 발을 딛고 일어설 수가 없다고 했다. 나는 몇 가지 질문을 했고 그녀의 대답에 매우 당황했다. 아버지의 양 발바닥 피부가 검게 변하면서 갈라지고 껍질이 벗겨진다고 했다. 그것은 통증이 심한 경우이다.

다음날 나는 상태를 보기 위해 델버트의 집에 잠깐 들렀다. 확실히 발바닥은 검지 않았지만 매우 어두운 색깔이었다. 피부가 깊게 갈라진 것이 손톱으로 큰 조각을 내어 벗겨낼 수 있을 것처럼 보였다. 거무스름하고 두꺼운 피부는 이미 벗겨져 몹시 쓰리고 아픈 부분이 드러났다. 나는 이와 같은 것을 전에 한 번도 본 적이 없었고 그후에도 그랬다. 그것은 갑옷에 매달린 철판(armor plating)과 같았다.

우리는 해답을 찾기 위해 오랜 검사를 하기 시작했다. 피부과 의사는 아무런 도움도 주지 못했다. 몇 달 동안 우리는 델버트를 미국 동남부에 있는 3개의 주요 의료기관에 보냈다. 그들 중 어디에서도 그의 발에 나타난 문제에 대한 올바른 진단을 내리지 못했다. 세 곳 모두 델버트가 흑폐병과 폐기종에 걸려 있다는 사실만 발견했을 뿐 두 곳에서는 정신과 진단을 내렸다.

결국 주디와 어머니는 델버트의 발에 무슨 문제가 있는지 알아봐 달라고 부탁했다. 나는 나보다 똑똑한 의사들도 해결하지 못했는데 어떻게 내가 그 일을 할 수 있을까 하는 생각이 들었다. 그때 주디와 어머니가 내가 가장 훌륭한 의사라고 듣기 좋으라고 말하는 바람에 그냥 넘어간 느낌이었다. 델버트를 병원으로 다시 한 번만 데리고 가서 무엇이 잘못되었는지 알아달라고 간청했다. 우리는 단지 알 수 없는 무엇인가가 있을지도 모른다는 생각을 받아들였을 뿐이다.

길고 전문적인 얘기를 짧고 지루하지 않게 해본다면 다음과 같다. 나는 델버트가 병원에 머문 처음 며칠 동안 나의 지식과 생각을 모두 동원했다. 나는 곤경에 처했다. 그때 '마지막 기회'라는 생각이 떠올랐다. 새로운 신경외과 의사가 보좌역으로 있었는데 그는 외과를 공부하기 전 약 9년 동안 일반의학에 종사했다. 그는 미국에서 3년 동안 일반외과 교육을 받은 후 일본으로 가서 신경외과 의사가 되었다. 이처럼 광범위한 경력이 있는지라 그가 신선한 아이디어를 한두 개쯤 갖고 있을 것이라 생각했다. 나는 그에게 델버트를 한번 관찰해 보고, 간과했을지도 모르는 가능성을 발견하거든 나에게 알려달라고 요청했다.

조사와 진단을 마친 후, 짐(신경외과 의사)은 일본에서는 영양실조로, 우리가 델버트의 발에서 보고 있는 이와 같은 종류의 조직 변화의 원인으로 이야기하고 있다고 넌지시 말했다.

짐은 목 부위에 경부 척수조영상脊髓造影像이라고 불리는 X레이 촬영을 해야 한다고 제안했다. 그것은 합병증의 위험이 없는 것은 아니다. 내가 보기에 짐의 제안은 주로 직관에 의존하는 것 같았으나, 그는 결국 나에게 이러한 과정을 통해서 해답을 찾아낼 수도 있다는 확신을 주었다.

나는 주디와 어머니, 아버지에게 짐이 척추를 통해 등 아래 부위까지의 염료액 주사를 포함한 조치를 제안한다고 설명했다. 그때 X레이 테이블은 머리가 발보다 아래로 향하도록 기울여 염료액이 목과 머리에 흐르도록 했다. 염료액이 척추관을 통해 목 부위까지 올라가면 그때 염료액은 X레이에 반영된다. 나는 염료액이 반작용을 일으킬 수 있고 약간 위험할 수도 있음을 설명했다.

나는 이 연구에서 무엇을 얻어낼 수 있는지 확신은 없으나, 짐은 다소 낙관적이며 나에게 이보다 나은 제안이 없다는 점을 설명했다. 그들은 강력하게 이 시술을 주장했다. 우리는 경부 척수조영상 촬영을 했다. 과연 그러했다. 척수를 덮고 있는 뇌막조직(경막)의 표면 밖, 목에서 반쯤 내려가 등 쪽에 1다임(10센트 은화) 동전만한 크기의 칼슘판이 있었다. 짐은 뛸 듯이 기뻐했다. 나는 짐의 천재성에 존경심을 느꼈다. 델버트, 주디와 그 어머니는 몇 달 만에 처음으로 희망의 빛을 보았다.

이제 자기성찰을 해야 할 차례다. 델버트는 진단 테스트(경부 척수 조영상)를 아무 문제 없이 잘 치렀다. 그러나 이제 우리는 매우 심각한 수술을 할 생각을 했다. 그것은 생명을 위협하거나 목 아래 부위에 마비를 일으킬 수도 있는 일이었다. 이로부터 얻을 수 있는 잠재적 이익은 이 남자의 발의 피부 상태를 말끔하게 해소하는 일이다. 이 수술이 그의 발에 도움이 될지는 누구도 확신할 수 없었다.

짐은 칼슘판을 외과수술로 제거해야 한다고 주장한다. 그는 외과의사다. 외과의사는 무엇인가를 자른다. 그러나 나는 그가 명예스럽게도 아무도 달리 의심하지 않았던 칼슘판을 발견했다는 점을 명심해야 했다.

델버트와 그의 아내, 딸은 계속 수술을 요구했다. 그들은 수술이 성공할 수 있다고 생각했다. 이것은 아무것도 하지 않는 것보다는 나았다. 아무것도 하지 않는 것은 아무런 호전의 기회도 제공하지 않을 것이다. 델버트는 그의 발을 이런 식으로 놔두느니 차라리 죽는 편이 낫다고 말했다. 나는 그에게 마비가 되면 어떤 느낌이 들 것인지 물었다. 그는 마비가 되느니 역시 죽는 것이 낫겠다고 알려주었다. 그러나 그는 걱정할 것 없다고 말했다. 마비가 초래된다 해도 그대로 지켜볼 것이라고 하면서—일리가 있었다.

그러나 그러한 일을 어떻게 염려하지 않는다는 말인가? 그 자신의 인생의 질을 향상시키기 위해 계산된 위험을 감수하는 것은 그의 권리의 문제였다. 내 모든 경험에 따르면 그 위험은 아무런 보장이 없는 것이었다. 위험-이익 비율은 가혹했다. 어쨌든 누구의 인생이란 말인가? 이 가련하고 고통받는 사람에게 신처럼 행동하는 나는 누구인가? 많은 고뇌와 자기성찰 후에 나는 결국 동의했고 수술 일정을 잡았다.

짐은 수술을 할 것이고 나는 조수가 될 것이다. 이러한 합의를 통해 진정으로 내 인생의 몇 시간 동안 짐이 나에게 하라는 대로 정확히 내가 모든 일을 할 것이다.

3 델버트의 핵(CORE)을 보았다

수술하는 날 아침 나는 여전히 올바른 결정을 했는지 걱정했다. 조금 있으면 너무 늦어 내 마음을 바꿀 수 없을 것이다. 수술이 끝났을 때, 델버트는 완쾌될 수 있지만 마비가 되거나 뇌막염에 걸리거나 죽을 수도 있는 일이다. 또한 칼슘판이 그대로 남아 있게 된다면 자라나서 후에 제거해야 하거나 아마 마비를 일으킬지도 모른다. 내가 아는 한 델버트의 경우 명확한 해답이 없었다.

짐과 나는 의사 휴게실에서 만났다. 우리는 미세한 점까지 의견교환을 하고 수술복을 입은 다음 수술에 대한 환자의 자세를 보기 위해 수술실로 들어갔다. 델버트는 앉은 자세로 그의 머리를 숙여 목 뒷부분이 팽팽하게 노출되도록 마취의자에 벨트로 고정되어 있었다. 그 자세로 그는 잠들어 있었다. 심장 모니터가 제자리에서 작동하고 있었다. 그는 호흡과 그 크기를 보여주는 호흡장치를 통해 숨을 쉬고 있었다. 그의 상태를 관찰할 수 있었다.

짐과 나는 수술하기 위해 손을 씻었다. 수술이 잘 될 수 있을지 계속 걱정하고 있었다. 결국 수술에 대한 의구심을 갖는다고 해서 이제 아무것도 얻을 것이 없었다. 손을 씻은(원칙적으로는 손가락 끝과 손톱에서 팔꿈치까지 살균상태이어야 한다) 후 수술실로 들어가서 수술복을 입고 장갑을 꼈다. 결전의 시간이 다가왔다.

적갈색으로 변하는 소독액으로 수술 부위를 닦아낸 다음 푸른 천을 수술 부위에 대고 델버트의 목 부위에 붙였다. 델버트는 이제 더이상 사람이 아니었다. 그는 이제 가로 2인치, 세로 4 내지 5인치쯤되는 적갈색 피부 조각일 뿐이었다. 본능적으로 그에 대한 개인적연민이 사라졌다. 수술을 할 때는 동료 인간을 자르고 절단하는 것에 대한 감정을 억눌러야 한다. 초연해야 한다. 사람이라고 할 수 있는 상황에서 벗어나 비인간화된 수술 부위에 전념하는 것이 수술하는 데 도움이 된다. 정말 그랬다. 나는 일급 외과 조수이다. 짐이 나에게 물구나무 서서 이를 닦고 'The Star-Spangled Banner'를 부르라고 한다면 그렇게 할 것이다.

짐은 델버트의 목 중앙 바로 아래를 수직으로 쨌다. 훌륭한 외과의사가 메스를 사용하면서 더 깊은 조직에 상처를 주지 않고 피부를 능숙하게 절개하는 것을 보면서 경탄했다. 나는 피부 혈관에서 나오는 피를 멈추게 하기 위해 전기소작燒灼기를 사용했다. 이 소작기의 끝을 환자에게 대면 부지직 소리를 내며 살이 타는 매캐한 냄새가난다. 두 번째로 짐은 목 뒷부분의 인대를 절개해 나갔다. 혈관 몇곳을 더 지진 후에 목 뒤의 몹시 질긴 인대를, 척추뼈로 된 표면에서 떼어내는 힘든 작업을 시작했다. 짐이 이 작업을 하는 동안, 나는 견인기라는 기구를 사용해 신체 조직에 갈고리를 걸고 그가 하는 대로 그 조직을 잡아당겼다.

다음에 척추관 안쪽의 막에 붙어 있는 칼슘판에 다다를 수 있도록 목 중심부의 두 개의 척추골 뒷부분을 제거해야 했다. 이 막은 완전히 뼈로 둘러싸여 있다.

모든 척추골의 모양은 두개골 밑에서 미추 위로 2~3인치까지 통하는 관을 형성하도록 되어 있다. 척추관 앞에 척추골을 받쳐 주는 척추체가 있다. 척추체는 척추를 받쳐 주는 부분이다. 척주脊柱는 두 개의 척추체 사이마다 끼어 있는 충격 흡수 디스크를 가진 이 척추체들을 차곡차곡 쌓아놓은 것이다. 디스크는 충격 흡수 기능 이외에도 척추가 구부러지거나 회전운동을 할 수 있도록 해준다. 몸을 받쳐 주는 척추체와 디스크 바로 뒤에는 척추관이 있다. 이 척추관은 머리에서 꼬리까지 뻗쳐 있는 척수의 보호집 구실을 하고 있다.

이 척추관 안쪽에 척수를 더욱 보호해 주는 막조직이 있다. 이 막조직은 척수와 그 신경근에 영양을 공급해 주는 혈관이 흐르고 있다. 막조직은 3개의 층으로 되어 있다. 가장 바깥 층은 경막硬膜이고, 가운데 층은 지주막蜘蛛膜이며, 가장 안에 있는 층은 연막軟膜이다. 안쪽 층은 척수에 부드럽게 붙어 있다. 모든 다른 층 사이에는 유동액이 있다. 이 유동액은 하나의 막이 다른 막과의 관계에서 미끄러질 수 있도록 하며, 몸을 구부리거나 뒤틀 때 척추가 움직일 수 있도록 윤활제 역할을 한다. 뇌척수액이라는 유동액은 영양을 공급

[그림1] 척추와 디스크가 보여주는 척주의 측면

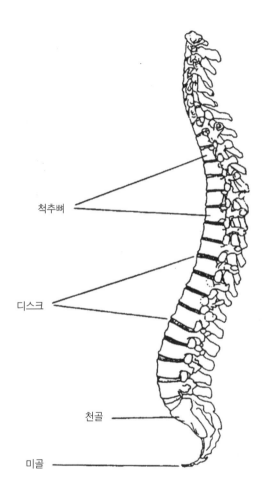

척추뼈

디스크

천골

미골

하며 폐기물을 처리한다.

이 막조직은 공식적으로 수막髓膜이라고 한다. 수막이 감염되거나 염증이 생기면 상상할 수 없을 정도로 통증이 심하다. 수막염의 원인이 된다. 수막염은 치명적이며 죽거나 장애인이 될 정도의 무서운 질병이다.

막조직의 맨 바깥 층인 경막은 질기며 방수작용을 한다. 그것은 그 안에 들어 있는 모든 것을 보호한다. 그것은 뇌와 척수를 완전히 감싼다. 바로 이 경막의 바깥 표면 위에 우리가 찾는 다임 동전 크기의 칼슘판이 있었다. 이 판이 수막조직의 외부 표면에 있기 때문에 우리의 계획은 어느 막에도 흠을 내거나 절단하지 않고 이를 제거하는 일이었다. 흠을 내는 것은 수막염의 감염 경로를 열어 줄 것이다. 내가 이 막 부위를 움직이지 않게 완전히 붙잡고 있는 동안, 짐은 매우 조심스럽게 칼슘판을 긁어내기로 했다. 내가 일을 정확하게 한다면, 그는 사고를 내거나 막을 절단하는 일이 없을 것이다.

우리가 이 경추 뒷부분을 제거하고 나니 빛을 번득이며 경막조직이 그 안에 드러났다. 그리고 수술 부위의 바로 중앙에서 칼슘판이 우리를 바라보고 있었다. 이제 간호사가 내 일을 떠맡아 근육을 옆으로 잡고 있는 동안 나는 두 손에 핀셋 한 쌍을 집어들었다. 이제 짐이 조심스럽게 칼슘판을 제거하는 동안 경막조직을 완벽하게 꼭 붙잡고 있어야 한다. 내가 경막조직을 움직이지 않게 하려고 할 때까지 모든 것이 순조로웠다. 그런데 아무리 노력해도 꼭 붙들 수가 없었다. 그 조직은 꽤 천천히, 그러나 주기적으로, 그리고 어찌해 볼 수도 없게 계속 우리 쪽으로 나왔다 사라졌다 하면서 움직였다. 짐과 내가 나눴던 이야기는 다 기억할 수 없으나 단순작업을 잘하지 못하는 나의 무능력에 대한 일침이었다. 그렇게 단순한 작업이라고 생각하는 사람은 누구라도 비난할 것이다. 나는 자존심이 상했다. 내 무능력이 당황스럽기도 했지만, 내가 목격하는 기이한 현상에 매우 호기심을 가졌다. 짐은 제멋대로 계속 움직이는 막조직에도 불구하고 한 번의 실수도 없이 판을 모두 제거했다. 나는 깊이 관련된, 이 주기적으로 움직이는 막조직의 곡예가 수술실에 있던 다른 사람에게도 새로운 사실임을 발견했다. 그것은 델버트의 호흡과 일치하지 않았다.

그 사실은 호흡기계에 분명히 보였다. 그것은 심장박동 모니터에서 볼 수 있는 맥박과 일치하지 않았다. 그것은 분당 약 10회의 주기를 가진 매우 신빙성 있는 또 다른 신체 리듬이었다. 나는 이러한 리듬에 대해 이전에 본 적도, 책으로 읽은 적도 없었다. 신경외과 의사나 마취사, 간호사, 인턴들도 마찬가지였다. 우리가 델버트의 '핵(core)'을 보고 있다는 것을 거의 알지 못했다.

4 두개천골요법을 알기 시작했다

거실 바닥에 각혈을 하고 누워 있는 델버트를 처음 만난 그날 이래로 내 생활은 변화하기 시작했다. 먼저, 그는 섣부르게 판단을 해서는 안 된다는 점을 일깨워 주었다. 그때 그는 알코올 중독의 사례라고 오진한 것에 잠시 죄책감을 느끼게 해주었다. 다음으로 그는 희귀한 기생충 감염을 접하게 해주었고 인간에게 발생할 수도 있음을 보여주었다. 나는 전에 기생충 감염으로부터 생긴 간과 뇌의 낭종을 본 적이 없었다. 델버트는 그때 대형 의료기관이나 교수, 박사라 하더라도 반드시 모든 것을 다 안다고 할 수 없다는 사실을 가르쳐 주었다. 그들은 짐의 직관에 미치지 못했다. 나는 이성적이고 분석적 사고와 예감 및 직감 사이의 충돌을 배우기 시작했다. 그러면서 나는 경부 X레이 사진 촬영과 그후의 수술을 받아들여야 할 것인지에 대해 많은 고민을 했다. 델버트는 그것이 그의 선택이고 나의 선택은 아니라는 점을 가르쳐 주었다. 위험-이익 비율을 평가하는 것은 그의 몫이었다. 나는 권유할 수는 있지만 그가 무엇을 할 것인지 말할 수도 없고 말해서도 안 된다. 델버트는 인간으로서 그의 권리를 존중해야 한다는 점을 가르쳐 주었다.

그 다음, 수술 과정에서 델버트는 두개천골 조직이 무엇으로 되어 있는 것인지 처음으로 볼 수 있는 기회를 주었다. 그는 나의 자존심을 손상시켜 가면서까지 기회를 주었다. 막조직을 꼭 잡고 있을 수 없는 나의 무능력이 한심스러웠다. 그는 잠자코 있을 수 없는 나에게 호기심을 불러일으켜 주었다. 일부는 자존심과 당혹감 때문에, 일부는 호기심 때문에 아무리 꼭 붙들고 있으려고 해도 끊임없이 우리 앞으로 나왔다가 들어가며 움직이는, 조그만 경막 부위에 대한 광경을 잊지 못할 것이다. 그는 그것을 기억할 만한 경험으로 만들어 주었다. 더욱 경이로운 것은 아직까지 발견되지 않았던 신체 조직의 생리적 활동을 직접 볼 수 있는 특전을 경험한 것이었다. 그것은 심장혈관 조직, 소화 조직 등과 같은 또 다른 조직임이 밝혀질 것이다.

델버트는 내가 피하지 않는다고 확신하고 싶어했다. 그래서 몇 달 만에 그의 발을 치료했고 그는 건강해졌다. 나는 움직이는 막조직과 발 치료의 관계에 대해 확실히 이해하지 못했지만, 결국 발견하고야 말았다. 밝혀진 대로, 몇 달이 지나지 않아 정골요법 잡지에 5일간의 두개골 정골요법 세미나 광고가 실린 것을 보았다. 나는 막연하게 이들이 두개골을 손으로 다루는 사람들이라고 알았다. 그 당시 나는 일단 성인이 되면 두개골은 모두 융합되어 움직이지 않는다고 믿고 있었다. 두개골은 코코넛처럼 딱딱하다.

나는 의혹을 억누르고 두개골 정골요법 세미나에 참석했다. 거기서 내 손뼈의 움직임을 느꼈으며, 델버트를 수술하는 동안 당혹스럽게 만들며 억제할 수 없이 움직이던 막조직과 연관이 있다는 사실을 알았다.

델버트는 잘 참아냈다. 그는 미끼에 걸려들었고 나는 그 사실을 알았다. 감사합니다, 델버트 씨.

델버트는 곧장 텍사스로 이사했고 그후 소식이 끊겼다. 10여 년이 지난 어느 날, 그가 폐암으로 사망했다는 소식을 들었다.

그는 확실히 내게 뭔가를 보여준 사람이다.

두개천골 조직 5

몇 년간의 연구 끝에, 우리가 살아 있는 동안 항상 주기적으로 움직이는 두개천골 조직을 체내에 갖고 있다는 것을 알게 되었다. 우리는 손으로 인간의 몸의 거의 모든 부위에서 두개천골 리듬을 탐지할 수 있음을 배웠다. 우리가 마치 맥박과 호흡활동에서 심장혈관과 호흡체계에 관한 어떤 추론을 할 수 있는 것과 마찬가지로, 인간의 몸의 다양한 부분 및 부위의 안팎에서 두개천골 리듬의 상태와 기능에 관한 정보를 모을 수 있다.

어느 부위가 두개천골 조직의 평온한 요구에 따라 주기적으로 움직이지 않을 때, 우리는 몸에 문제가 있음을 찾아낼 수 있다. 우리는 그 문제가 무엇인지 반드시 알지는 못하지만 어디에 문제가 있는지는 안다. 이것이 문제 해결의 강력한 출발점이다.

두개천골 조직 자체는 다음과 같이 구성되어 있다.

(1) 소위 수막이라고 부르는 3층의 막조직

(2) 막조직으로 둘러싸인 뇌척수액

(3) 조직을 위해 뇌척수액의 유입과 유출을 통제하는 막조직 내부
의 구조

위에 기술한 것은 방수 경막 3층의 막조직의 바깥 층을 뇌척수액
보호방벽으로 이용하는 반폐쇄 수압체계다. 이 수압체계는 뇌척수
액을 그 구성요소로 사용한다. 뇌실 안에 있는 맥락막조직을 뇌척수
액 유입 요소로 이용하고, 지주막조직을 유출 요소로 이용한다.

두개천골 조직이 몸 전체 기능에 강력하게 미치는 영향은, 이 조
직이 뇌하수체 및 송과체뿐 아니라 뇌와 척수를 둘러싸고 있기 때문
에 광범위한 부분에서 발생한다. 뇌와 척수는 대체로 신경체계 거의
전부를 통제함으로써 두개천골 조직이 뇌와 척추의 환경에 영향을
미친다. 광범위한 분야의 신체기능에 강력한 영향을 미치는 것을 쉽
게 알 수 있다. 그리고 뇌하수체와 송과체에 미치는 영향을 통해 두
개천골 조직은 내분비선 조직과 호르몬의 기능에 강력한 영향을 준
다.

두개천골 조직의 뇌척수액 방벽막(경막)은 두개골의 안쪽에 붙어
있다. 이 경막조직은 사실상 두개골의 안쪽 지지대다. 미시간 주립
대학의 연구 결과, 반폐쇄 수압체계의 막 경계 안에서 부단히 계속
되는 뇌척수액압의 변화를 조정하기 위해 두개골은 끊임없이 미세
하게 움직여야 한다는 사실을 보여주었다. 두개골이 두개천골 조직

의 변화하는 압력에 부응해 움직이는 능력을 상실할 때 이 조직의 기능은 손상되고 질병 증상이 발생할 수 있다.

두개천골요법사로서 우리는 경막조직이 두개골, 목 상부 척추골 등, 하부 천골, 그리고 주요 신경이 몸의 전 부위에 통할 수 있게 해 주는 두개골과 척추골의 모든 작은 통로에 달라붙어 있음을 알고 있다. 우리는 움직임이 제한되어 두개천골 조직 기능을 손상시키는 부위를 어떻게 찾아내는지 알고 있다. 그리고 이 모든 부위에서 정상적 조정 움직임을 어떻게 복원하는지도 알고 있다. 이러한 작업을 하면서 종종 신경과 내분비 계통이 작동하는 환경을 개선해 줌으로써 그 기능을 증진시킬 수 있다.

두개천골요법의 초기 경험

내가 처음으로 두개천골요법을 시작한 것은 이 치료법에 대한 반응이 좋았던 몇 사람의 두통환자를 대상으로 했다. 한 가지 사례는 자못 흥미로웠다. 심각한 두통으로 고생한 이 환자는 처음으로 치료법을 실시했다.

이 환자는 2차 세계대전 당시 미 해군에 근무했다. 그는 군함에서 함포가 발사될 때 함포 근처에 서 있었다고 한다. 그는 귀마개를 제대로 하지 않았다. 곧바로 두통이 시작되었고, 이명耳鳴이 뒤따랐다. 통증과 이명은 냉혹했다. 그는 미 해군이 할 수 있는 모든 치료를 받았으나 아무런 도움이 되지 못했다. 마침내 해군은 그에게 장애 수당을 주고 제대시켰다. 그는 약 25년 동안 이러한 고통과 씨름했다. 그가 어떻게 나를 찾아왔는지 모른다.

나는 그의 두개천골 조직을 진단하고 머리 왼쪽에 있는 두개골이 안쪽으로 짓눌려 박혀 있는 것을 발견했다. 이 두개골에는 아무런 움직임이 없었다. 나는 매우 운이 좋게도 '유착상태(stuckness)'를 성공적으로 풀어 주었다. 머리의 왼쪽이 곧바로 팽창했다. 팽창과 유착상태의 풀림이 생기자 그는 활기가 넘쳤다. 내가 그를 치료하자 두통은 즉시 사라졌다.

이명이 멈추는 데는 몇 주일이 걸렸다. 나는 그를 세 번 치료를 했을 뿐이다. 25년여의 통증은 첫 치료 후 사라졌다. 그후 통증이 재발하지 않은 것으로 안다. 재발했다면 연락이 왔을 것이기 때문이다.

미 해군 퇴역군인의 두통을 경험한 후 많은 두통 환자들을 치료하기 시작했다.

그들 대부분은 수년간 고통을 받으면서 다양한 치료를 받아왔다. 나는 두통에 대해, 그리고 만성적이고 심각한, 때로는 부분 장애를 수반한 두통환자에 대한 치료법으로 두개천골요법의 효용성에 대해 많은 것을 배웠다.

약 80~85퍼센트의 저항력 있는 장기 두통환자가 두개천골요법으로 잘 치료되었다. 정말 만족할 만한 부분은 성공적으로 치료된 대다수의 사람에게 일단 문제가 해결되면 그 상태가 그대로 유지된다는 것이었다. 환자는 평생을 주기적으로 두개천골요법에 의존하지 않아도 된다(이 요법은 기분을 매우 좋게 해 많은 사람들이 두통이 사라진 후에도 치료를 받고 싶어한다).

낚시 바늘을 더 깊게 꿰기 위해 다른 환자가 뒤따라왔다. 이 소년은 16세의 '지능발달 지체아'였다. 그의 어머니는 아들에게 이 새로운 치료법을 시술해 달라고 청했다. 러셀(아들의 이름)은 유아 때 척수염에 걸려 장애인이 되었다. 나는 이전에는 이런 문제에 두개천골요법을 사용해 본 경험이 없었다. 어떤 호전 가능성이 있을지도 전혀 알지 못했다. 그러나 러셀 어머니의 간청을 뿌리칠 수 없어 한번 치료해 보기로 결심했다.

러셀의 삼촌은 저명한 외과의사였다. 그는 러셀이 척수염에 걸린 이래 수년간 온갖 전통적 치료를 다 받았다는 것을 강조했다. 매우 미심쩍었지만 무언가 발견할지도 모른다는 생각(자신감)으로 러셀을 뇌전도(EEG) 촬영을 위해 보냈다. 짐(두개천골 조직을 소개할 때 등장했던 신경외과 의사)은 나에게 뇌전도를 설명해 주었다.

뇌전도 설명을 듣고 나니, 뇌 아래쪽 동맥에서 혈액 공급이 줄어들어 뇌 조직에 약간의 염증이 생긴 것 같다는 생각이 들었다. 이것은 척수염이 어떻게 '지능발달 지체' 상태를 초래할 수 있는지 설명해 줄지도 모른다. 이전의 척수염에 연루된 막조직이 여전히 부어 있거나 붙어 있어 러셀의 뇌에 혈액을 공급하는 동맥에 부분적으로 장애가 될지도 모른다. 정맥 또한 부분적으로 장애를 받는다면 등을 쉽게 압박할 수도 있다. 이것이 뇌에 있는 혈액의 정체상태를 야기할지도 모른다. 이러한 상황들은 신선한 혈액이 필요한 곳에 공급되는 것을 어렵게 만들 것이다.

뇌로부터 산소가 빈약한 정맥혈의 배출을 증진시키면서 뇌에 산소가 풍부한 동맥혈의 공급을 증진시키는 데 치료의 중점을 두고자 마음먹었다.

[그림 2] 척추골 안쪽으로부터 후두부 압박과 어떤 일이 일어나는가

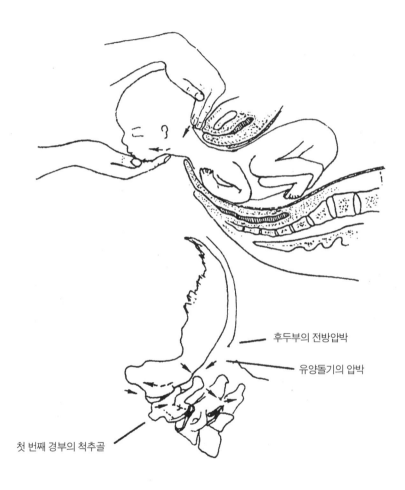

후두부의 전방압박

유양돌기의 압박

첫 번째 경부의 척추골

경막조직 위에 있는 이들 뼈로 된 손잡이(두개골)를 이용해 두개골과 척추관 내부의 비정상적인 막조직 압력을 변화시키도록 했다. 비정상적인 압력을 감소시킬 수 있다면 어떤 유착상태라도 이완시킬 가능성이 있을지도 모른다. 압력 감소와 유착이완 사이에서 우리는 러셀의 뇌에서 보다 양호하게 혈액을 배출하고 신선한 혈액 공급을 증진시킬 수 있을지도 모른다. 처음 혈액 공급을 개선하기 위해 의약품을 사용했으나 주로 두개천골요법에 초점을 맞췄다. 경막조직과 다른 수막조직이 움직이도록 하기 위해 두개골, 목 상부와 등 하부의 뼈를 사용할 수 있게 해주는 치료법을 고안했다.

1주일에 두 번 러셀을 치료하기 위해 만났다. 3주 만에 러셀의 어머니는 러셀이 더 이상 오후 낮잠을 자지 않는다고 알려왔다. 그는 예전만큼 피곤하거나 졸리지도 않았다. 약 넉 달이 지나서 러셀의 가정교사는 러셀이 공부를 잘해서 이제 그만둬야 하겠다고 알려왔다. 그후 러셀은 10학년의 비장애인 학교에 편입되었다.

나는 1년 동안 1주일 단위로 두개천골요법으로 러셀을 계속 치료했다. 결국 러셀은 아무 어려움 없이 고등학교를 졸업했고, 20여 년이 지난 지금은 큰 의료연구실에서 택배업을 경영한다. 그는 약 20명의 운전사를 관리하고 있고, 약간의 임대 재산을 소유하면서 운영한다. 가족과 떨어져 다른 도시에서 독립적으로 살고 있다. 러셀은 치료를 시작하기 전에 심리학자로부터 감정을 받았으며 다시 1년 후에 감정을 받았다. 요컨대 그의 IQ 측정치는 약 20점이나 올랐다. 이러한 성공적인 치료 경험은 정말로 매혹적이다. 두개천골요법이

나를 낳았는데, 아직 그 이름조차 붙이지 못했다.

나는 미시간 주립대학의 교수직을 수락하기 전에 러셀을 치료했었다. 이 경험은 두개천골요법이 뇌기능에 영향을 미칠 수 있다는 점을 가르쳐 주었다. 러셀을 치료한 후 여전히 개인 병원을 열고 있을 때, 과도하게 활동적이고 학습장애를 가진 아이들을 치료하면서 약간의 성공을 경험했다. 미시간 주립대학의 임상연구가로 취임한 후 나는 학교에서 문제가 있는 어린이들에 대한 치료를 시작했다. 대다수는 비정상적 과잉활동자이거나 독서장애자였다.

과잉활동성 아이에 대한 초기 임상 성공은 매우 고무적이었다. 과잉활동성 아이는 두개천골 조직 교정에 들어간 후 종종 잠이 들곤 했다. 보통 이 문제는 머리와 목이 연결되는 두개골 후부 기저基底에서 발견되었다.

대개 목 위 머리 앞쪽으로 억눌려 있었고 목 근육이 극도로 팽팽해져 변위가 계속되고 있었다. 일단 그 뼈의 '유착상태'를 풀어 주자 경막조직이 이완되고 과잉활동 아이는 보다 정상적으로 행동하기 시작했다. 흔히 그때 식이요법적 자제가 완화될 수 있었다. 그로써 음식 알레르기가 현저히 개선되었다. 그 당시 과잉활동 행태를 제어하기 위해 페인골드(Feingold) 식이요법이 널리 사용되고 있었다. 이 식이요법은 당분, 음식물 색소 등을 제거했는데 지키기가 어려웠다. 두개천골요법은 이 어려운 상황을 상당히 완화해 주었다. 우리가 두개골(후두골)이 목 앞쪽으로 억눌린 것을 발견하지 않았다면 과잉활동의 원인이 다른 데 있는 것으로 생각했을 것이다. 비정상적 과잉활동은 두개천골 조직에 문제가 없다면 흔히 정신과 문제에 원인이 있었다.

내가 '우리'라고 말하는 것은, 이때까지 나는 계속적이고 풍부한 대학원생들의 도움을 받아 나와 함께 일하기 시작했기 때문이다. 그들은 두개천골요법을 매우 쉽게 배우고 있었다. 이 치료법이 그렇게 쉽게 배울 수 있다는 것을 보는 것은 매우 고무적인 일이었다.

과잉활동의 원인이 두개천골 조직의 기능장애에 있을 때 그 문제는 출산 과정에서 발생할 수도 있다는 점을 이론화했다. 유아의 머리가 부분적으로 어머니의 출산 통로 밖으로 나온 후 출산을 빠르게 하기 위해 유아의 머리가 과도하게 젖혀지는(과도하게 늘어진) 경우가 매우 흔하다. 이 과도 확장의 지속이 문제의 범인일 수 있다. 이러한 상황이 생후 처음 며칠 안에 진단되고 교정될 수 있다면, 과잉활동 아이 문제는 상당히 줄어들어(50퍼센트 정도) 완화될 수 있다.

과잉활동 아이의 머리가 목 위 앞쪽으로 억눌린 상태를 보일 때 성공률은 100퍼센트에 가까웠다. 과잉활동의 나머지 50퍼센트는 다른 데 원인이 있었다.

미시간 주립대학에서 초기 몇 년 동안 임상 클리닉은 많은 독서장애아도 끌어들였다. 우리는 많은 독서장애아들이 귀와 유양돌기 부위를 포함한 머리 오른쪽에 위치한 두개천골 조직에 문제가 있는 것을 발견했다.

실제로 중요한 문제는 오른쪽 측두골側頭骨과 그에 붙어 있는 경막조직에 있음이 나타났다. 이러한 상황이 교정되고 두개천골 조직

[그림 3] 두개골에서 측두골 위치면

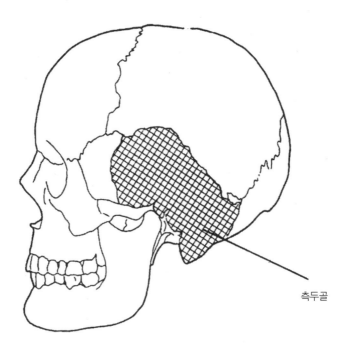

측두골

의 기능이 정상으로 돌아오면 독서 문제는 이 아이들에게서 매우 높은 비율(약 70퍼센트)로 사라졌다.

나는 특수교육 교사가 100마일이나 떨어진 곳에서 데려온 16세 마이크를 어제의 일처럼 기억한다. 교사에 따르면 마이크의 독서 능력은 4학년 수준이었다. 마이크는 특별학급에 배정되었다. 그는 낮은 자존감 때문에 자학적인 행동을 하기 시작했다. 마이크는 200파운드의 몸무게에 6피트의 키를 가졌다. 나는 그가 화를 내지 않기를 바랐다.

첫 번째 치료 기간 동안 나는 오른쪽 측두골과 그와 연관된 경막 문제를 발견하고 80퍼센트 정도 치료했다. 장거리를 여행해야 하는 관계로 마이크는 2주일 후에 다시 오도록 합의했다. 우리의 보통 일정은 아이를 1주일에 한 번 치료하는 것이었다. 나는 그를 두 번째로 보고 머리 오른쪽의 두개천골 조직의 교정을 마쳤다. 마이크는 거의 말이 없었다. 그의 선생님은 독서 기술과 태도에 약간의 진전을 보인다고 말했다. 마이크는 2주 후에 다시 올 것이다. 나는 두개천골요법의 교정이 끝났다고 느꼈다.

2주 후 마이크가 찾아왔다. 이번에는 마이크와 선생님 모두 웃으며 매우 행복해했다. 마이크는 10학년 수준의 책을 문제 없이 읽었다. 무슨 일이 있었는지 물었다. 마이크는 한 번에 두세 개의 단어를 볼 수 있다고 했다. 전에는 단어에 있는 철자를 개별적으로 보면서 철자의 순서를 기억한 후 그 순서를 기억해 단어를 생각하려고 애써야 했다. 그는 매우 기뻐했다. 친절하고 다정한 그의 선생님 또한 마찬가지였다. 마이크가 두개천골요법 치료를 처음 받은 지 4주가 흘러갔다. 20여 분에 걸친 3회의 치료, 모두 한 시간의 치료를 받은 후 그는 4학년 수준의 독서능력 보유자에서 행복한 10학년 수준의 학생으로 발전했다. 애야, 나는 너에게 걸려들었다.

아이들을 위한 치료는 계속되었으며 다양한 문제들로 확대되었다. 아이들의 변비증 문제가 개선된다는 말을 듣기 시작했다. 태도와 애정 노출이 향상되었다. 그때 발작으로 고생하던 몇몇 아이들이 더 이상 증세를 보이지 않는다는 말을 부모에게 듣기 시작했다. 큰 문제는 발작억제 약물치료를 줄일 수 있을까 하는 것이었다. 조심스럽게 천천히 노력했고 반쯤은 효과가 나타났다. 어떤 아이들은 발작 증세 없이 약물치료를 완전히 끊을 수 있었다. 그러나 대다수는 종전에 발작억제제의 1/2 또는 그 이하를 복용해야 발작을 면할 수 있었다.

7 치료 범위의 확대

지금까지도 두개천골요법에 완전히 빠져들지 않았다면, 다음과 같은 체험을 하지 못했을 것이다. 나는 1978년 두개천골요법을 가르치기 위해 프랑스와 영국에 갔다. 그쪽의 정골요법사들은 두개천골요법을 배우고 싶었으므로 그 체계와 치료법의 활용에 관한 약 5일간의 세미나를 마련해 주었다.

프랑스 남부의 니스 시에서 세미나를 준비할 때, 벨기에의 브뤼셀 출신의 등록자가 세미나 기간 동안 30개월 된 아이를 실연 모델로 치료해 줄 수 있는지 물어왔다. 매번 학과가 끝날 때 그날 배운 두개천골요법을 그 아이에게 실연해 줄 것을 요청했다. 올리버는 출산하면서 발생한 문제로 인해 뇌성마비가 되었다. 그는 사시로 두꺼운 안경을 끼고 있었고 몸 오른쪽에 경련성 마비가 있었다. 따라서 그 아이는 오른쪽 팔과 다리를 쓸 수 없었다. 또한 그는 씹을 수가 없었고 삼키는 데도 어려움이 있었다. 모든 음식은 믹서로 갈아 먹여 주었다. 이전에 이와 같은 아이를 치료해 본 적이 없었으므로 그 아이를 도와 줄 희망조차 많지 않았다.

세미나가 사흘째 되던 날, 나는 앞이마와 머리 안쪽에서 3/4 가량 되는 곳에 있는 뒷부분의 비정상적인 경막 압박을 교정하는 데 집중적으로 치료법을 사용했다. 경막의 압박을 풀어 주기 위해 앞이마에 있는 전두골前頭骨을 풀어 주어야 했다. 그래야만 이 뼈를 두개골 안에 있는 경막을 풀어 주기 위한 손잡이로 효과적으로 사용할 수 있기 때문이다.

이렇게 하기 위해 환자가 편안하게 누워 있는 상태에서 단순히 앞이마를 천장 쪽으로 부드럽게 들어올렸다. 그의 얼굴은 똑바로 위쪽을 보고 있었다. 나는 전두골(앞이마 뼈)을 두정골頭頂骨로부터 풀어 주기 위해 부드럽게 들어올리기 시작했다. 두정골은 앞이마 바로 뒤의 머리 정상 부분을 형성하고 있다. 나는 이전에 올리버의 머리 왼쪽에 융기가 돋아 있음을 느꼈는데, 거기에 전두골과 두정골이 맞물려 있었다.

지금까지 내 경험으로는 이러한 맞물림은 매우 희귀한 발견이었다. 유아기 때 종종 나타나지만 생후 첫 해 동안 자연스럽게 똑바로 펴지는 것이 보통이다. 내가 올리버의 전두골을 부드럽게 계속 들어올리자 맞물려 있던 뼈가 스스로 교정되는 소리가 들렸다. 이러한 일이 일어나는 것을 보고 나는 몸을 다룰 때는 오랫동안 작은 힘을 가하는 것이 짧은 기간 동안 큰 힘을 가하는 것보다 효과적이라는 사실을 깨달았다. 이것은 작은 힘이 환자의 신체로부터 저항감을 훨씬 덜 받기 때문이다. 나는 올리버의 두개골에 겹쳐 있는 두 개의 뼈가 교정될 때까지 약 5분 동안 전두골을 위로 들고 있었다.

다음날 오후 4시, 올리버가 실연 모델이 되기 위해 세미나에 왔을 때 소동이 일어났다. 나는 세미나장에 무슨 일이 벌어졌는지 알 수가 없었고 프랑스어를 하지 못했기 때문에 무엇 때문에 소리 지르고 손뼉 치고 환호하는지 몰랐다. 그런데 곧 그 이유를 알았다. 올리버가 어머니의 손을 잡고 강의실로 걸어 들어왔다. 그는 전에 한 번도 걸은 적이 없었다. 나는 놀랐지만 훌륭한 교수가 그래야 하듯이 침착해지려고 노력했다. 올리버의 어머니는 동시에 울고 웃고 했다.

곧 그녀는 내 손에 키스를 하면서 억제할 수 없는 감정 표현으로 나를 당혹스럽게 했다. 올리버는 오전 4시에 잠에서 깨어나 어머니를 부르며 침실로 들어가 걸을 수 있다는 것을 알려준 것 같다. 그는 전에 자기를 걷지 못하게 하던 그 몸 안의 미천한 인간이 사라졌다고 말했다. 12시간 만에 올리버는 걷는 법을 배워 그날 어머니의 손을 잡고 처음으로 그녀와 함께 걸어 강의실에 들어올 수 있었던 것이다.

올리버와 어머니는 나를 따라 프랑스에서 영국으로, 다시 미국의 미시간으로 와서 3개월 동안 머물렀다. 이 기간 동안 나는 올리버를 약 1주일에 두 번 두개천골요법으로 치료했다. 치료를 마칠 때쯤 그 아이는 꽤 잘 걷고 있었다. 그는 오른발을 좀 절기는 했지만 전혀 경련성 마비를 보이지 않았다. 올리버는 음식을 잘라 스스로 먹고, 어느 음식이라도 스스로 씹으며 삼켰다. 더 이상 안경을 끼지 않았고 사시도 아니었다. 그는 표정이 밝았으며 아주 훌륭한 유머 감각을

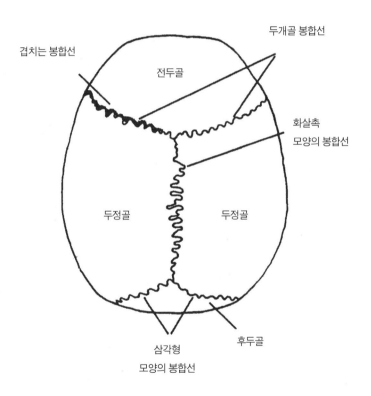

[그림 4] 두개골 상부면에서 보는 전두골과
두정골 사이의 겹치는 봉합선 위치

두개골 봉합선

겹치는 봉합선

전두골

화살촉
모양의 봉합선

두정골

두정골

삼각형
모양의 봉합선

후두골

갖고 있었다.

나는 12년 동안 올리버를 다시 보지 못했다.

1990년 8월, 그의 어머니가 브뤼셀에서 전화를 했다. 올리버가 나를 만나고 싶어하다고 했다. 내가 그를 걷게 한 사람이기 때문이라고 했다. 조금 절뚝거리지만 거의 모든 것을 잘할 수 있는 15세의 소년을 보았을 때 느낀 기쁨과 감동을 이루 말할 수 없었다.

두개천골요법이라는 낚시 바늘이 이제 꼼짝없이 내 안 깊숙이 박혀 있다. 그것은 델버트와 함께 시작되었으며 이제 두개천골요법이 더 이상 연구 주제에 불과한 것이 아니라는 것을 알았다. 그것은 그 이상, 훨씬 더 그 이상의 것이었다.

올리버에 이어 많은 경련성 마비 증세의 아이들이 줄을 지어 찾아왔다. 그들 중 많은 아이가 훨씬 나아졌다. 올리버는 내 기억 속에 깊게 각인된 아이다.

두개천골요법의 또 다른 활용 8

이제 나는 두개천골요법이 발육 지체와 과잉행동, 독서장애, 경련성 뇌성마비 아동들에게서 훌륭한 성과를 얻었다는 것을 알았다. 그후 자폐아들과 신생아들이 찾아왔다. 나는 3년간에 걸쳐 자폐아들을 치료하도록 연구 보조금을 받았다. 보조금이 끝날 때쯤 자폐증 치료센터에서 상당한 진전을 보았다. 아이들의 자학적 행동이 훨씬 적어졌고, 다른 사람들에게 애정을 표시하며, 매우 개선된 사회적 행동을 보이고 있었다.

불행하게도 연구비가 고갈되었다. 나는 어디까지 진전될 수 있을지 몰랐다. 자폐아들이 3~4개월 동안 두개천골요법으로 치료받지 못하자 종전 상태로 돌아가고 있었다. 그들 중 우리는 보호자 없는 몇 명의 아이를 대학의 클리닉으로 오게 했다.

한 아이는 6세였는데, 약 1년 반 전부터 자폐증을 보이기 시작했다. 나는 그 진단이 베데스다 해군병원에서 이루어졌고 버지니아 의

과대학에서 확인되었기 때문에 타당하다고 확신한다. 아버지는 아이 때문에 힘들어 해군에서 제대했다. 소년이 미시간에 도착하자마자 곧바로 약 여섯 번을 치료했다. 아이는 놀랄 만큼 호전되었다. 미시간 주 감정팀은 그 아이를 자폐증 환자로 분류하지 않았다. 그는 발전적으로 발육이 지체된 것이라고 했다. 그들은 아이를 정규학급에 넣었고, 아이는 잘해 냈다. 나는 잘 훈련된 두개천골요법사들에 의해 치료될 수 있는 자폐증 분야에 우리가 할 일이 많다는 것을 안다. 우리는 아동 정신분열증과 자폐증의 차이점을 두개천골 조직의 진단을 통해 구별할 수 있는 것을 배웠다.

우리는 림랜드식 발전적 표지 요법(Rimland Dvelopmental Landmark Scale)에 의해 평가된 아이들을 맹목적으로 연구했다. 이 요법은 자폐증과 정신분열증을 모두 진단한다. 나는 림랜드 박사에 의해 평가된 63명의 아이들에게 두개천골 조직 특성에 기초한 진단법을 사용했다. 나는 감명을 주기 전에는 림랜드의 결과를 알지 못했다. 발전적 표지에 기초한 림랜드 박사의 진단과 두개천골 조직 평가에 기초한 내 진단 사이에는 일치하는 점이 매우 많았다. 이러한 일치는 우연에 의해 이루어질 수 없다.

내가 일생을 바쳐 뇌기능 장애 아이들을 치료했다는 인상을 갖지 않도록 하기 위해, 나는 기능장애 아동들과 관련이 없는 두개천골요법의 몇 가지 사례에 대해 이야기할까 한다.

우리는 두개천골요법이 산모와 태아 모두에게 산고의 고통을 짧게 해주고 완화해 줄 수 있다는 점을 발견했다. 나는 1977년 가을 동안 영국 켄트의 메이드스톤에 있는 유럽 정골요법 학교에서 강의를 하고 있었다. 한 학생의 아내가 3일 동안 산고에 시달렸다. 의사들은 그날 오후 그녀의 제왕절개 수술 일정을 잡았다. 그 학생(사이몬)은 첫 아이의 출산이 자연분만보다는 제왕절개에 의해 이루어진다는 사실에 몹시 화가 나 있었다. 그러나 산고는 길었고, 진전이 없었다. 아내 데보라의 혈압은 점점 위험한 지경까지 올라갔다. 약 네 시간이 지나면 수술이 이루어질 예정이었다. 사이몬과 나는 전에 한 번도 만난 적이 없었다. 그는 병원과 세미나 사이의 시간을 효과적으로 나누어 쓰려고 노력했다.

첫날 아침, 강의가 끝난 후 그가 나타나서 두개천골요법 분야에서 출산에 도움이 되는 추천할 만한 것이 없느냐고 물었다. 전통의학에 대한 지식은 훨씬 뒤떨어져 있었으며, 산고와 고혈압에 대한 걱정이 들었다. 나는 사이몬에게 예정된 제왕절개 수술을 그대로 하라고 조언했다. 그러나 그는 두개천골요법을 시험해 볼 수 있는 네 시간의 여유가 있고, 바라건대 이 요법이 뇌하수체에 적극적으로 영향을 미쳐 정지된 분만을 효과적으로 다시 시작하도록 해줄지도 모른다고 했다. 그래서 나는 그에게 혈압을 낮춰 줄 수 있는 두개천골요법도 가르쳐 주었다. 사이몬은 몹시 흥분해 테스트할 준비를 갖추고 떠났다. 그는 세 시간 만에 돌아왔다.

데보라는 사이몬이 두개천골요법을 사용하는 동안 강하고 효과적인 분만에 들어갔다. 사이몬이 데보라의 두개천골 조직에 손을 대기 시작한 지 30분 만에 '한나'라고 하는 건강한 딸을 분만했다. 그는 데보라가 분만을 하며 자연스럽게 혈압이 내려갔기 때문에 혈압 기법조차 쓰지 않았다. 의사들은 어리둥절한 표정이었다. 그러나 행복했다. 사이몬은 그들에게 자신이 한 일에 대해서 아무 말도 하지 않았다. 우리는 유럽에 있거나 그들이 미국에 올 때 거의 매년 사이몬과 데보라, 한나 그리고 막내딸 살로테를 방문했다. 우리는 좋은 친구들이다. '한나'는 가끔씩 두개천골요법이 자신에게 미친 모든 것들을 듣고 자랐다. 우연히 나는 한나가 태어난 지 4일째 되던 날 그녀를 메이드스톤 강의에서 실연 모델로 치료했다. 그 아이는 갑작스런 명성을 얻으며 태어났다.

그때 이후 두개천골요법은 임신 중이나 분만 중 그리고 출산 후산모에게 매우 도움이 되고 효율적이라는 것이 입증되었다. 두개천골요법 치료를 받은 어머니가 등에 문제가 있거나 산후에 푸른 멍이 든 사례는 치료를 받지 않은 경우보다 훨씬 적다.

또한 두개천골요법으로 유아를 잘 치료하고 싶다. 플로리다 팜비치에 있는 어플레저 연구소에 근무하는 동료 맥도날드 박사는, 메인의 스태프로 일하던 병원에서 모든 신생아에게 5년여에 걸쳐 두개천골요법을 사용했다. 모든 유아는 병원을 떠나 집으로 가기 전에 적어도 한 번 치료를 받았다. 생후 1년 동안 두개천골요법으로 치료받은 유아가 입원을 할 정도로 아픈 경우는, 두개천골요법 치료를 받지 않고 근처 병원에서 태어난 유아가 입원하는 경우에 비해 그 절반이었다.

바로 몇 달 전 좋은 친구이자 환자 한 사람이 6주 정도의 신생아가 매일 밤 울어대며 복통을 일으킨다고 말했다. 아이의 부모는 잠을 자지 못해 고통을 받았다. 소아과 의사는 문제를 해결하지 못했다. 나는 아이를 데려오도록 제안했다. 계속 울어대던 아이는 첫 번째 두개천골요법 치료를 받는 동안 잠들었으며, 마이애미까지 돌아가는 길 내내 잠들었다. 아이는 거의 10시간을 잤다. 세 번의 치료는 문제를 완전히 해결했다. 두개천골 문제는 경막에 비정상적으로 높은 압박이 있기 때문이다. 이 높은 압박은 추측건데 분만시 발생해 꼬인 상태로 유착되어 남아 있던 뒤틀어진 골반에서 비롯되고 있다. 골반의 뒤틀림은 척추관 안의 경막에 압박을 가한다. 그 압박은 경막조직을 통해 목 상부와 머리에 전달된다. 미주迷走 신경은 위와 장기능 모두에 강력한 영향을 미치며(맥박과 호흡에도 강한 영향을 미친다), 두개골 기저에서 나와 비정상적 경막 압력에 의해 쉽게 손상될 수 있는 위치에 있다. 두개천골을 진단해 보면 이 문제가 나타나며 치료하기가 매우 쉽다. 그 아이는 지금 정상이다.

두개천골요법은 결장, 천식, 산만한 유아증후군 등과 같은 다양한 유아의 고통을 해결하기 위해 사용할 수 있는 훌륭한 요법이다. 산만한 아이는 헝겊으로 만든 인형 같다. 대부분의 경우 소아과 의사는 문제의 원인이 무엇이며 어떻게 대처할 것인지 모른다. 단 한 번의 두개천골요법이 치료법의 전부다. 경막조직은 매우 높고 비정상적인 압박상태에 있다. 두개천골요법사는 비정상적 압박의 원인을 찾아 가능하다면 이를 치료해야 한다. 문제가 치유될 수 없는 경우 보통 임시로 고통을 완화시켜 주는 몇 가지 두개천골 기법이 있다. 우리는 부모와 보호자들에게 계속적 치료를 위해 사용법을 가르치면서 매우 즐거웠다. 그러면 그들은 매일같이 스스로 자기 아이를 치료할 수 있고 아이에게 이득이 되면서도 어느 정도 독립할 수 있다.

최근 프랑스 보르도에서 두개천골요법 상급 세미나를 여는 동안, 한 학생이 출생시 산소 결핍으로 신경과적 손상을 입은 산만한 아이의 치료 사례를 소개했다. 이 아이를 두개천골요법으로 치료했다. 경뇌막조직이 이완되자 4개월 된 아이가 팔다리를 움직이고, 머리와 목, 몸통을 뒤뚱거리기보다는 힘차게 우는 것을 실제로 볼 수 있었다.

치료가 시작된 지 약 30분 만에 아이는 정상적으로 보였다. 많은 유아를 치료해 효과를 보았다. 내 느낌으로는 생후 몇 달 동안 두개천골 진단과 치료 프로그램을 받으면 아이들의 뇌기능 장애를 최소한 50퍼센트 줄일 수 있다고 확신한다.

두개천골요법은 성인의 경우 어떠한 문제를 다루는가? 성인 문제(문제가 없는 성인 포함)에 대한 효용성의 분포 범위는 거의 측정할 수 없을 정도다. 이 책의 서두에서 이미 나는 델버트를 수술하는 동안 두개천골 조직의 작동을 처음 보았던 것을 가리켜 '핵'을 언뜻 보았다고 했다. 이것이 진실임을 믿는다. 나는 그 핵이 무엇인지 확신할 수 없지만, 때로 두개천골 조직이 마치 환자의 (그리고 내 자신의) 총체적 인간(total being)의 가장 깊숙한 곳에 들어가는 출입구 같은 느낌이 든다는 것을 안다. 나는 아직 총체적 인간이 무엇인지 확신할 수 없지만, 무엇이든지 두개천골 조직에 그 모두가 함께 한다는 느낌이 든다.

결과적으로 많은 성인들이 두개천골요법을 정기적으로 받고 싶어한다. 보통은 대략 한 달에 한 번 받고 싶어한다. 공급에 비해 너무 많은 수요 때문에 쉽게 받을 수 없다. 내가 문을 연 어플레저 연구소는 약 50퍼센트가 북미 대륙과 유럽 출신의 다양한 분야의 건강관리 전문가들로 구성되어 있다.

이것은 두개천골요법이 사람들에게 상당한 이득을 주고 있음을 말해 준다. 그렇지 않으면 치료를 받기 위해 그렇게 먼 거리를 여행하지는 않을 테니까 말이다. 건강관리 전문가의 대부분은 1주일 동안 와서, 대략 1년에 한 차례 4~5회 연속적인 치료를 받게 되는 셈이다. 그들은 육체적일 뿐 아니라 감성적, 정신적으로 얼마나 좋아졌는지 말해 준다. 그것은 마치 두개천골 조직이 몸과 마음, 감정 그리고 정신에 대한 통제 장치가 모두 그 안에 함께 있는 '핵' 조직이어서가 아닐까 한다.

주관적 관점에서 두개천골요법 치료를 받아 건강해진 사람들은 힘이 넘치고 더욱 행복해하고 만족해한다고 단언한다. 그들은 두개천골요법 치료를 받기 전보다 질병에 감염되는 일이 줄어들고, 아프더라도 그 심각성이 덜하며, 단기간에 그친다. 내 견해로는 면역체계 기능이 고양되고, 스트레스 정도가 낮아지며, 호르몬 균형이 개선되고 행복감이 제고된다.

많은 건강관리 전문가들은 그들의 환자를 관찰함으로써 두개천골요법의 이점을 처음 발견했다. 건강관리 전문가들은 두개천골요법을 행하는 데 필요한 전문적 기술을 개발한다. 어떤 전문가들은 다른 치료사들이 이 요법을 성공적으로 수행할 수 있었던 것을 바라보기만 했다.

어느 경우에나 두개천골요법의 환자에 대한 긍정적 효과를 본 사람이거나, 처음에는 질병 때문에 치료를 받다가 계속해서 질병이 없는 영역에서 나와, 질병 중립적 영역을 지나 총체적 인간의 영역으로 끌어올리는 데까지 나아가고 싶어하는 사람이거나, 상대적으로 건강한 많은 사람들을 치료했다. 이것은 질병 지향적 사회에 대한 새로운 개념이다. 보통 병들 때까지 건강하다고 생각한다. 두개천골요법은 병들지 않도록 복지 자산을 증대시킬 수 있다. 두개천골 조직의 핵심적 측면에 대해 보다 자세한 것은 잠시 후에 보기로 한다.

기억할지 모르겠지만, 두통은 두개천골요법을 이용해 문제의 치료법을 배운 하나의 분야였다.

약 20년 전 처음 시작한 이래 수천 명의 두통 환자를 성공적으로 치료해 왔다. 원인이 무엇이든, 성공률은 80퍼센트를 상회한다. 물론 두통은 많은 경우에 심리적, 정서적 원인이 발견된다. 두개천골 진단과 치료법은 깊은 심리적, 정신적 문제의 증상인 두통을 찾아내고 치료하는 데 매우 효과적이다. 두통에 대해서는 체성 감성 풀어주기와 치료적 연상 및 대화에서 좀더 살펴보기로 한다.

두개천골요법은 내인성內因性 우울증에 특히 효과가 있다. 이것은
'아무 이유도 없는 우울증'이다. 사물들이 완전히 공허하게 보일 뿐
이다. 움직이고 싶지 않고, 누추한 곳에 주저앉아 있을 뿐이다. 종종
이런 우울증은 두개천골 조직에 그 원인이 있다는 점을 발견했다.
세 곳에 압박(Compression)이 있다. 그것은 일관되게 발견된 것으로
서 압박/억압 삼련구조三連構造(Depression Triad)라고 불러 왔다.

압박은 두개골 중앙 바닥, 두 개의 관자놀이 사이의 중앙에 있다.
이것은 두개골 바닥의 핵심적인 두 개의 뼈가 마주치는 곳에 있다.
이들 뼈가 이마나 머리 뒷부분에 충격을 받아 서로 억눌린 상태로
풀어지지 않으면, 이 억눌림과 '유착상태'(혹은 우리가 명명한 압박)는
시간이 흐름에 따라 목 위에 붙은 두개골 기저와 천골에 붙은 요추
기저에 유사한 억눌림과 압박을 유발할 수도 있다.

척추 하부 끝에 압박이 다른 두 가지의 압박의 원인이 되는 것도

본 바가 있다. 이것은 보통 엉덩방아를 찧고 넘어진 결과로 발생한다. 아직까지(내 지식으로는) 머리-목 압박이 다른 두 압박을 일으키는 것을 본 적이 없다. 하나가 다른 두 가지의 원인이 될 때, 압박 삼련구조 치료를 완성하는 데 수개월 혹은 심지어 수년이 걸리고 심리적, 정서적 우울증 상태를 유발하기도 한다. 압박 삼련구조가 우울증의 원인일 때, 압박을 치료해 풀어 주면 종종 기분이 고양될 것이다.

바로 지난 주, 약 6년 동안 우울증으로 시달려 온 53세의 여인에게서 압박 삼련구조를 발견했다. 그녀는 20대 초반부터 우울증에 걸렸다고 말했다. 이전의 우울증은 심리요법의 효과를 보았다. 이 경우의 우울증은 다소 다른 느낌이라고 말했다. 그녀는 '그것을 떨쳐버릴 수' 없었으며 심리요법도 도움이 안 된 것 같았다.

그녀는 오른쪽 다리에 좌골신경통을 앓아 나를 찾아왔다. 통증은 몇 달 동안 끈질기게 따라다녔다. 그녀는 가족 주치의나 정형외과 의사, 신경외과 의사로부터 아무런 도움을 받지 못했다. 두개천골의 진단 결과 골반과 척추 기저에서 발생한 경막 압박이 과도한 것으로 드러났다. 압박 삼련구조의 하부가 보였다. 머리에 대한 두개천골 조직 진단을 해보니 다른 두 개의 압박요소가 있었다. 나는 처음 치료 약속에서 머리 끝부분의 두 개의 압박을 성공적으로 풀어 주고, 두개천골 조직의 하부 끝부분에 대한 풀어 주기를 시작했다.

나는 1주일 후에 그녀를 만났다. 다시 척추 기저에 있는 압박을 성공적으로 풀어 주자 그녀는 자연스럽게 약간 웃으면서 이 세상을 등진 듯한 중압감이 어깨에서 사라지고, 납덩이처럼 무거웠던 답답함이 가슴에서 사라졌다고 말했다. 그녀는 그때 최근 이런 우울증이 시작되기 약 6개월 전에 스키를 타다가 엉덩방아를 찧고 넘어진 것을 기억해냈다. 그녀의 좌골신경통은 두 번째 치료 기간 중 사라졌다.

나는 그녀에게 압박이 재발되지 않는다는 확신을 주기 위해 몇 번 더 치료 약속을 할 것이다. 만약 재발된다면 내가 잠재적 원인을 발견해 효과적으로 치료하지 못했다는 것을 의미한다. 압박이 재발되지 않는다면 넘어진 것에 원인이 있을 가능성이 크고 이제 효과적으로 치료되었다는 것을 의미한다. 이 여성은 문제가 완전히 해결된 후에도 건강한 사람을 위한 치료를 주기적으로 받고 싶어할 것이다. 내 생각으로 그것은 좋은 일이다. 증상이 명백히 나타날 때까지 기다릴 필요가 무엇이란 말인가? 두개천골 조직 진단은 종종 증상이 나타나기 전에 문제를 발견할 수 있다. 증상이 없을 때 두개천골 조직의 기능장애를 치료하는 것이 증상이 나타났을 때의 불쾌감을 피할 수 있다.

10 유명한 TMJ 증후군

많은 사람이 TMJ(관자놀이뼈와 아래턱의 관절) 증후군에 익숙해져
가고 있다('TMJ'는 temporomandibular joint의 약어이다. '증후군'은
특수한 질병 또는 문제를 특징짓는 일단의 증상들로 정의된다). 따라서
TMJ 증후군은 관자놀이뼈와 아래턱 관절에 발생한 기능적이고 때
로는 구조적 문제에 관련된 증상들이다. 관자놀이뼈·아래턱 관절
은 머리의 양쪽에 위치해 귀 입구 바로 앞에 있는 관절이다. 이 관절
들은 아래 턱을 위아래로 움직이게 해주는 관절이다. 이 관절들은
입을 자연스럽게 벌리고 닫을 수 있게 해주며 씹을 수 있게 해준다.
마치 시끄러운 소음을 막으려고 하는 것처럼 검지손가락을 귀에 넣
고 턱을 몇 번 벌렸다 닫으면, 이 관절이 귀 통로의 앞쪽 벽을 통해
움직이는 것을 느낄 수 있다.

TMJ는 물고 씹고 말하고 숨쉬기 등을 할 때 이를 사용하기 때문
에 인체에서 매우 중요한 관절이다. TMJ가 문제가 되었을 때 전반

적인 불쾌 증후군이 발생할 수 있다. 이러한 증후군 중에는 시각 장애, 소화 문제와 걱정, 우울증, 흥분과 같은 성격 변화뿐 아니라 머리·목·등, 상부·턱·치아의 통증이 발견된다. TMJ 그 자체가 매우 고통스러울 때도 있다. 입을 벌리고 닫을 때 이 관절들이 부러지거나 금이 가거나 파열될 수도 있으며 심한 경우에는 턱이 딱 벌어지거나 닫힌 채로 꼼짝하지 않을 수도 있다.

치과의사들은 한동안 이 문제와 씨름해 왔다. 보통 그들은 그럴 듯한 성공을 거두지만 탁월한 것은 아니다. 내가 본 대부분의 치과 치료는 턱 그리고/또는 치아를 연계해 복위시키는 것을 수반한다. 물거나 씹는 데 수반되는 구조들의 위치를 강제 개조하기 위한 시도가 있다. 어떤 치과의사들은 입을 여닫을 때의 근육을 이완시키는 다른 기법을 사용한다. 이러한 기법에는 총주사(trigger-point injection), 생체 자기제어, 턱을 함께 악무는 것을 방지하고, 밤에 이를 갈지 않는 데에 도움이 되도록 고안된 다른 치료법들이 있다.

두개천골요법은 치과 사회에서 전부는 아니라도 많은 TMJ 증후군의 사례에서 유효한 치료법이라는 것이 인정되고 있다. 물론 두개천골요법이 논란의 소지는 많지만 훌륭한 결과를 낳고 있으므로 비록 그 이론에는 동의하지 않는다고 하더라도 반박하기 어렵다.

내가 학문적 아집을 갖고 두개천골요법을 TMJ 증후군으로 고생하고 치료를 받는 수백 명의 환자들에게 사용해 온 것은 지극히 당연하다. 내가 보아 온 치과의사들의 치료법은 다양한 치과용 부목, 기구, 치아 교정 등을 포함한다. 두개천골요법을 사용함으로써 환자 자신의 자기 치료적 성향이 침해되지 않도록 하면서 두개골이 다시 유동화되어 자연스럽게 제 위치를 찾아가도록 도와 준다.

대다수의 TMJ 기능 문제를 그 원인보다는 종합적 증상들(증후군)의 일부로 본다. 증상들을 치료하는 것을 좋아하지 않는다. 두개천골요법의 즐거움 중 일부는 그 밑에 숨어 있는 원인을 찾아내는 데 있다. TMJ가 두개골의 관자놀이뼈에 자리잡기 때문에 관자놀이뼈가 약간이라도 제 위치에서 벗어나면 TMJ의 기능장애가 시작된다. 그러면 치아의 교합咬合은 정렬선상에서 벗어나고 윗니와 아랫니의 부정교합不正咬合이 발생한다. 그 원인이 치아의 교합문제에 있는 것으로 보인다. 그러나 관자놀이뼈의 위치와 기능이 먼저 교정되면 치아는 흔히 값비싼 외부의 개입 없이도 스스로 교정될 것이다. 이 문제는 관자놀이뼈 문제에 대한 원인이 밝혀지고 교정될 때까지는 두개천골요법사에게서도 해결되지 않는다.

나는 왼쪽 TMJ와 관련된 문제로 심하게 고생한 환자를 약 3년 전에 경험했다.

그녀는 왼쪽 얼굴에 심한 통증이 있었다. 왼쪽 볼의 뼈(관골)를 만지기만 해도 통증으로 펄쩍펄쩍 뛰었다. 그녀는 매일같이 두통과 목의 경직으로 고생하고 있었다. 일기가 좋지 않으면 왼쪽 팔과 어깨에 심한 통증을 느꼈다. 그녀의 생활 중 1/3 가량이 '악천후(bad days)' 였다. 그녀의 아들은 치과의사였다. 아들의 동료가 TMJ 문제를 해결하기 위해 그녀의 사례를 떠맡았다. 이 가련한 여성은 고통이 하나도 줄어들지 않았으며, 유행에 뒤질세라 밤낮으로 서로 다른 치과 기구를 착용하고 진통제를 복용하고 있었다. 전혀 호전되지 않았고 절망상태에 빠져 있었다. 아들은 두개천골요법의 소문을 듣고 다음 단계의 치과 치료가 시작되기 전에 나를 찾아보도록 제안했다. 그 다음 단계란 아래턱을 복위시키기 위해 치아를 교정하는 것이었다.

두개천골을 진단해 본 결과 양쪽 관자놀이뼈의 위치가 잘못되어 수압적 두개천골 조직 내부에 있는 척수압의 주기적인 변화에 맞추어 움직이지 않는다는 사실을 알았다. 좀더 조사해 보니 관자놀이뼈의 기능장애 원인은 등 하부에 있는 것으로 드러났다. 여기서 나는 등 하부와 골반을 두개골에 연결시켜 주는 경막관의 하단부가 매우 높고 비정상적인 압박에 시달리고 있다는 사실을 발견했다. 이 문제는 위치가 잘못된 천골에서 비롯했다. 이러한 천골 문제는 천골에 붙어 있는 일부 근육이 비정상적으로 높은 수축상태에 있기 때문에 발생한다. 이것이 곧 이상梨狀근육이다.

그녀는 그때 나에게 모든 것이 시작되기 전 부엌에서 의식을 잃고 바닥에 넘어진 적이 있다고 말했다. 의식을 잃은 원인은 고혈압 치료제 과다 복용이었다. 나는 이제 TMJ 증후군이 어디서 시작되었는지 알았다. 그것은 의식을 잃게 해 바닥에 넘어지게 한 고혈압 치료제의 과다 복용에서 시작되었다. 넘어져서 골반과 척추 바닥 부분이 뒤틀렸다. 부상이 악화되지 않도록 하기 위해 늘 그런 것처럼 근육이 수축되고 고정되었기 때문에 뒤틀림이 유지된 것이었다. 세월이 경과하면서 내가 배운 것들 중의 하나는, 비상 시기에 우리를 보호해 주고 목숨을 구해 주기도 하는 많은 인체 구조들이 사고가 끝나거나 위험이 사라진 후에도 언제 작동을 멈출지 모르기 때문에 훗날 우리에게 손상을 가하기 시작한다는 것이다.

수축된 이상 근육은 두개천골 조직 하단에 있는 천골이 주기적인 척수액압의 변화에 적응할 수 없도록 했다. 이러한 상황이 또한 척수관을 따라 위로 머리에 이르는 경막관의 압박을 비정상적으로 만들었다. 관자놀이뼈가 아래로부터 받는 경막조직의 비정상적인 압박에 취약해지도록 두개골 막이 조정되어 있었던 것이다. 이것이 관자놀이뼈가 변위된 원인이었다. 관자놀이뼈의 변위와 정상적 유동성의 상실이 TMJ 소켓의 위치를 변경시켰다. 그것이 TMJ 소켓의 양쪽을 서로 맞지 않게 했다. 아래 턱 뼈(달리 하악골로 알려진)는 한 개다. 두 소켓이 머리 양쪽에 서로 어긋나 있으면 TMJ의 한쪽, 또는 다른 쪽, 또는 양쪽이 압박을 받는다. 이때 TMJ 증후군이 작동하게 된다.

나는 이 문제를 근원부터 다루기로 했다. 내가 이 아름다운 여성으로 하여금 치과의사 아들의 동료가 믿게 유도한 모든 것이 잘못된 것임을 증명하려면 설득력 있는 논거가 필요하다는 것을 알았다. 극적으로 고통을 제거해 주는 것만큼 설득력 있는 것은 없다. 두개천골 조직에 대해 전반적인 진단을 하는 데 약 15분이 걸렸다. 나는 한마디도 하지 않고 천골을 비정상적으로 둘러싼 이상 근육에 대한 치료를 시작했다.

이것은 그녀가 치료 테이블에 등을 대고 누워 있는 동안 한 손은 그녀의 오른쪽 둔부 아래에 대고, 다른 손은 오른쪽 둔부와 골반의 앞과 옆에 대고 있는 것을 뜻한다. (이상 근육은 둔부와 천골을 연결시켜 주는 근육이다.) 그녀가 한마디도 하지 않았지만 내가 제 정신인지 의아해하는 것을 느낄 수 있었다. 분명히 그녀는, '이 얼간이가 왜 아래를 치료하고 있지? 여기 내 머리 위에 문제가 있는지 모른다는 말인가?' 라고 생각했을 것이다.

이상 근육이 이완될 때까지 약 5분이 걸렸다. 근육이 풀리자 나는 천골이 풀리는 것을 느낄 수 있었다. 나는 두개천골 조직의 주기적 율동에 따라 천골이 움직이도록 조장하고 지원하기 시작했다. 천골이 조직과 일치해 움직이기 시작하자 나는 그녀의 얼굴이 이완되는 것을 보았다. 동시에 그녀의 신체도 부드러워졌다. 그녀는 미소를 지은 후 조용히 웃다가 갑자기 울기 시작했다. 고통이 사라지고 얼굴은 훨씬 좋아졌다. 두통은 사라졌지만 목은 여전히 뻣뻣했다. 나는 그녀의 골반 왼쪽으로 가서 왼쪽 이완 근육을 풀어 주었다. 이렇게 풀어 주자 목의 경직이 사라졌다. 말로 어떤 확신을 줄 필요가 없었다. 결과가 말해 주었다. 그녀는 모든 치과 기구들을 제거하고, 처음 치료를 받은 후 양호한 건강상태를 계속 유지했다.

이상 근육을 풀어 주기 위한 훈련이 필요해서 재발을 방지할 실습을 보여주었다. 약 두 달 동안 1주일 간격으로 두개천골 조직에 대한 후속 치료를 했다. 이제 나는 3~4개월마다 한 번 그녀를 만나 조율치료와 마음의 평화를 위해 치료한다. 그녀는 자기가 견뎌낸 통증을 생생히 기억한다. 이것이 TMJ 증후군에 대한 두개천골 치료법이다.

두개천골 조직의 장애로 TMJ 증후군이 촉발될 수 있는 또 다른 경로가 있다. 이것은 다른 환자의 추천으로 나에게 온 다른 여성이 멋지게 설명한다.

그녀는 58세였다. 팔의 마비와 함께 심각하고 산발적으로 일어나는 두통 장애와 목의 통증으로 약 15년간 고생해 왔다. 이 환자는 이 문제로 15년 중 최소한 10년간 치과의사, 척추지압요법사와 내과의사의 치료를 받아왔다. 또한 그녀는 6년 동안 심리요법 치료를 받아왔다. 그녀는 두통이 심신心身과 관련이 있을지도 모른다고 생각했다. 그녀는 치과의사에게 TMJ 증후군에 대한 치료를 받았다. 그녀는 치아를 너무 꽉 물고 TMJ에 압박을 가하는 것을 방지하기 위해 입 안에 '부목'을 사용했다.

두개천골 진단 결과, 머리 정상 부분이 언제인가 충격이나 압박을 받아 입 천장 위의 일부 두개골이 입 천장과 충돌하고 있다는 사실이 밝혀졌다. 그 충격으로 인해 계속 문제가 발생한 것이었다. 이것이 입 천장을 넓히고, 다시 윗니와 아랫니 사이의 부정교합을 유발시켰다. 시간이 흐르면서 이러한 부정교합과 치아 성장 상실이 TMJ의 마모와 균열이라는 비정상 상태를 초래했다. 보라! TMJ 증후군을. 이 문제를 해결하기 위해 나는 두개골을 입 천장에서 들어올리고 입 천장이 보다 좁아지도록 도와 주어야 했다. 이 치료 과정은 몇 시간이 걸렸지만 마침내 성공했다.

이 예쁜 여성은 더 이상 어떤 치과 기구도 사용하지 않았고, 본질적으로 두통이 사라졌다. 무슨 일에 몹시 화를 내지만 않는다면, 다른 많은 사람이 그러하듯이 긴장 때문에 두통을 얻게 되지는 않을 것이다.

이러한 일이 어떻게 발생했는가? 마침내 그녀는 부상의 원인을 기억해냈다. 당시 그녀는 10대 소녀였다. 그녀는 여름방학 때 미시간의 한 호수에서 일단의 친구들과 수영을 하고 있었다. 그녀가 호수의 부대浮臺 가까이의 수면 아래서 막 수면 위로 떠오를 때 청년이 물 속으로 다이빙을 하면서 두 사람의 머리가 충돌해 심한 충격을 받았다. 그녀는 거의 익사할 뻔했다. 그녀는 의식을 잃고 기진맥진한 상태였으므로 물 밖으로 끌려나와 인공호흡을 받아야 했다. 약 20년 후 이 충돌로 인해 적응능력이 감소했다. 그녀의 적응능력이 줄어들자 증상이 나타났다.

사고 당시 기진맥진한 상태로 쓰러짐으로써 자기치료 장치가 손상을 입었기 때문에 후유증이 컸을 것으로 생각한다. 이러한 상황을 반복해서 관찰하게 된다.

이러한 치료는 영구적이었다. 두 사람은 모두와 연락하고 있으며, 더 이상 TMJ 증후군으로 고생하지 않는다.

YOUR INNER PHYSICIAN AND YOU

만성통증과 장애의 치료

두개천골요법이 유용한 기여를 할 수 있고, 기여하고 있는 또 다른 분야는 만성통증이다. 만성통증은 갖가지 형태와 크기로 나타난다. 그것은 두개천골 조직이 사람의 '핵'이라는 개념을 밝게 조명해준다. 만성통증은 인체의 어디서나 어떤 이유로도 나타날 수 있다. 통증이 장기간 계속될 경우 두개천골 조직의 활동에 영향을 미쳐 손상시킬 것이다. 두개천골 조직 밖에 있는 신체의 통증의 원인은 치료되고 두개천골 조직이 효과적으로 치료되지 않으면 통증이 계속될 수 있다. 이것은 두개천골 조직에 여전히 문제가 남아 있기 때문이다. 이러한 환자들은 결국 심리요법 치료를 받거나 가망이 없는 것으로 간주된다. 때로 전통적 치료법은 통증을 지니고 살아가도록 가르친다.

두개천골 조직 장애 치료는 종종 환자를 정상적이고 통증이 없는 생활로 복귀시켜 주는 마지막 손질이다. 만성통증은 디스크 탈골의 문제가 있는 경우에 흔히 나타난다. 디스크 탈골은 외과적으로 치료되며 신경근에 미치는 압력은 물리적으로 제거되지만, 경막조직의 비정상적인 압박은 그대로 남아 있다. 이러한 비정상적인 막 압박은 두개천골 조직 외부에 대한 치료가 완료되었다 하더라도, '핵(두개천골)' 조직 내부로부터 끊임없이 통증의 원형이 그대로 지속되도록 할 수 있고 흔히 그렇게 하고 있다. 정확한 두개천골요법은 종종 문제를 완전히 해결하는 데 필요하다.

디스크 탈골은 척수 신경근 압력에 기인한 통증의 유일한 원인이다. 이러한 압력, 좀더 정확히 말하면 압박은 흉터 조직, 비정상적으로 기능하는 척추관절, 비정상적 근육 수축, 부어오른 조직, 칼슘 퇴적물, 잘못 치료된 골절 등이 원인일 수 있다. 열거하자면 끝이 없을 정도로 매우 길다. 매우 흔하게 이러한 문제들은 치료가 가능하다. 그러나 두개천골 조직이 등한시되면 통증은 계속된다. 두개천골 조직 외부에서 발생한 고통스러운 상태는 보통 그 조직과 관련이 있다는 점을 단순히 기억할 필요가 있다. 두개천골 조직에 미친 2차적 효과는 흔히 매우 강력해서 최초의 원인이 효과적으로 치료되었다 하더라도 통증을 지속시킨다.

포진疱疹후 신경염

최근 나는 약 4년 전에 시작된 대상포진帶狀疱疹으로 고생해 온 환자를 진단했다. 대상포진이란 늑골 사이에 흐르는 하나, 또는 그 이상의 신경이 바이러스에 감염된 것을 말한다. 그것은 매우 통증이 심한 상태이다. 그것에는 실 한 올이 닿기만 해도 고통스럽게 통증을 느끼는 피부 발진이 수반된다. 피부 발진은 신경의 경로를 따라 일어난다. 발진의 유형은 매우 전형적인 것이어서 통증과 결합되면 진찰을 할 필요가 있다. 대상포진 발진은 보통 4~6주간 계속된다. 그런 다음 행운이 있다면 모든 것이 가라앉고 정상으로 돌아간다. 발진이 있던 피부에 약간의 흉터가 남는 것이 보통이다. 두개천골요법의 시술을 시작하기 전에, 나는 침술과 정골요법을 결합해 사용함으로써 백 명의 대상포진 환자를 치료한 적이 있었다. 결과는 좋았지만, 적은 비율의 환자들에게 만성통증이 남아 그때까지 어떤 방법으로도 잘 치료되지 않았다.

최근 내가 본 이 특별한 환자는 등과 이전에 발진이 있었던 늑골 사이의 흉골 주변에 심한 통증이 계속되었다. 처음부터 내가 이 환자를 치료한 것이 아니었다. 그녀는 코르티손 주사로 치료받고 대상포진의 심각한 단계를 넘겼으나 지난 4년 동안 만성통증은 그대로 남아 있었다. 그 동안 정골요법과 척추지압요법을 모두 받았다. 두 가지 치료법은 불완전하고 일시적으로 고통을 완화시켜 줄 뿐이었다. 고통스러운 상태에 대한 공식 명칭은 '포진후 신경염(postherpetic neuritis)'이었다. 이러한 상태는 대상포진의 사례에서 열 명 중에 하나 꼴로 심각한 단계가 지난 후 몇 년 동안 계속되는 것으로 추정된다.

내가 이 여성의 두개천골 조직을 진단해 본 결과, 척수 안의 경막이 대상포진 바이러스가 늑간 신경에 침투했던 곳에서 자유롭게 미끄러지지 않는 것이 명백해졌다. 이것은 늑골 사이를 흐르며 피부 발진 아래에 있는 신경이다. 대상포진 발진 후에 남아 있는 흉터는, 어느 신경이 대상포진 신경 침투와 관련이 있는 것인지 정확히 알려 주었다.

나는 이 상황을 관련 신경근에 대한 감염이 신경 줄기를 따라 인체뿐 아니라 내부의 두개천골 조직에 옮아가는 것이라고 생각한다. 우리가 척수 안의 두개천골 막조직을 성공적으로 재가동시키면 통증은 사라진다. 이것이 정확하게 이 여인에게 일어난 일이다. 4년간의 통증이 40분의 두개천골요법 치료로 끝나 버린 것이다. 왜냐고? 문제의 표면뿐 아니라 그 '핵'을 치료했기 때문이다.

심각한 두개천골 조직 기능장애를 가진 망가진 골반

체트는 사고 당시 디트로이트 시 내부의 학교 교사였다. 많은 학교 교사들이 그러하듯이 그는 여름방학 동안 건축공사를 했다. 기중기에 매달린 굵은 밧줄이 끊어지며 다량의 강철봉이 수직으로 떨어졌다. 다행히 그것들은 그의 신체 하부에 떨어졌다. 사건 전말을 정확히 재구성하는 것은 어렵지만 체트는 무거운 강철봉이 골반을 가로지르고 있어 꼼짝없이 먼지 속에 엎드려 있었다. 골반은 세 군데가 골절되었다.

결국 뼈는 치료되었지만, 예전처럼 그의 생각을 용이하고 빠르게 말로 표현할 수 없었다. 그는 강단에서 자기 생각이나 사상을 효과적으로 표현할 수 없었다. 때문에 학교에서 가르치는 것이 불가능할 것이라는 생각을 떨칠 수 없었다. 그는 말은 할 수 있었지만 단어를 뱉어내는 데 시간이 걸렸다. 특히 학생들이 교사의 취약점을 보자마자 공격하려 드는, 도심 같은 곳에서는 이것이 통할 리 없다. 체트는 이러한 그의 약점을 감출 수 없었다.

체트는 언어 표현 문제 외에도 많은 등 하부와 목의 통증, 두통, 간간이 일어나는 비이성적이고 통제가 곤란한 혼란과 불안감을 갖고 있었다.

그는 사고가 난 지 약 4년 후, 침술사이면서 두개천골요법사인 사람의 소개로 나에게 왔다. 그의 회복은 정체상태였다. 그들은 내가 현재의 회복 수준에서 보다 높은 수준으로 기능을 정상화할 수 있는지 보고 싶어했다. 나는 그러한 도전을 퍽 좋아한다.

체트는 꽤 똑똑했다. 그는 다른 사람과의 교류가 많이 필요 없는 또 다른 직업에서 기술을 개발하고 성공했다. 그는 고위험 투자와 장애인 스포츠 경기에서 곧잘 해내고 있었다. 그는 숫자와 통계에도 매우 능숙했다.

체트를 처음 만난 것은 플로리다에 2주 동안 와 있을 때였다. 2주 동안 여덟 번 치료했다. 부상으로 인한 그의 수막조직이 그의 골반에 꽉 밀착되었다. 이 막조직은 머리까지 계속되었기 때문에 막의 유동성과 기능 손상이 골반으로부터 머리와 목까지 전달되었다. 이것이 언어·두통·목 통증·간헐적 불안과 혼란에 관한 문제의 원인이었다.

나는 그의 골반을 치료하기 시작했다. 이 골반 치료에 반응해 그의 정신적 증상과 머리·목의 통증이 변화하기 시작했다. 골반을 치료하는 동안 머리의 변화에 대한 관찰을 통해 올바른 궤도에 올라왔다고 결론을 내렸다. 체트는 나에게 매달리기로 마음먹었다.

오늘 체트는 기분이 좋다. 두통이 거의 없고 목도 정상이며, 더 이상 불안감도 없고, 그의 언어도 75퍼센트 정도 개선되었다. 그렇지만 투기적 투자사업이 잘 됐기 때문에 강단에 돌아가지 않았다.

약 4년 전 체트를 치료하기 시작한 후 그는 매년 서너 번씩 1주일간의 치료를 받기 위해 찾아왔다. 그는 치료 기간 동안 계속 호전되었다. 이것이 두개천골요법이 진행되는 방식이다. 그것은 자기 치료의 바퀴를 가동시킨다. 환자들은 치료를 마칠 때보다 다음에 볼 때 상태가 더 나아진 경우가 종종 있다. 체트는 두개천골요법의 이러한 면모를 보여주었다. 나는 그의 새로운 평원이 '정상적'으로 될 것이라고 생각한다.

혼수상태 후의 뇌기능 복원

진이 처음 진료받으러 왔을 때 62세였다. 그녀는 지금껏 치료했던 사람들 가운데 체계적인 사람이었다. 모든 것을 글로 썼다. 설명은 반복해 주어야 했다. 모든 것을 질문했다. 실제로 그녀는 우리가 그녀를 만나기 전에 던진 질문 때문에 진료 접수 직원을 화나게 만들었다.

그녀가 처음 약속 시간에 도착했을 때 나는 놀랐다. 그녀는 약 20년 전 교통사고를 당한 후에 일어난 혼수상태와 장애 경험에 대해 길게 늘어놓았다. 그때 그녀는 다시는 걸을 수 없을 것이라는 말을 들었다. 그러나 그녀는 걸을 뿐 아니라 매일 아침 30미터 길이 수영장에서 50회를 쉬지 않고 왕복 수영을 했다. 의사들이 그녀가 여생 동안 병약자가 될 것이라는 점을 납득시키려 했기 때문에 그녀는 의사들을 믿지 않았다. 그녀가 그들의 말을 들었더라면 기대 '이하'로 살았을 것이다.

그녀가 나를 방문한 목적은 두개천골요법 치료를 받고 싶은 생각이 있었기 때문이다. 그녀는 자신의 기억이 약간 쇠퇴하고 있는 것을 알아차렸다. 실제로 기억력이 상당히 쇠퇴했으며 모든 것을 글로 쓰게 됐다. 집중력과 이해력 또한 예전보다 떨어졌다. 그 때문에 모든 것을 물어보고 반복해서 설명을 요구한 것으로 밝혀졌다. 그녀는 약점들을 알았으며, 자기를 통제하는 것을 원치 않았다.

진은 두개천골요법이 뇌기능에 도움이 될 수 있는지 물었다. 나는 진심으로 그렇다고 했지만 어떠한 약속도 할 수 없다는 점 또한 강조했다. 그녀는 나에게 치료를 받겠다고 말했다. 첫 약속은 질문과 답변을 하는 시간이었다. 약간의 모험이었지만 나는 이 여성의 집착력과 의지력에 깊은 존경심을 느꼈다.

1주일 후 그녀는 전화를 해서 1주일 간격으로 10회의 두개천골요법을 받고자 한다고 말했다. 그녀는 이 치료법이 정말 도움을 줄 수 있다면 뇌기능을 치료하는 데 10회면 충분할 것이라고 생각했다.

그녀는 상당히 호전되었다. 10주간의 치료 기간 동안 그녀는 질문이 훨씬 적어지고, 동일한 주제를 이해하기 위해 한두 번 설명을 듣는 것만으로 충분했으며, 모든 것을 글로 쓰던 것을 멈췄다. 더욱 바람직한 것은 그녀가 상당히 안락감을 느끼고, 강박감과 초조감이 훨씬 줄어들었다는 것이다. 그녀는 걷고 수영하면서 운동을 계속하지만, 이는 강제에 의한 것이라기보다 이제 하나의 취미활동이었다.

그후 7년이 지났고, 진은 두 달에 한 번씩 두개천골요법 치료를 위해 온다. 그녀가 오는 것은 이 치료가 더욱 건강에 도움을 주기 때문이다. 그녀와 함께 있으면 기분이 좋고 재미있다. 나는 그녀를 만날 때마다 도전적이고 생생한 대화를 나눌 수 있기 때문에 약속시간을 즐긴다. 또한 나는 두개천골요법의 유익한 능력에 대한 확신을 갖는다.

척수 부상

존은 나무에서 떨어졌을 때 건강한 미국 남성이었다. 그는 그날 밤 파티에 참석했었다. 그는 '높이' 올라가서 다른 사람에게 튀어 보이려고 생각했었다. 그러다가 나무에서 떨어져 등을 다쳤다. 그것은 3년 전쯤의 일이었다. 당시 그는 30대 중반에 잘 나가는 전도유망한 젊은 극작가로 빠른 출세가도를 달리고 있었다.

존이 나무에서 떨어진 후 그는 발을 움직일 수도, 감각을 느낄 수도 없었다. 그는 곧 장腸과 방광의 기능을 잃었다는 사실을 깨달았다. 그것은 절망적이었다. 어느날 갑자기 전적으로 남에게 의지하게 되고, 그 진행 사실조차 모르면서 신체 폐기물을 잃어가고 있다는 것이 어떤 모습일지 상상해 보라. 그것은 젊고 독신이며, 미남이고 대성공을 할 가능성이 많은 사람의 경우에 특히 절망적일 것이다.

존은 뇌와 척수 기능장애 환자를 위한 2주간의 집중치료 프로그램에 나타났다. 그는 2주일 동안 1주에 5일, 하루에 7~8시간씩 매우 집중적인 치료를 받았다. 이 치료 프로그램에는 이 책에서 논의된 모든 것, 즉 개인적·집단적 정신요법뿐 아니라 두개천골요법, 에너지 낭포 풀어 주기, 체성 감성 풀어 주기, 치료적 연상 및 대화가 포함된다. 거기에는 침술, 명상요법, 물리요법, 작업요법, 치료법적 운동 등 다양한 안마요법과 요가운동 역시 포함된다.

2주가 끝날 때쯤 존은 장과 방광 기능에 대한 통제력을 회복하기 시작했다. 그는 발과 신체 하반부에 감각을 느꼈으며, 다리를 조금씩 움직일 수 있었다.

이제 2년이 지났다. 존은 우리의 두개천골요법사 중 한 사람(물리요법사이기도 하다)과 함께 정기적으로 걷고 있다. 이 기간 동안 그는 현저히 진보했다. 그는 2주간의 집중치료 프로그램에 참석한 후한 번에 1주일씩 세 번에 걸쳐 치료를 받기 위해 치료 센터로 돌아왔다.

몇 달 전 존이 플로리다로 이사와서 우리는 더욱 집중적으로 치료할 시간을 갖게 되었다. 그의 다리는 놀랄 만큼 나아지고 있다. 그는 다리를 움직일 수 있으며 이제 도움을 받아 걸을 수 있다. 오로지 존이 남의 도움 없이 걷기를 고대할 뿐이다.

나는 이 사례를 재현하면서, 우리가 너무 어리석어 불가능한 일을 시도한다는 것도 몰랐다는 사실을 깨달았다. 그래서 시도하고 또 시도해 효과를 발휘한다.

기대는 성공에서 상당히 중요한 역할을 한다. 패배를 기대하면 얻는 것은 패배이고 성공을 기대하면 성공을 얻는다.

다른 많은 치료법이 부분적으로, 또는 일시적으로 통증을 완화시켜 준 후에, 두개천골요법이 효과를 발휘한 사례가 진료철에는 2천개가 넘었다.

장애 예방

이제 심각한 발작으로 생기는 장애를 막았던 것으로 믿는 한 가지 사례를 살펴보자. 남편에게 치료법을 가르친 경우다.

안네트를 처음 만났을 때 72세였다. 그녀는 내 사무실 근처 인도 위에서 넘어졌다. 남편 해리가 곧장 대기실로 데려왔다. 몇 분 안 되어 나는 그녀를 볼 수 있었다.

그녀의 부상은 그렇게 심한 상태가 아니었다. 그녀의 오른쪽 무릎이 조그만 돌과 먼지 입자가 가득한 채로 벗겨지고, 피를 약간 흘린 상태에서 급속히 부어올라 있었다. 그녀는 엉덩방아를 찧고 넘어졌는데, 상당한 통증이 일어났다. 나는 그녀가 골절을 당하지 않았는지 궁금했다. 그녀의 오른쪽 팔꿈치 역시 찢어져 부어올랐다. 그녀의 안경은 완전히 산산조각 나 있었고 앞이마와 얼굴 측면에 심한 타박상을 입었다. 혈압은 190/110이었다.

그 당시 내 사무실에 X레이 촬영기가 있어 부상 부위에 대한 사진을 찍었다. 부러진 뼈는 없는 것으로 나타났다. 나는 그녀의 둔부뼈가 먼저 자동적으로 골절되었기 때문에 넘어진 것은 아니라고 확신했다. 이러한 상황이었다면 그녀를 넘어뜨렸을 것이다. 때로는 이러한 일이 일어난다.

뼈는 매우 부러지기 쉬워 환자의 둔부뼈는 자동적으로 골절되며, 넘어져서 둔부뼈가 부러진다기보다는 뼈가 골절되어 넘어진다. 안네트의 경우에는 어느 곳에도 골절은 없었으며 X레이에 나타난 뼈의 밀도도 꽤 양호하게 보였다. 해리는 그녀가 인도의 갈라진 틈에 걸려 넘어진 것이 틀림없다고 생각했다. 안네트는 혼란스러웠다. 그녀는 왜 넘어졌는지 아무런 생각이 나지 않았다.

그녀와 더 많이 말을 할수록, 그녀는 순간적으로 앞이 캄캄해져 '의식을 잃고' 쓰러진 것이 점차 떠오르기 시작했다. 이것은 '짧은 발작 증후군'이라고 불러 왔던 것의 전형이다. 그후 '일시적 뇌빈혈 발작'으로 명명되었다. 이것을 짧은 발작 증후군으로 부르든, 일시적 뇌빈혈 발작으로 부르든 모두 같은 것이다. 그 뜻은 짧은 시간 동안 뇌가 충분한 혈액 공급을 받지 못한다는 것이다.

혈액의 흐름이 빈약하고 위태로운 시간 동안 환자는 착란과 마비, 신체 일부에 대한 통제력 상실을 경험하거나, 안네트의 경우처럼 순간적으로 의식을 완전히 잃을 수도 있다.

안네트와 계속 이야기하는 동안 그녀는 여러 차례 순간적 착란 상태를 경험했다고 털어놓기 시작했다. 그녀는 짧은 발작 증후군을 훌륭하게 묘사했다. 보다 큰 걱정은 '짧은 발작증'이 시작되면 곧이어 완전한 발작증이 비일비재하게 발생한다는 것이다. 짧은 발작증은 하나의 경고 신호다.

그녀의 뇌에 혈액이 순조롭게 흘러들어가게 해주는 약물을 쓴 외에도, 나는 산소가 풍부한 혈액을 안네트의 뇌에 공급하는 것을 보다 강화하기 위해 두개천골요법을 선택해 사용했다. 두개천골요법에는 짧은 발작증 환자에게 유용한 것으로 밝혀진 세 가지 치료법이 있다.

(1) 흉곽 입구 풀어 주기
(2) 후두골 기저 풀어 주기
(3) 두정부 끌어올리기

나는 안네트에게 1주일에 세 번씩 이 치료법들을 사용했다. 2주일 만에 착란의 순간들이 끝났다. 그녀는 다시는 넘어지지 않았다. 두개천골요법이 건강하게 해주기 때문에 그녀는 좋아했다. 그녀는 치료를 계속 받고 싶어했지만, 물론 고령자 의료보험 제도 때문에 안네트는 1주일에 세 번 치료를 받을 수 없었다. 보험기관이 치료비 지불을 제지하기 시작했다. 안네트와 해리는 연금생활자이다. 그들은 부유한 편이 아니어서 나는 해리에게 안네트를 위해 두개천골 치료법을 배울 의향이 있는지 물어보기로 했다. 그는 몹시 배우고 싶어했다. 그는 여러 번 나를 지켜보면서 두개천골요법이 매우 자연스럽고 쉽게 시술되는 것을 보아 온 터였다. 해리는 매우 빨리 배웠으며 사랑하는 아내에 대한 양손 사용 두개천골치료를 떠맡았다. 그는

[그림 5] 흉곽 입구 풀어 주기

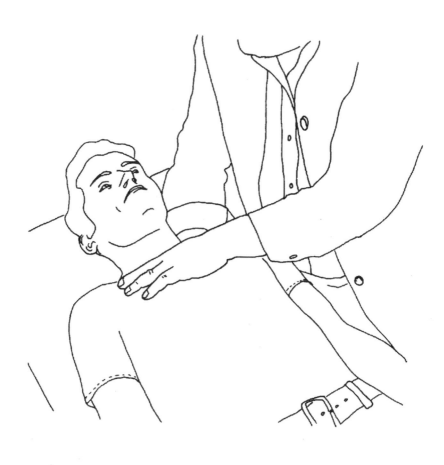

1주일에 세 번씩 이 치료법을 사용했으며, 그후로 나는 약 3년 동안 한 달에 한 번 안네트를 보았다. 그녀의 짧은 발작증은 재발하지 않았다.

해리가 안네트 치료를 시작한 지 오래지 않아 그들은 나에게 와서 안네트에게 해리를 치료할 수 있도록 가르쳐 줄 수 있는지 물었다. 그녀는 전보다 더 많은 활력과 주의력이 생기고 훨씬 더 건강함을 느꼈기 때문에 남편과 같이하고 싶어했다. 그래서 안네트는 해리를 위한 몇 가지 치료법을 배웠다. 그들 모두 서로를 도울 수 있다는 것에 매우 행복해했다. 그들이 더 많은 유용성과 성취감을 느꼈다고 확신한다. 약 3년 후 안네트와 해리는 그들 가족과 더 친해지기 위해 위스콘신으로 이사왔으며, 그 뒤로 나는 그들을 잊어버렸다.

12 병의 식별력(insights)

만성통증과 다른 문제들에 대한 우리의 광범위한 연구는 많은 병 식별력에 새로운 기회를 제공해 주었다. 그것들 중에는 조직기억, 에너지 낭포 풀어 주기, 체성 감성 풀어 주기, 마음가짐 및 손길의 힘과 중요성, 치료적 연상과 대화의 사용, 적어도 어떤 사람이 이러한 치료를 할 수 있는지 등이 있다. 나아가야 할 진로는 계속된다. 현재 나는 자기치료 능력에 가해진 유일한 제한은 자기치료에 대해 갖는 부정적 믿음을 우리 스스로 만들어냈다는 것을 확신한다.

이제 내가 할 일은 환자 스스로의 치료 과정에 촉매역할을 하는 것을 깨닫는다. 이렇게 깨닫기까지는 내가 처음 의료를 시작하면서 사람을 '치료' 할 수 있다고 생각했던 때로부터 많은 시간이 흘렀다. 나는 온갖 심장마비, 발작과 증상을 '치료' 했다. 정말 그러한 치료를 한 것은 바로 나라고 생각했다. 나는 환자 중 하나라도 낫지 않으면 죄책감과 좌절감을 느꼈다.

오늘 나는 초기 시절에 미숙했으며 '자기망상(ego trip)'에 빠져 있었다는 것을 깨닫는다. 이제 나는 환자가 치료를 하며, 그 사람의 치료 과정을 지켜보고 참여하는 혜택을 받는 것을 안다. 이제 나는 학생이며 환자가 내 스승이라는 사실을 깨닫는다. 다음 장을 읽으면, 내 뜻을 더 잘 이해할 것이다.

13 조직기억, 그 다음은?

　　두개천골요법을 시술할 때 요구되는 느리고 평온한 손길로 환자를 만지면서, 환자를 한 사람씩 치료하는 과정에서, 내 손이 거의 스스로 움직이는 것을 발견한다. 내 손은 환자의 신체 중 부상을 당했을 때의 어떤 기억이 깃들여 있을 것 같은 특정 부위로 옮겨간다. 특정 부위는 치료 시점에 내가 초점을 둔 부분과 관련이 있을 수도 있고 그렇지 않을 수도 있다. 손이 이끄는 곳으로 자유롭게 가도록 하는 법을 재빨리 배웠다. 손이 그렇게 하지 않았으면 발견하지 못했을지도 모르는 환자의 신체 부위로 나를 이끌어가는 것에 경이감을 느끼며 아직도 지켜본다.

　　내 손이 가는 곳들은 웬일인지 중요한 문제와 연결된다. 그들은 증상보다 훨씬 근본적으로 문제와 연결된다. 나는 손이 이끌려 간 곳에 그대로 머무는 경우가 흔하다. 손이 그대로 머물러 있을 때 관망자의 태도를 취한다. 보통은 손 아래나 손 사이에서 열이 발생한다. 내 피부나 환자의 피부에서 나는 열보다 많은 열이 발생한다. 그런 다음 종종 박동搏動 활동으로 발전해 나는 그것을 관찰하기 시작한다. 그것은 보통 환자의 심박心搏보다 약간 더 느리다. 이것이 진행되는 동안 뭔가 좋은 일이 환자의 내부에서 일어나는 것으로 보이기 때문에 '치료적 박동(therapeutic pulse)'이라고 불러 왔다.

보통 열은 최고조에 달했다가 몇 분간 높은 상태가 계속된 다음 식는다. 열이 정점에 달한 때와 동시에 치료적 박동은 보다 강한 진폭으로 최고조에 달한다. 박동수는 증가하지 않는다. 그런 다음 열이 식으면서 치료적 박동은 내가 느낄 수 없을 정도로 점차 약해진다.

이러한 현상들이 끝난 직후 환자는 보통 통증이 완화되었다고 말한다. 지각할 수 있을 정도로 신체 조직의 풀림 현상이 나타난 것이다. 항상 그런 것은 아니지만, 흔히 이 시점에서 환자는 공포나 분노와 같은 어떤 감정을 느꼈다고 할 수도 있다. 이러한 신체의 부위와 분명히 관계가 있는 사고나 부상에 대한 꽤 생생한 기억을 말하는 경우도 있다. 기억이 조직의 풀림 시기에 반드시 나타나는 것은 아니다. 기억은 그날 밤 또는 심지어 며칠이 지난 후에 환자의 의식 속에 파고들어올 수도 있다. 때로는 기억이 전혀 나타나지 않는 경우도 있지만 여하튼 환자의 건강은 더 좋아진다.

나는 이러한 현상을 '조직기억(tissue memory)'이라고 생각하게 되었다. 이것은 신체의 세포와 조직이 실제로 자신의 기억능력을 보유한다는 의미다. 이들의 조직기억은 자신이 존재하기 위해 반드시 뇌에 의존하는 것은 아니다. 내가 이렇게 느끼는 것은, 관여해 왔던 수백 번의 두개천골요법 치료에서, 조직에 축적되어 있던 부상이 풀리면 환자는 조직이 열을 방출하고 '치료적 박동' 단계(위에서 기술한)를 거친 다음, 이완되고 부드럽게 된 후에야 비로소 이러한 사고를 알게 되는 것 같았기 때문이다.

나는 이러한 조직기억이라는 개념을 조금 전에 뉴잉글랜드에서 개최된 그들의 연례 회의에서 물리요법사들에게 소개했다. 청중 중 한 회원이 꽤 강하게 반대했다. 그녀는 근육과 같은 조직이 실제로 독립된 기억능력을 보유할 수 없다고 반박했다. 그녀는 심리학에 상당한 전력을 가졌는데, 어쩌면 내가 부상에 관한 뇌 기억을 불러일으키고 있는 것이라고 고집했다. 방 뒤쪽에 있던 물리학자가 나를 구원해 주었다. 이 물리학자는 미국 육군에서 약 15년여 동안 에너지 분야를 연구한 경험이 있었다. 그는 공동연구를 하기 위해 나와 함께 이 지역에 왔다. 그는 지식을 넓히기 위해 회의에 참석하기로 결심했다. 나는 그가 거기에 있었다는 것이 참으로 기뻤다. 그가 없었더라면 만족할 만한 해결책을 이끌어낼 수 없었을 조직기억 문제에 관한 논쟁을 나에게 할 필요가 없었기 때문이다.

물리학자는 플라스틱 테이프와 같은 간단한 것에 교향곡을 저장할 수 있고, 텔레비전 프로그램 전부를 완벽한 색상과 음향이 있는 상태로, 좀더 복잡하지만 여전히 단순한 플라스틱으로 만든 것에 저장할 수 있다는 사실을 상기시켰다. 따라서 근육 조직, 뼈나 간과 같이 복잡한 것이 사고나 부상에 관한 기억을 저장할 수 있다고 하는 것은 일리가 있다고 그는 계속 말했다. 생각해 보라. 논쟁은 한순간에 끝났고 나는 그의 소견에 감사했다.

1990년 12월 나는 1974년 비행기 추락사고 현장에 있었던 40세의 동료를 치료했다. 그것은 조그만 비행기였는데 비행기를 타고 있던 다른 두 사람은 사망했다. 그가 발견되고 구조되어 병원에 입원하기 전 두 시간 동안 그는 등이 부러지고 완전히 의식이 있는 상태로 비행기 안에 누워 있었다.

그후 그의 몸은 사고로 입은 상처에서 분명히 치료되었으나, 그의 목 하부, 등 하부와 왼발은 통증이 계속되었다.

지난 해를 보내면서 그의 왼발은 점점 더 통제하기 어려워졌다. 발은 그의 의지대로 움직이지 않았으며 더 고통스러워했다. 디스크 탈골이 있었고, 문제를 일으킬 수도 있었으나 그는 가능하면 수술을 피하고 싶어했다. 이 사람은 의사여서 디스크 수술에 위험이 따른다는 것을 누구보다 잘 알고 있었다. 나는 이번 치료를 하기 약 6개월 전에 한 번 그를 치료한 적이 있었다. 그는 처음 치료를 받은 후 약 6주 동안 현저하게 상태가 호전되었다고 말했다. 처음 치료 기간 중, 나는 단순히 등의 압박을 평온하게 풀어 주는 기법을 사용했으며, 두개천골 조직 기능을 정상화하기 위한 치료를 했을 뿐이다.

두 번째 치료 기간의 경우에는 내 오른손이 그의 왼쪽 발목과 그 아래 발에 매우 강력하게 이끌려갔다. 나는 내 손의 지혜에 대한 믿음을 배운 터라 손이 가고자 하는 대로 그냥 놔뒀다. 내 손가락이 발목과 그 아래 발의 꼭대기에 위치한 어떤 곳을 발견했다. 나는 내 오른손을 그의 왼쪽 발목과 그 아래 발에 댄 채 기다렸다. 그때 내 왼손이 움직여 그의 왼쪽 골반 앞으로 찾아갔다. 마치 이 부근에 부상의 진원지가 있는 것처럼 느껴졌다. 그는 골반 골절을 부인했지만, 후에 사고 당시 복부 근육과 복부 직근直筋이 앞쪽과 왼쪽 골반으로부터 찢겨 나갔다는 점을 기억했다. 우리는 내 손이 제자리에 있는 동안 잠시 이야기를 나누었다. 그의 신체 조직이 하고 싶은 것이 무엇인지 알아보기 위해 기다렸다.

몇 분 후에 그는 다리에서 무슨 일이 일어났다고 말했다. 그는 그것을 어떻게 표현해야 할지 몰랐다. 이러한 치료에서 흔히 그러하듯이, 환자는 무엇인가를 느끼고 있지만 이를 설명할 만한 준거準據 체계는 갖고 있지 못했다. 환자들은 이전에 이와 같은 것을 전혀 느껴본 적이 없고, 감각이 전혀 새로운 것이기 때문에 처음에는 그들의 느낌을 의심할 수도 있다.

어느 경우든 그가 그의 발에서 '무엇인가' 라고 묘사했던 이 느낌은, 그의 왼쪽 발목과 그 아래 발에서 나는, 열의 상승과 그와 동일한 곳에서 일어난 '치료적 박동' 의 강화와 함께 골반 앞쪽 위의 조직이 이완되면서 그에 부합해 나타난 것이었다. 그런 다음 열과 치료적 박동이 나의 감각 범위에서 벗어나 점차 약해졌다. 내가 이런 식으로 말하는 것은, 치료적 박동이 완전히 사라진 것인지 아니면 그것이 단지 내 기술 수준으로는 너무 미묘해서 감지할 수 없게 된 것인지 모르기 때문이다.

이러한 변화들이 진정되자 그는 등과 다리를 시험삼아 움직이기 시작했다. 그가 찢겨 나간 복부 근육을 기억한 것은 바로 이 순간이었다. 그는 등과 다리가 '다르게' 느껴진다고 전했다. 나는 다른 것이 '좋은' 의미인지 아니면 '나쁜' 의미인지 물었다. 잠깐 생각해 보더니 그는 마침내 아주 좋은 느낌이라고 말했다. 그는 일어나서 주위를 조금 걸었다. 그는 의사였기 때문에, 그의 상태가 단 한 시간의 치료 끝에 극적으로 향상된 점을 인정하는 데 신중했다. 의사들은 이것이 불가능한 것으로 알고 있다. 그러나 좀더 나아졌다면, 왜 그것을 솔직하게 말하지 않을까? 우리는 이러한 변화가 일어날 수 없다고 배웠기 때문에 그렇게 말하지 않는 것이다. 그러나 '백문이불여일견'이다.

내 관점에서는, 에너지 낭포를 그의 신체로부터 풀어 주었다고 생각한다. 에너지 낭포라는 개념을 발전시킬 때, 나는 또 다른 물리학자와 일하고 있었다. 내 방식의 치료법이 진행되고 있는 동안 인간의 신체 내에서 일어나는 전기적 변화를 연구하고 있었는데 이것은 몇 년 전 미시간 주립대학의 생체역학부 요원이었을 때의 일이다.

다른 물리학자 츠비 카니 박사는 부상당한 사람의 몸을 잡고 아주 특수한 자세가 되도록 하면 장기간 계속되던 고통이 사라지는 것을 보고 놀라워했다. 우리는 치료 기간 동안 체내 전압을 측정하기 시작했다. 이처럼 통증을 사라지게 하는 자세가 만들어질 때 환자의 총 체내 전압은 매우 낮게 떨어졌다. 이러한 자세가 계속 유지되면 앞서 언급한 열의 방출과 '치료적 박동'이 일어날 것이다.

이러한 현상(열 및 치료적 박동)이 종료하자, 환자의 총 체내 전압이 다시 올라갔지만, 대체로 종전의 절반 정도밖에 높지 않았다. 이러한 급격한 전압 강하는 치료 과정이 성공적일 때만 나타났다. 통증 제거 상태를 지속하는 데 실패하면, 환자의 전압은 보통 종전의 높은 수준으로 복원됐다. 정확한 체위를 발견하지 못하면 그렇게 될 때까지 전압은 내려가지 않았다.

그 당시 우리가 발견한 또 하나의 매우 유용한 사실은, 환자가 정확하게 통증을 풀어 주는 데 필요한 치료적 체위를 유지하면, 환자의 총 체내 전압이 떨어질 뿐 아니라, 두개천골 조직의 주기적 활동 역시 돌연 완전히 멈춘다는 것이다.

환자의 체위가 정확하지 않으면, 두개천골 조직의 율동이 멈추지 않았다. 율동이 멈추면, 열이 방출되고 치료적 박동이 시야에서 벗어나 점차 약해질 때까지 다시 시작되지 않았다. 이것이 내가 두개천골 조직을 총체적 존재에 대한 '핵'이라고 생각하는 또 다른 이유다. 그것은 환자 치료를 제대로 할 때 나에게 말을 건다.

부상을 물리적으로 풀어 주는 데 정확한 체위를 어떻게 발견하는가? 솔직하게 나는 모른다. 우리가 한다고 생각하는 것을 묘사할 수는 있지만, 아직 이를 설명할 수 있는 다른 개념들이 들어올 수 있는 여지를 아주 넓게 열어놓는다. 내가 관찰한 바로는 이들 신체 조직은 부상을 당했을 때 신체가 취하고 있던 체위에 대한 기억을 갖는다.

내 손을 환자의 몸 위에 대고 있을 때, 나는 조직들에게 그들이 우리에게 하도록 원하는 것만 할 것이라고 조용히 안심시킨다. 또한

[그림 6] 화살표가 외상 치료하는 동안
몸으로 들어가는 방향과 관통력을 가리킨다.

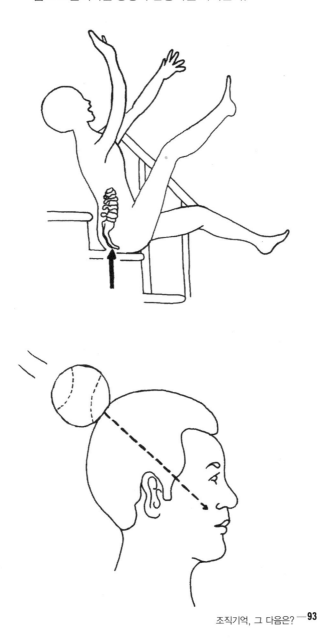

나는 환자의 몸에 에너지를 불어넣어 주는 것에 대해 생각하려고 노력한다. 우리가 치료 기간 중 전기적 바로미터(기준척도)로 전압 상승과 저항 저하를 측정해 보았기 때문에 이러한 일이 일어나는 것을 안다. 그 다음 나는 매우 민첩하게 대립적 근육집단간의 긴장 균형 상태가, 우리가 마치 무중력 상태에 있을 때처럼 유지되도록, 환자의 몸 위에 미치는 서로 끌어당기는(중력적) 힘을 억누르고자 노력한다. 일단 이렇게 되면 나는 두개천골 조직이 갑자기 그 활동을 멈출 때까지 균형 상태를 따른다. 그때 나는 좋은 일이 일어날 수 있도록 우리의 위치가 제대로 된 것임을 안다. 처음에 나는 이 모든 것을 직관으로 하고 있었다. 지금까지 진행되어 온 사실을 과학적으로 입증하는 일은 물리학자 친구에게 남겨 놓았다.

우리가 이미 기술한 바 있는 믿을 만한 전기적, 생리적 변화를 본 후 관심을 끈 다음 질문은, '무엇이 환자의 상태를 호전시키는 가?' 하는 것이었다. 여기 나의 첫번째 물리학자 동료와 나는 많은 시간을 대화하는 데 썼다. 나는 그의 지도하에 물리학을 공부했으며, 그는 나의 지도하에 생물학, 생체역학과 의학을 공부했다. 그 것은 내 일생에 매우 값진 시간이었다. 후에 나를 이스라엘로 데려와서 몇 가지 미완성 연구를 계속하게 한 것은 물리학자 츠비 카니 박사였다.

카니 박사는 이스라엘로 돌아온 후 심장마비로 사망했다. 나는 가끔씩 그를 생각한다.

질문으로 돌아가 보자. 때로는 우호적이고 조용하게 그리고 때로는 아주 열정적이고 뜨겁게, 많은 생각을 불러일으키는 토론 후에, 우리는 이러한 치료 과정이 그 영향을 미칠 수 있는 하나의 경로에 대해 의견일치가 이루어졌다. 우리는 연구할 수 있는 모델을 만들었다. 그것은 우리가 관찰하고 경험한 대부분의 사건들을 설명해 주었다.

14 에너지 낭포

아이디어는 다음과 같다. 부상이나 사고가 발생할 때 이 부상이나 사고의 에너지가 신체로 들어간다. 열역학 법칙에 따르면 에너지는 창조될 수도 없고 파괴될 수도 없다. 또한 입자(원자 및 분자)는 파괴되고자 하는 자연적 경향이 있다. 이러한 파괴는 '앤돌피'라고 불린다. 사고 또는 부상 당시 외부 에너지가 체내로 들어가면 에너지는 정상보다 과잉상태가 된다. 이러한 에너지는 보통 어떤 것으로부터 타격을 받거나 어떤 것과의 충돌에 의해서 체내로 투입되거나 들어오게 된다. 우리는 이러한 외부로부터의 에너지를 '부상 에너지 (energy of injury)'라고 부르기로 결정했다.

이 부상 에너지가 체내에 들어오면 조직에 깊게 침투하는데, 그 정도는 충돌을 일으킨 힘의 양과 조직의 밀도의 상대적 관계에 의해서 결정된다. 또한 우리는 이러한 힘을 타격의 운동량이라고 생각할 수 있다. 이러한 힘 또는 운동량은 침투하고자 하는 조직의 밀도나

점성에 의해 둔화되거나 반격을 받는다. 따라서 발이나 발목에 대한 타격(비행기 추락 사고를 당한 환자에게서 본 것과 같은)은 다리를 통해 골반까지 침투될 수 있다. 그 타격이 최대한 깊이 침투했을 때 중지하고 원래 거기에 없었던 외부 에너지가 한 곳에 뭉쳐진 '공 모양'을 형성한다.

원기왕성하고 능력이 있으면 부상 에너지는 분해되어 정상적으로 치료될 수 있다. 신체가 이 에너지를 분해할 수 없는 경우 에너지는 체내에서 조직기능이 파괴되는 부분을 최소화하기 위해 점점 작은 공 모양으로 응축된다.

부상 에너지가 점점 압축되고 토착화되면 이 압축된 에너지 내부의 파괴가 증가한다. 이것이 체내에서 에너지 낭포가 된다. 이 에너지 낭포가 자리잡은 체내 조직에서 통증과 활력이 상실될 수 있고 실제로 유발된다.

폐에서 에너지 낭포를 풀어 주어 빈발하는 기관지염을 멈춘 적이 있다. 한 번은 가슴에서 에너지 낭포를 풀어 주어 심전도 기록이 정상화되고 가슴 통증(협심증)이 멈추는 것을 보았다. 이러한 에너지 낭포는 다양한 위치에서 다양한 원인으로 발생할 수 있다. 폐로 들어오는 흔한 경로는 어깨를 통해서다. 방광의 에너지 낭포는 뒤로 넘어졌을 때 생기는 경우가 흔하다. 이미 언급한 바 있는 심장의 에너지 낭포는 높은 곳에서 오른쪽 엉덩방아를 찧고 떨어졌을 때 발생한다.

우리는 에너지 낭포가 침투하는 입구를 어떻게 아는가? 그것은 신체가 전술前述한 방법으로 치료될 때, 원래 부상을 당했을 때 취한 자세로 돌아가기 때문에 안다. 열은 에너지 낭포가 들어간 곳에서 나온다. 이 열의 출구가 에너지의 입구 지점을 알려 준다.

무엇이 신체로 하여금 에너지 낭포를 치료법으로 풀어 주는 데 정확한 자세를 취하도록 하는가? 카니 박사와 나는, '부상 에너지'가 빠져 나가는 데 가장 쉬운 길이 바로 들어왔던 길이라고 주장했다. 에너지가 빠져 나가게 하기 위해서는 들어오는 경로가 일직선이어야 한다. 신체 에너지가 들어온 후 체위를 변경시키면 들어오는 경로가 휘어진다. 들어오는 길이 나가는 길이 되게 하기 위해서는 다시 반듯하게 되어야 한다. 경로를 다시 일직선이 되게 할 수 있는 유일한 방법은 신체가 당초 부상을 당했을 때와 똑같은 체위를 취하는 것이다. 조직은 이 자세를 기억한다. 치료가 환자 신체의 섬세한 움직임을 잘 감지하고 그것에 민감하다면, 조직들은 우리가 환자의 신체를 정확한 위치로 유도하는 데 도움을 줄 것이다.

또한 잘 의도된 손길(환자의 체내 전압이 올라갈 때 나타난다)로 환자에게 공급하는 에너지가 환자의 자기치료 장치를 활성화하는 일에 도움을 준다고 생각한다.

이러한 기법들에 대한 경험을 얻은 후에는 환자의 체위를 촉매요소로 사용하지 않고도 에너지 낭포를 풀어 줄 수 있다. 그러나 이 기법에는 훨씬 많은 노력이 필요하다. 그것은 에너지 낭포를 둘러싼 환자의 체내 에너지를 능가하는 치료사의 에너지를 사용하는 것을 필요로 한다. 이것은 덜 자연스러운 치료법이다. 그것에는 환자의 방어장치를 압도할 가치가 있다는 판단이 필요하다. 이러한 압도기법을 사용하는 데 조심해야 한다. 치료사가 환자의 방어체계를 압도할 때 실수가 일어나기 쉽다. 환자의 신체에 역행하는 것보다 그에 순응해 치료하는 것이 언제나 좋다.

15 다시 조직기억과 그 이상의 것

1977년 유럽에서 처음 원정 강의를 할 때, 나는 파리에서 프랑스 정골요법사들에게 세미나를 열었다. 나중에 보니 프랑스의 저명한 정골요법사인 장피에르 박사가 피술자(환자) 역할을 하면서 치료대에 누워 있었다. 그는 정확한 손 위치에 대해 배우면서 조교인 모니크의 도움을 받았다. 손 위치 강의 과정에서 모니크가 장피에르의 머리에 손을 대고 있는 동안, 그는 그녀의 신체 내부에 문제가 있다는 인상을 받았다. 그는 통역사를 통해 나에게 느낌을 전달했다. 더 나아가 그는 진찰 결과 모니크의 몸을 만질 필요가 없고, 심지어 옷을 입은 채로 만질 필요도 없다고 말했다.

나는 장피에르의 괴이한 요구를 모니크에게 설명했다. 모니크와 나는, 그녀가 그를 만질 때 그가 그녀의 신체 내부의 문제를 탐지하고, 실제로 몸을 만져보거나 옷을 벗지 않고도 문제를 더 밝힐 수 있었다는 사실이 흥미로웠다. 모니크는 진찰에 동의했다. 내가 이 사실을 통역사에게 알리자, 통역사는 장피에르가 매우 정직하고 윤리적인 사람이며, 프랑스 전 지역에서 가장 성공한 정골요법 개업의라고 장담했다. 나는 몹시 호기심이 일었다. 나는 미주리 주의 컥스빌에 있는 정골요법 외과대학을 졸업했다. 전통적인 학교였다. 나는 관찰할 수 있는 특권이 주어진 이와 같은 사례를 접해 본 적이 없다.

모니크에게 옷을 입은 채로 치료대 위에 엎드리도록 했다. 장피에르는 손을 그녀의 몸 위로 움직여 원형으로 짧게 한바퀴 돌렸다. 그의 손은 항상 그녀로부터 6~18인치를 유지하며 그 사이에서 들어갔다 나왔다 했다. 곧 그는 부드럽게 소곤대며 혼잣말을 하기 시작했다. 1~2분이 채 지나기 전에 그는 통역사에게 말을 시작했는데, 모니크의 일반의과적 병력과 외과적 병력에 대해 아주 정확하게 말했다.

그는 그녀가 20세 때 충수절제 수술을 받았고, 20대 후반에는 두 번의 제왕절개 수술을 받았으며, 임신 중 한 번은 갑상선에 문제가 있었다고 말했다. 이 모든 일이 단 몇 분 만에 이루어졌고, 그가 그녀를 전혀 만지지 않았다는 점에서 매우 놀라웠다. 그는 그녀가 11세 때 미끄러져 천골이 골절된 사실은 놓쳤다. 그는 무엇인가 잘못됐다는 것은 알았지만 구체적으로는 잘 알지 못했다. 처음 그의 관심을 끈 문제는 한 번의 제왕절개 수술 이후의 잘못된 치료와 연관됐다. 이것은 후에 골반 통증의 원인으로 확인됐다. 이 사실은 약 5년 후 외과 검진을 받는 과정에서 나타났다.

모니크를 진단한 후 장피에르는 내 기법을 이용해 자신의 신체를 진단해 보도록 권했다. 그 당시 나는 세미나에서 체내의 문제를 발견하기 위해 환자의 머리에 대한 두개천골 조직 진단을 어떻게 사용하는지 가르쳤다. 이 치료법은 두개천골 조직 외부에서 진행되는 체내 문제는 궁극적으로 두개천골 조직에 반영되고 노련한 진단자에 의해 발견될 수 있다는 사실에 기초한다.

장피에르의 머리를 잡고 척수관 내의 경막 유동성을 진단했다. 그의 위에 문제가 있었다. 내가 그의 치료법을 보고 그랬던 것처럼, 그는 내 치료법에 감명을 받았다.

우리는 매우 좋은 친구가 되었다. 장피에르와 나는 파리에서 이렇게 처음 만난 이래, 서로의 가족들과 같이 매년 함께 시간을 보내고 있다. 우리는 서로의 경험을 공유하고, 끊임없이 함께 탐색하며, 다른 사람의 개념에 문제를 제기한다.

이 이야기를 하는 것은 장피에르가 어느 의미에서는 조직기억에 귀기울여 왔다고 믿기 때문이다. 지난 세월 동안 그가 치료하는 것을 보면서, 장피에르는 흔히 신체의 전부에 귀를 기울이는 것이라기보다는 신체의 일부분에 귀를 기울인다는 사실을 확신했다.

그는 신체 전부는 염두에 두지 않고 집중한 조직이나 기관에서 정보를 얻는 것 같았다. 이것은 고려해 볼 만한 새로운 개념이라고 생각하지만, 그의 치료 역시 일상에서 많이 벗어난 점을 발견했다. 그는 조직과 의사소통을 한다. 내 직관으로는 그는 환자 마음과의 정신적 또는 텔레파시적 연관에 의해서라기보다 개별적 조직과 기관에서 일반의과적 병력 또는 외과적 병력을 알아내고 있다.

그런데 장피에르는 자신의 일을 학생들에게 매우 성공적으로 가르친다. 그는 미국으로 와서 몇 년간 어플레저 연구소에서 세미나를 열고 있다. 나 역시 그 답례로 프랑스에서 두개천골요법과 체성 감성 풀어 주기에 관한 세미나를 자주 개최한다. 우리가 알게 된 지식을 서로 나누기를 좋아한다.

16 체성 감성 풀어 주기

체성 감성 풀어 주기는, 두개천골요법과 에너지 낭포 풀어 주기를 점점 능숙하게 사용하면서, 아주 규칙적으로 발생하기 시작한 현상을 묘사하기 위해 만든 용어다. 체성 감성 풀어 주기는, 에너지 낭포와 조직기억 풀어 주기가 그런 것처럼, 체위와 치료사 및 고객 사이의 에너지 전송을 사용하는 것을 포함한다. 양자의 차이점은 치료법의 완전성과 치료사에 의한 연출이 거의 완전하지 않다는 데 있다.

에너지 낭포와 조직기억 풀어 주기에는, 치료사가 보통 환자가 신체적 고통으로 나타내는 특이한 문제를 염두에 둔다. 그런 다음 치료사는 두개천골 조직 진단과 신체 전체 '아치형 만들기'와 같은 기법을 사용해 에너지 낭포의 위치를 찾아내고 에너지 낭포를 풀어 주기 위해 체위를 사용하고 두개천골 율동에서 단서를 찾는다. 목적은 치료 기간 중 명백해진다.

여러분의 호기심을 가라앉히기 위해 이 시점에서 '아치형 만들기'는 환자의 신체에서 에너지 활동을 활용하는 방법으로, 우리가 개발한 것이라고 간단히 말하고 싶다. 에너지 낭포의 위치를 찾는 데 이 에너지를 사용한다. 우리의 개념은 잔잔한 연못 표면에 조약돌을 던졌을 때 볼 수 있는 현상과 유사하다. 수표면의 파장은 조약돌이 물에 떨어진 지점으로부터 원형을 그리며 퍼진다. 조약돌이 떨어짐으로써 생긴 파장은 연못에 있는 물의 정상적인 활동을 방해한다. 환자의 몸에 있는 에너지 낭포가, 그렇지 않은 정상적인 에너지 바다에 유사한 방해파장을 내보낸다는 사실을 발견한다. 두개천골요법사들은, 에너지 낭포가 발생시키는 이러한 방해파장을 발견할 수 있는 지각 기술을 발전시킬 수 있으며 발전시키고 있다. 원형 파장을 따라 중심부에 다다르면 거기에 바로 에너지 낭포가 있는 것이다.

체성 감성 풀어 주기 치료법은 사뭇 다르다. 단순히 손을 환자에게 가져다 댄다. 그런 다음 조용히 환자의 몸이 적절하다고 생각하는 대로 행하도록 내버려 둔다. 그리고 에너지를 환자에게 불어넣는다. 실제로 '환자의 신체에 에너지를 불어넣는다'고 말하는 데에 대한, 납득하기 어려운 '괴상함'에 흥분하기 전에 이 에너지가 치료사에 의해 주입되고 환자가 이를 받아들일 때, 치료사와 환자 모두에게서 전기저항의 변화뿐 아니라 신체 전압의 현격한 변화가 측정되었음을 이해하라.

'에너지 이동' 현상과 관련해 입증된 기록 측정치를 점점 더 많이 수집한다. 이러한 기록이 충분히 수집되었을 때 이를 과학계에 소개할 것이다. 실험적 기초가 공고히 되기 전에 우리의 개념과 입증 자료를 너무 빨리 소개하는 것은 진짜 괴상한 짓일 것이다.

체성 감성 풀어 주기로 돌아가자. 치료사가 안락하고 신뢰감을 주는 태도를 취했을 때 환자는 약간 무의식적으로 고무된다는 사실을 발견한다. 유인적 태도와 이전에 언급했던 측정가능한 물리적 에너지를 결합하면 보통 환자는, 몇 분이 채 지나기도 전에 스스로 선택한 자세를 취한다. 치료 과정 중 무엇을 할 것인가를 환자가 선택한다. 나는 환자에게 그들이 선택한 지혜를 지지하며 내가 할 수 있는한 어떤 식으로든 편하게 하거나 도움을 줄 것이라는 점을 알리려고 노력한다.

체성 감성 풀어 주기가 시작되면 두개천골 조직 활동은 에너지 낭포 풀어 주기 때처럼 정지한다. 그러나 체성 감성 풀어 주기 과정은 보다 광범위하다. 체위는 저장된 감성을 전반적으로 풀어 준다. 이러한 풀어 주기는 신체 조직에서 나오는 것 같다. 그것은 신경 조직, 음성 기관 등을 통해 표출되는 것이 가장 흔하다. 울거나 떨거나 땀이 나거나 웃거나 통증이 오거나 상상할 수 있는 거의 모든 상황이 발생할 수 있다. 그것은 전적으로 환자가 치료 과정 중 무의식적으로 치료하기로 결정한 것이 무엇이냐에 달려 있다.

나는 환자 내부에 치료사의 기술에 대한 자기의 인상을 고려하는 내부의 지혜가 있다는 것을 매우 강하게 느낀다. 이러한 점을 염두에 두고 치료 과정은 치료사의 능력과 헌신뿐 아니라 환자의 필요에

맞게 짜여진다. 내가 관여해 온 체성 감성 풀어 주기 치료 과정 중 기술, 성실성, 그리고 동기부여의 측면에서 환자에 의해 시험을 당하고 있는 것을 느껴 왔다. 지금까지 내 직업 경력 중 그러한 치료 경험은 수천 번에 이른다.

체성 감성 풀어 주기는 효험이 있을 경우 그 사람의 삶을 엄청나게 변화시킨다. 그들의 인생에서 무엇을 하고 있고, 어떻게 더 나은 삶으로 변화시킬 수 있는지를 객관적으로 볼 수 있는 기회를 제공해 준다. 그것은 그들이 수년 동안 의식의 표면 밑에 간직해 오던 경험, 외상, 사고 등을 회상시켜 준다. 억눌린 경험들이 표면을 뚫고 분출되면 문제는 치료될 수 있고 해결될 수 있다. 문제가 억압상태로 남아 있으면 질병을 일으킬 수 있는데, 그 질병을 일으키는 것이 무엇인지 모르며 그 증상의 원인도 모른다.

체성 감성 풀어 주기의 위력을 보여주기 위한 사례로 10여 년 전에 일어났던 상황을 기술하고자 한다. 환자가 심리요법사였다는 점에서 거의 발생할 가능성이 없었다. 그는 200명이 넘는 건강관리 개업의 청중들 틈에서 자원해서 앞으로 나왔다. 나는 체성 감성 풀어 주기 과정을 유도하는 데 사용되는 기법을 시현示現하려고 했으며 환자가 필요했다. 그를 매우 큰 강당 무대 위의 치료대 가까이에 서게 하고 치료를 시작했다. 그의 앞에서 한쪽 무릎을 꿇은 채 내 손을 그의 둔부에 갖다댔다. 이것은 치료를 시작할 때 사용하는 치료법 중의 하나이다. 곧바로 그는 오른쪽으로 기울었다. 그를 내 몸으로 떠받쳐 쓰러지지 않게 하고 편하게 바닥에 눕혔다. 그러자 그는 비명을 지르며 악담을 하기 시작했다. 치료가 계속되기 위해 왼팔과 손목만을 잡고 있었다. 25분 정도 계속 거칠게 행동했다. 그의 몸은 물 밖으로 나온 물고기처럼 경련을 일으켰다. 왼손과 손목을 잡은 내 손을 뿌리치려고 하지 않았다. 치료가 계속되면서 그의 목소리는 점점 커지고 비명과 욕설은 점점 어린아이 같아졌다. 마침내 그는 바닥 위에서 조용히 휴식을 취하면서 어린아이처럼 울기 시작했다. 그의 무릎은 가슴 쪽으로 당겨지고 나는 계속 그의 왼손과 손목을 잡고 있었다.

5분간 어린아이처럼 울고 난 후 그의 몸이 갑자기 이완되었다. 한순간 그는 현실로 돌아왔다. 그는 이 광경을 목격한 친구들과 회원들을 둘러보더니 약간 당황한 것 같았다.

나는 균형 있게 치료를 마치기 위해 치료대에 누워 두개천골 풀어주기 기법을 사용하게 해달라고 요청했다. 그는 이 제의를 받아들였다. 머리를 치료하면서 무슨 일이 일어났는지 아느냐고 물었다. 그는 안다고 했다. 그는 10년 이상 심리요법 치료를 받아 왔다는 사실을 200명이 넘는 우리에게 털어놓았다. 그 역시 13년 이상을 심리요법 개업의로 일해 왔다.

그는 약 3년 동안 심리요법 치료 과정에서 헤쳐나올 수 없는 '난처한(stuck)' 상황에 빠져 있었다. 이 난처한 상황에 있을 때 끊임없이 아버지에게 강한 분노를 느꼈다. 치료 과정 중에 그는 한 살 때쯤 워싱턴에서 살고 있던 당시를 기억했다. 아버지는 연방정부에 관여했다. 그때 그는 유모차를 타고 있었다. 아버지는 화창한 일요일 아침 그를 데리고 산보를 하고 있었다. 그는 유모차에 행복하고 만족스럽게 누워 따스한 햇볕을 느낄 수 있었다. 세상 모든 것이 정상이었다. 아버지가 곁에 있었으며 그에게 모든 관심을 쏟았다.

그때 아버지는 산책 중에 우연히 아는 사람과 마주쳤고 대화하기 위해 걸음을 멈췄다. 아버지와 그분과의 대화는 계속되었다. 언젠가 심리요법사가 될 아기는 더 이상 아버지의 관심의 중심에 있지 않았다.

아이는 방치되고 있다는 느낌이 들기 시작했다. 무엇보다도 이때는 아버지와 같이 있는 시간이었다. 그런데 누군가가 아이에게서 이것을 빼앗아가는 것이다. 누군가가 아버지의 관심을 그렇게 쉽게 딴 데로 돌릴 수 있다는 사실이 매우 마음 아팠다.

아이는 시끄러운 소리를 내기 시작했으나 아버지는 아무런 관심을 보이지 않았다. 아버지는 대화에 깊이 빠져 있었다. 어린아이는 아버지가 계속 대화를 하면서 자신의 소리와 움직임에 귀기울여 주지 않자 실망하고, 좌절감이 분노로 이어졌다. 어린아이는 화가 터질 것 같아 울기 시작했다. 아버지는 유모차로 다가와서 그의 왼쪽 손목을 잡고 "입 닥치지 않으면 빌어먹을 팔을 부숴 버리겠다"고 했다. 그런 표현은 아니지만 일은 이렇게 일어난다.

지금 실연 자원자는 아버지가 매우 중요하고 깊은 대화에 빠져 있었다는 점을 이해할 수 있었다. 아버지가 대화를 마치고 싶었다는 점 역시 이해할 수 있었다. 아이는 점점 더 강하게 관심을 갈구했다. 마침내 아버지는 참지 못하고 아들의 왼쪽 손목을 꼭 잡고 조용히 하지 않으면 팔을 부숴 버리겠노라고 위협했다. 조용히 하지 않으면 팔을 부수겠다고 위협적인 말을 내뱉었다는 것을 안다고 해서 그렇게 나쁜 것 같지는 않다는 점과 연관시켜 생각해 보라. 이 환자는 아버지가 결코 물리적으로나 고의성을 갖고 감정적으로 그를 학대한 적이 없다는 것을 알았기 때문에, 이 심리요법사는 그의 아버지가 단순히 그 특정한 시기에 그에 대한 인내가 폭발했다는 생각을 쉽게 받아들일 수 있었다. 그의 아버지의 행동과 언어는 한 살짜리 어린 아이에게는 온당치 못하게 거칠었으나 아버지는 완벽하지도 않았고 과도하게 폭력적이지도 않았다. 그 또한 어쩔 수 없는 인간이었다. 심리요법사는 이제 무엇 때문에 그런 일이 벌어졌는지 알았기 때문에 그러한 점을 받아들일 수 있었다.

이 사건의 기억이 환자의 의식 속에서 억눌려 왔다. 그 기억이 그의 왼쪽 손목에 간직되었다. 내 손으로 그의 손목을 의미심장하게 만지자 그의 경험에 대한 회상이 풀려 나온 것이었다. 그때 환자는 그 사건 이래 아버지에 대한 분노가 계속된 문제를 해결할 수 있었다. 내 생각으로는, 수년간의 심리요법 치료는 분노를 만성적으로 계속되는 것으로 인정했다. 심리요법은 분노의 중심에 아버지가 있다는 사실 역시 밝혀냈다. 그러나 수년간의 치료 후에도 분노의 원인은 아직 확인된 바 없다. 이 문제의 나머지를 찾아내고 해결하는 데는 200명이 넘는 동료 청중들 앞에서 40~50분간의 체성 감성 풀어 주기 실연 과정이 남아 있었다.

약 3개월 후 이 사람으로부터 감사 편지를 받았는데, 이 편지에서 그는 아버지에 대한 감정이 훨씬 좋은 방향으로 변화했다고 적고 있었다.

체성 감성 풀어 주기 과정의 위력에 대한 또 다른 사례는 1979년 파리에서 있었다. 나는 회의적이고 비우호적인 프랑스 물리요법사들에게 강의하고 있었다. 참석자들은 300여 명이 넘었다. 체성 감성 풀어 주기 과정에 대해 꽤 상세히 설명하자, 어떻게 실제로 일어나는지 보여 달라고 요청했다. 내키지 않았지만 결국 그렇게 하기로 동의했다.

곧 근육질인 중년의 프랑스 남자가 청중 앞으로 당당하게 나섰다. 그를 상대로 실연을 해야 했다. 내 친구인 통역사는, 이 사람은 '돼지에게 주는 찌꺼기 밥'이라고 하면서, 매우 회의적인 부류 안에서 목소리가 큰 두목이라고 주의를 주었다. 어려운 상황이었다. 다소 무형적인 개념에 대해 논하고 있었다. 내가 소개하고자 하는 것에 대해 불평하는 청중을 맞이했다. 이제 아무 일도 일어나지 않는다는 것을 보여줄 것이라고 으스대는 건장한 친구를 상대로 체성 감성 풀어 주기를 시연해야 했다.

치료대도 없었고 실연할 생각도 없었다. 이날은 설교식 강의를 하기로 했다. 그는 앞으로 나왔다. 우리는 '안녕하세요(bon jour)'라고 말했는데, 내가 말할 수 있는 프랑스어의 약 50퍼센트였다. 주제넘게도 체성 감성 풀어 주기로 자기에게 영향을 미칠 수 있다는 것은 꿈이라며 도전적으로 나를 노려봤다. 나는 손을 그의 골반뼈 앞에 갖다댔다—해부학자에게는 내가 장골융선腸骨隆線과 상위 장골척추 앞쪽을 잡고 있는 것이 된다—마치 그의 골반의 상태를 응시라도 하듯 한쪽 무릎을 꿇었다. 성공을 애원하는 기도를 했다. 조용히 체성 감성 풀어 주기 치료법에 대한 나의 신념이 옳다고 단언했다. 나는 그에게 에너지를 불어넣었다. 그 당시 무엇을 사용하든 환자가 받아들일 만하다고 생각하는 특성을 가진 에너지였다.

이런 상황에서는 1분이 한 시간 같기 때문에 정확하게 시간을 측정하는 것은 어렵다. 그러나 나는 30초도 못 되어 이 도전적인 프랑스인이, 마치 내가 그를 어디론가 옮기려고 하는 것처럼 내 오른쪽 어깨 위에 앞으로 쓰러졌다고 추측한다. 나는 그의 몸이 무엇을 원하는지 직감했다.

나는 부드럽게 그의 몸을 청중 앞에 눕혔다. 그는 바닥에 미끄러지듯 움직이면서 태아의 자세를 취했다. 그는 무릎을 가슴에 쪼그린 채 엄지손가락을 입에 물고 있었다. 매우 슬프고 상심한 어린아이처럼 울다가 구슬프게 흐느끼곤 했다. 나는 그대로 내버려 두었다. 청중과 그의 동료들이 자기를 지켜보는 것을 의식하는 것 같았으나, 체성 감성 풀어 주기에서 늘 그런 것처럼, 그는 상관하지 않았다. 그의 기백 넘치고 허풍스럽던 자존심은 이때에 현저하게 줄어들었다.

바닥에서 가련하게 흐느껴 울다 15분쯤 지난 후 그는 갑자기 울음을 그쳤다. 그의 몸이 이완되었다. 그는 내가 옆에 있음을 인식하고 프랑스어로 통역사에게 말하기 시작했다. 그가 어렸을 때 어머니로부터 버림받은 느낌을 깨달았다는 것이다. 그에게는 자전거 사고로 부상당한 형이 있었다. 어머니는 갑자기 그로부터 장애아가 된 형에게 관심을 돌렸다. 그는 이해했기 때문에 용서할 수 있었다. 그는 자신에 대한 서운한 감정을 없앨 수 있었다.

그후 나는 다시 그를 보지 못했지만, 그가 이 체성 감성 풀어 주기 경험 이후 훨씬 기백이 줄었을 것으로 추측한다. 그의 과도하게 기백 있던 가면은 어렸을 때 버려져 사랑받지 못한 것에 대한 과잉보상이었다. 어린아이로서 그 동안 받는 데 익숙했던 사랑과 관심이 눈에 띄게 줄어들었다면 이를 이해하기는 어려웠을 것이다. 그래서 그 아이는 더 큰 상처로부터 자신을 보호할 필요가 있었을 것이다. 많은 사람은 강인해짐으로써 자신을 보호한다.

이 실연은 체성 감성 풀어 주기 치료법에 대한 신념을 더욱 확인시켜 주었다. 나는 누군가 저 높은 곳에서 나를 지켜보고 있음을 안다. 이 특별한 소개 이래 프랑스에서는 나를 스승으로서, 그리고 강사로서 받아들이고 대접하는 태도가 매우 부드럽고 우호적이었다. 이 기백이 넘치던 프랑스인은 프랑스 물리요법계에서 매우 영향력이 있었다.

무엇이 두 사람의 저명한 건강관리 전문가들로 하여금 개인적 당혹감을 무릅쓰고 수백 명의 동료 앞에서 깊은 치료 과정에 빠져들게 했을까? 나는 모른다. 나는 지금까지 그런 일이 계속 반복해서 발생해 왔다는 점은 말할 수 있다. 나는 강의하고 있는 체성 감성 풀어 주기 세미나마다 서너 번의 실연을 한다. 각 세미나에는 학생이 40~50명 가량 참석하고, 최소한 5년 동안 1년에 이런 세미나를 10회 정도 개최하며, 5년간은 1년에 대략 다섯 번의 세미나를 열었다.

따라서 나는 세미나마다 최소한 세 번의 실연을 하면서 적어도 75 회의 세미나에서 강의를 한 것으로 어림잡아 추산해 볼 수 있다. 이것은 40~50명의 학생들 앞에서 아무리 적게 잡아도 225회의 실연을 한 셈이다. 그리고 훨씬 많은 청중에 대한 강의를 하면서 많은 부분을 외국에서 최소한 또 다른 50회의 실연을 해 왔다. 내가 자제하고 있지만 아무 일도 벌어지지 않은 실연이란 단 한 번도 생각할 수 없다.

몇 차례 아쉬운 점이 많았던 실연이 생각날 뿐이다. 시작할 때 나와 실연 환자 모두 어떤 상황이 발생할 것인지 전혀 알지 못한다는 점을 기억해 보라. 나는 체성 감성 풀어 주기 치료법을 믿으며, 그럴 만한 충분한 이유가 있다.

우리가 발견한 것은, 의식으로부터 어떤 기억과 경험들을 가족과 같이 지켜 주는 '잠재의식 억압력(censor)' 과 더불어 산다고 하는 점이라고 생각한다. 이 잠재의식 억압력의 의도는 좋다. 우리를 보호해 준다는 느낌이다. 그러나 이러한 기억과 경험들을 표면 아래에 가두어 두는 데는 계속 치러야 할 대가가 있다. 이 대가는 통증, 장애, 불행, 만성적 분노, 과민, 자존심 상실 등으로 나타날 수 있다.

잠재의식의 억압력은 기억과 경험들을 묻어 두는 것이 그 대가를 치를 만한 가치가 있다고 생각한다. 잠정적으로 '효과의 대가(effi-ciency expert)' 라고 부른 또 다른 부분이 있다. 효과의 대가는 모든 억압된 기억과 경험들이 표면으로 끌려나와 치료되고 해결된다면 인생이 어떤 모습이 될까 하고 꿈을 꾼다. 체성 감정 풀어 주기는 효과를 돕기 위해 신체에 협력을 요청한다.

치료사들이 효과의 대가(그는 의식 밑에 감춰진, 또는 조직과 에너지 낭포에 기억과 감성으로 저장된 문제들을 환자에게서 없애 주기를 원한다)와 제휴할 때 잠재의식 억압력은 이완되며, 긍정적인 치료 효과가 얻어진다. 나는 우리의 에너지와 신체가 단순히 그날 그날 문제에 대처하기보다는 완전히 문제를 치료하기를 원하는 환자의 부위에 도움을 준다고 말해도 좋다고 생각한다.

지금까지 이미 몇 가지 세상을 들끓게 한 체성 감성 풀어 주기 경험을 적었다. 나는 환자들이 이제 병원에 왔을 때 하루하루, 한 사람 한 사람에 대해 이러한 치료가 어떻게 이루어졌는지 적고자 한다.

꽤 저명한 심리요법사가 아무런 도움을 줄 수 없자 나에게 보내 온 젊은 여성이 생각난다. 그녀는 상위권의 프로 테니스 선수였다. 그런데 테니스 엘보를 앓고 있었다.

그녀는 팔꿈치가 경기를 할 수 없을 정도로 상태가 좋지 못했기 때문에 토너먼트 경기를 중도에 포기해야만 했다. 나에게 보내 준 의사는 자신이 생각할 수 있는 모든 치료 수단을 다 사용했지만 만족할 만한 결과는 얻지 못했다. 그는 약간의 완화를 시킬 수 있었지만 그녀가 '사랑하는' 운동에 복귀시키기에는 불충분했다(그녀는 정말 운동을 사랑했다. 우리가 곧 보게 될 것이다).

처음 약속(그녀는 1주일 동안 우리와 같이 있으면서 그 기간 중 네 번 치료받기로 되어 있었다)에서 나는 오른쪽 팔꿈치와 골반이 연관이 있다는 것을 알았다. 나는 이러한 가능성을 그에게 언급했다. 그녀는 약간 방어적인 자세로 골반에 아무런 문제도 없다고 부인했다. 나는 그녀에게 강하게 이의를 제기하지 않았다. 환자와 치료사 간의 적대적 상황은 환자가, 분노 또는 이와 유사한 것을 표현하는 데 도움을 주는 도구로 이용되는 경우를 제외하고는 보통 치료법상 생산적이 아니기 때문이다. 나는 아직 그녀의 적이 되는 것을 원하지 않았기 때문에, 내 침묵이, 곧 골반은 팔꿈치와 관련이 없다는 점에 대해 동의하는 것으로 해석하도록 했다.

둘째 날, 나는 그녀에게 그녀의 다리 길이를 잴 수 있도록 뒤로 돌아서도록 요청했다. 내가 팔꿈치뿐 아니라 하부 구조도 치료해야 한다고 그녀에게 말하자 그에 동의했다. 내 쪽에서 이렇게 확신시켜 주자 그녀의 방어의식(잠재의식 억압력)이 수그러들었다. 나는 그녀의 '효과의 대가' 역시 억압되어 있던 문제가 표현되고, 치료될 가능성이 있을지도 모른다는 점을 알았다고 확신한다. 나는 항상 효과의 대가에게 환자를 다루는 손길과 무언의 표정 및 의도를 통해 그의 친구라는 사실을 알려 주려고 한다.

내 손을 골반 뒷부분과 등 아래쪽에 갖다대자 그녀가 앞으로 기우는 것을 느꼈다. 나는 민 것이 아니고 손을 대고만 있었다. 그때 그녀의 자연적 방어의식이 얼굴을 땅에 대고 넘어지려고 하는 것과, 안 쓰러지려고 애쓰는 것을 느낄 수 있었다. 그래서 내가 그녀에게 앞으로 구부리라고 말하자 그녀는 그렇게 했다. 그녀의 몸이 앞으로 구부러졌다. 그 다음 그녀에게 발과 손을 짚고 '네 발' 상태가 될 수 있도록 손을 바닥에 대라고 말했다. 그녀의 몸은 그러한 생각 또한 좋아했다. 내가 그녀에게 손과 무릎을 짚고 내려가라고 말하자 그녀의 두개천골 조직이 박동을 멈췄다. 그녀가 손과 무릎을 바닥에 대고 있는 동안 그 조직은 계속 정지상태로 있었다.

오른손을 그녀의 골반 오른쪽에 있는 뼈(이것은 좌골이라고 불리는 것으로서, 우리가 앉을 때 지지기반이 되는 뼈이다) 위에 대어야 한다고 직감했다. 뼈에 손을 대자마자 그녀는 울면서 흐느끼기 시작했다. 그런 다음 그녀는 얼굴을 바닥에 대었다.

나는 계속 그녀의 오른쪽 좌골을 잡고 있었다. 그녀는 거의 15~20분 동안이나 울고 또 울었다. 마침내 그녀의 몸은 이완되고, 그녀의 두개천골 조직이 그 박동 활동을 다시 시작했다. 그녀는 어깨 너머로 나를 바라보면서 젖은 눈으로 미소지으며 일어나도 되는지 물었다.

나는 치료대에 눕히고, 신뢰와 우정을 얻기 위해 부드럽고 편하게 해주는 두개천골요법을 쓰기 시작했다. 그런 다음 그녀가 무언가 말하고 싶은 것이 있으면 내가 들어 주기 위해 함께 있다는 점을 암시했다.

그녀의 이야기는 다음과 같았다. 테니스 엘보 때문에 은퇴하기 약 3년 전 전국 토너먼트에서 승부를 겨루었다. 그녀는 그날 우승했지만 코치를 흡족하게 할 만큼 잘하지는 못했다. 테니스 코트 밖에서 밤늦게 두 사람만이 있을 때, 그녀와 코치 사이에 언쟁이 있었다. 코치는 고함을 지르며 매우 호되게 꾸짖었다. 그녀는 코치의 말을 정확히 기억했으며(혹은 기억하는 것 같았으며) 그 말을 실제로 들었다.

그녀는 돌아서서 출구 쪽으로 걸어가기 시작했다. 코치는 뒤따라와 그녀의 등을 세게 밀었고 그녀는 넘어졌다. 그때 그녀의 오른쪽 둔부를 너무 세게 발로 걷어차서 오른쪽 좌골이 부러졌다.

의사들은 압박골절이라 설명했다. 그녀는 1년 동안 집중훈련과 시합에서 떠났다. 코치가 훈련 계획에 돌입해 주요 토너먼트에서 시합하라고 압력을 가하기 시작했을 때, 그녀는 테니스 엘보에 걸렸고 점점 악화되었다. 치료를 받던 날까지 테니스 엘보는 당연한 것이며, 그것은 다른 문제라고 믿었다.

테니스 엘보는 최대 규모의 시합에 복귀하지 못할 정도로 심했다. 그녀는 다시는 코치를 화나게 하고 야단 맞고 구타당한 일을 되풀이하고 싶지 않았다. 그녀는 더 이상 참을 수 없었다. 코치는 다름 아닌 아버지였다. 그는 한 번도 우승해 본 적이 없었기 때문에 그녀를 통해 대리만족하며 살려고 했다. 아버지는 그녀를 통해 기쁨과 좌절을 맛보았다. 이제부터 그녀는 자신의 인생을 살 것이다.

체성 감성 풀어 주기 치료법을 사용한 지 한 시간도 못 되어 그녀는 모든 것을 깨닫고 세상을 보는 눈을 갖게 되었다. 그녀는 테니스를 포기했다. 자신이 그렇게까지 테니스를 좋아하지 않는 것을 알게됐다. 우승하고 싶어한 사람은 아버지이지 그녀가 아니었다. 다음 두 번의 치료 기간 중 많은 조직기억과 에너지 낭포를 풀어 주었다.

아버지로부터 독립하는 문제에 대해 많은 대화를 했다. 그녀의 아버지에 대해서도 많은 이야기를 나누었다. 그녀는 아버지에 대한 공감과 연민을 가졌다. 아버지에 대한 관대한 감정이 치료 과정에서 표출되었던 분노와 분개를 대체하기 시작했다. 그것은 무엇보다도 그녀와 나에게 훌륭한 치료법적 자아실현의 경험이었다.

그녀의 '효과의 대가'는 틀림없이 지극히 행복했을 것이다. 모든 일이 45분 동안 네 번의 치료 과정에서 일어났기 때문이다.

체성 감성 풀어 주기에 대한 또 다른 훌륭한 성공은 심각한 교통 사고에 연루된 젊은 여성에게 나타났다. 그녀는 장애가 있는 것은 아니었지만 사고에 뒤이어 8개월 동안 끊임없는 통증에 시달려 왔다. 그녀는 늑골 3개가 골절되었고, 목에 편타증鞭打症이 지속되었으며, 골반이 골절되었다. 골절은 모두 치료되었지만, 매일같이 저녁에 술을 몇 잔 마셔야 통증이 겨우 완화되는 심한 두통에 시달렸다. 두통은 집안일을 하거나 마당에 잡일을 하러 나가는 낮 동안에 발생했다. 목의 통증은 그녀의 등을 늑골 뼈대의 하단부에 대고 누울 때 언제나 찾아왔다. 사고 당시 그녀의 오빠가 차를 운전했다. 그녀는 미혼이고 임신해 본 적도 없지만 가끔씩 연인을 갖고 싶다는 사실을 비밀로 하지는 않았다. 그녀는 그것을 자랑하고 싶었다.

나는 젊은 여성을 몇 번 치료하며 끊임없이 혹독한 통증과 매일 주기적으로 나타나는 두통의 이유가 될 만한 구조적 원인을 그녀의 뼈와 근육 인대에서 찾으려고 열심히 노력했다. 몇 가지 문제를 발견하고 치료해 약간 고통이 완화되기는 했지만 그렇게 성과가 큰 것은 아니었다. 두개천골 조직에 있는 제약을 제거했다. 이것은 목 통증의 완화에 상당히 도움이 되었으며 두통이 개선되었지만, 등 중앙의 통증은 가혹하게 계속되었다. 나는 여러 번 그녀를 앉히고 체성 감성 풀어 주기를 유도했으나 성공하지 못했다. 그녀는 뻣뻣하게 앉은 채 극심한 고통만 토로했다. 나는 매주(나는 그녀를 1주일에 한 번 치료했다) 계속해서 치료를 믿으라고 말했다. 그후 나는 환자를 얼마간 계속해서 치료하는 것이 보다 효과적이라는 것을 알게 되었다. 치료의 빈도를 늘이는 것이 방어기제를 억제하는 것 같다.

어쨌든 열 번째 치료하면서 그녀로 하여금 나에게 등을 향하게 하고 치료대에 앉아 있도록 했다. 한 손은 등의 통증을 느끼는 부위에, 그리고 다른 한 손은 머리 정상에 댔다. 나는 조심스럽게 그녀의 척추에 매우 섬세한 움직임이 이는지 검사하면서 체성 감성 풀어 주기 치료가 열리도록 애원하고 있었다. 내 소원이 받아들여졌다.

갑자기 그녀는 등을 내 손 쪽으로 강하게 밀기 시작했다. 치료사가 환자에게 이러한 반작용을 받을 때 대응하는 방법은 똑같은 저항력으로 대항하는 것이다. 나는 그렇게 했다. 그녀가 강하게 밀면 밀수록 나는 그녀가 뒤로 기울어지지 않도록 더욱 힘차게 받쳤다.

점차 내 손이 주먹을 움켜쥔 상태로 변하는 것을 나는 보았다. 이제 그녀는 내 주먹을 밀어내고 있었다. 그러고 나서 비명을 지르며 내가 재현시키는 누군가에게 욕설을 퍼부었다. 그녀는 그 사람에게 자기 일에 참견하지 말라고 말하면서 그에게 개새(S.O.B)라고 욕했다. 나는 이 치료를 잠시 동안 계속하며 그녀가 그런 행동을 계속하도록 부추기는 말 외에는 아무런 말도 하지 않았다. 몇 분 후에 그녀는 앞으로 쓰러지면서 '거룩한……'이라고 절규했다. 나는 무슨 일이 일어났는지 그녀에게 물었다.

그녀는 13세 때 통금시간을 놓쳤는데 어머니(알코올 중독자였다)는 그녀(환자)가 밖에서 밤을 지새우도록 문을 잠갔다. 그녀는 잠시 자전거를 타고 주위를 맴돌다 20대 남자를 만났다. 그 남자는 말을 걸어 왔고 자기 아파트로 데려갔고 처음으로 성경험을 했다. 어머니에 대한 반항심으로 그런 것이었다. 며칠 지나 오빠와 함께 있을 때 그동안의 경위를 말했다. 오빠가 화를 내자 그들은 다투었다. 오빠는 주먹으로, 그녀가 내 주먹을 밀어내고 있던 바로 그 등 중앙을 때렸다. 내 주먹의 영기靈氣와 그녀에 대한 저항이 그녀로 하여금 오빠에게 맞은 타격 에너지와 그녀의 늑골을 골절시킨 자동차 사고로부터 얻은 부상 에너지를 동시에 풀어 주었다.

오빠가 애당초 그녀의 등을 때리지 않았더라면 그녀는 늑골과 자동차 사고에서 입은 부상을 후유증 없이 치료했을 것이라고 믿는다. 그러나 다른 무엇인가를 이 조직들로부터 풀어 줄 필요가 있었다. 풀어 주기가 일어나자 그녀의 오빠에게 맞은 기억과 그에 대해 그녀가 대응했던 기억이 물밀 듯이 밀려왔다. 또한 그때 이후 오빠가 더 이상 그녀의 보호자가 아니라는 것을 보여주기 위해, 끊임없이 남자들과 성관계를 했다는 것을 깨달았다.

그 사람들은 항상 그녀보다 최소한 열 살은 나이가 많았다. 자동차 사고 당시 그녀의 오빠가 운전을 하고 있었다는 우연의 일치 때문에 무의식 속에 오빠에 대한 이전의(부정적) 감정과 사고를 연결시키는 계기가 되었다. 그때 그녀는 무의식적으로 이러한 계기를 이용해 자신의 고통을 지속시켰는데 자기의 성을 성욕이나 연인관계를 갖고 싶은 욕구를 만족시키기 위해서라기보다는, 오빠에게 반항하기 위해 이용한다는 것을 깨달을 때까지 계속되었다.

체성 감성 풀어 주기로 무사히 치료를 마친 후, 그녀의 인생은 완전히 바뀌었다. 약 한 달 후에 그녀의 통증은 줄어들었다. 두개천골 조직 내에 정서적 측면과 더불어 육체적 측면에서 교통사고의 후유증을 말끔히 없애 주기 위해 풀어 주기가 필요하기는 했지만 모든 점에서 그녀는 매우 좋아졌다.

지금까지 두개천골요법이 조직기억, 에너지 낭포의 발견과 풀어 주기, 그리고 체성 감성 풀어 주기에 따른 치료법으로 이어지며, 그들과 밀접하게 연관되어 있다는 사실이 명백해졌다. 다음에 이러한 치료 기법들과 융합을 나타낼 분야는 치료적 연상과 대화다. 치료적 연상과 대화가 두개천골요법, 체성 감성 풀어 주기, 그리고 나머지에 얼마나 귀중한 협력자가 되고, 얼마나 잘 조화를 이루는지 알기는 매우 쉬울 것이라고 생각한다. 그전에 '에너지 전송(direction of energy)'의 사용과 손길(touch)과 마음가짐(intention)의 위력에 대해 살펴보자.

이것은 다루기 어렵고 매우 믿기 어려운 주제다. 너무 단순해서 믿기 어렵다. 20세기 초반부터 활동하며 두개골이 움직일 수 있다고 결론내린 정골요법사 윌리엄 서더랜드가 표현한 'V자 펼치기(V-spread)' 기법으로 '에너지 전송'에 대해 처음 들었다. 서더랜드는 근대 과학에 만족할 만큼 입증할 수는 없었지만 두개정골요법의 창시자였다. 그는 여러 이유로 '유착'된 두개골 사이의 관절(봉합)을 진단하고 치료하는 기법을 개발했다.

그가 주로 뼈에 초점을 맞춘 반면, 두개천골요법은 뼈를 그 안의 경막조직과 두개천골 조직의 유압체계에 다다르게 해주는 손잡이로 사용하는 데에 중점을 둔다. 서더랜드 박사는 유착된 봉합을 통해 두개골 한 쪽에서 다른 쪽으로 에너지를 전송하는 데 두 손을 사용했다. 그는 손의 자세에 의해 어떻게든 환자의 뇌척수액에서 에너지를 끌어들여 봉합으로 이를 전송하고 있다고 느꼈다. 그때 유착된 봉합이 이 에너지에 의해 유동화되고 두개골 움직임이 복원되었다.

'치료 에너지(healing energy)'를 전송하거나 모으기 위해, 두 손 사이에 뇌척수액을 실제로 가질 필요가 없다. '에너지 전송'은 몸 안이나 몸 위의 어디에서나 효과적으로 사용될 수 있다. 우리는 어머니들이 자녀들에게 이것을 사용할 수 있도록 가르쳤다. 부모와 연인들 서로가 사용할 수 있도록 가르쳤으며 모르는 사람들도 서로 사용하도록 가르쳤다.

에너지 전송이 무엇인가? 나는 모른다. 그것이 작동할 때 전기 측정에 사용되는 기구를 움직일 뿐이다. 나는 그것이 작동할 때 이전에 언급한 열이 방출되고 '치료적 박동'이 증가했다 감소한다는 것을 안다. 그것이 계속 작동하는 동안에 두개천골 조직은 정지상태에 들어간다는 것을 안다. 그것이 무엇인가? 모른다. 그러나 그것은 작동한다.

훌륭한 사례는 몇 년 전 미시간 주립대학에서 교수요원으로 있을 때 경험한 것이다.

늦은 여름 어느 토요일 아침이었다. 정원에서 몇 그루 관목의 가지를 치고 있었다. 가지 하나를 자르자 다른 가지 하나가 매우 빠르게 부러지면서 내 눈이 반사적으로 감기는 것보다 더 빨리 왼쪽 눈을 때렸다. 그 가지가 나를 치자마자 그 눈으로 사물을 볼 수 없었다. 몇 초도 안 되어 통증이 몹시 견디기 어려웠다. 나는 눈으로 보려고 무척 애를 썼지만 보이는 것은 빛과 희미한 윤곽뿐이었다. 나는 왼쪽 눈이 멀지는 않을까, 시력을 잃지는 않을까, 각막 이식 수술이 필요하지 않을까 하고 여러 가지 생각을 했다. 자제심을 잃지 않으려고 노력하며 집으로 돌아와서 아내 디안느에게 내 눈을 들여다보고 어떻게 된 것인지 말해 달라고 했다. 그녀는 동공을 가로질러 나뭇가지가 나를 칠 때 생긴 톱니 자국이 있다고 설명했다.

나는 응급실에서 일했으므로 응급실에 가고 싶지 않았다. 이 시점에서 전통적인 건강관리 체계에 자신을 밀어넣고 싶지는 않았다. 이러한 망설임은 내가 들었던 것들에 대한 두려움 때문이었다.

이 상황을 생각하기 위해 침실로 들어가서 누웠다. 나는 디안느에게 잠시 혼자 있게 해달라고 했다. 그녀는 내 말뜻이 무엇인지, 그리고 내가 아무렇지도 않다는 것을 알았다. 정말 그녀는 나를 그대로 두었다. 이 가련한 여성이 기다리는 동안 거실에서 무슨 생각을 할지 상상할 수 있다. 침대에 조용히 누워 통증을 느끼고 왼쪽 눈의 시력이 분명히 호전되지 않고 있다는 것을 깨달았다. 1분쯤 지난 뒤 내 자신에게 이렇게 말했다.

'그래, 이 멍청이 어플레저야, 네가 매일같이 이 에너지 전송 부류를 가르치고 있지. 네가 가르치는 것을 믿지 못하느냐? 네가 설교하는 것을 시험해 보지 않겠다는 말이냐?'

나는 내 자신의 학설에 대한 믿음을 실증할 능력이 이것밖에 되지 못하는 것에 당황했다.

나는 다치지 않은 눈으로 시계를 보았다. 오전 11시 22분이었다.

나는 내 오른손을 머리 뒤에 댔다. 손가락들은 '송신 손가락'이 될 것이다. 나는 이를 위해 검지, 중지와 새끼손가락을 사용했다. 왼손을 컵 모양으로 왼쪽 눈 위에 올려놓아 손바닥을 볼 수 있도록 했다(그 눈으로 볼 수 있다면 말이다). 그런 다음 나는 집중적으로 머리 뒤에 있는 오른손으로 왼쪽 눈앞에 있는 왼손을 향해 에너지를 전송하기 시작했다. 그것을 시작하는 데 몇 분이 걸렸다. 왼쪽 눈이 없으면 내 인생이 어찌될 것인지 상상하는 것보다 에너지를 전송하는 데에 주의를 집중하기 위해서 내가 초연해야 했기 때문에 보다 시간이 조금 더 걸렸다. 안대를 해야 할까? 의안義眼을 해야 하나? 모든 것들이 내 머리를 스쳐갔다. 인간들이여, 이러한 일은 정말 마음 아픈 것이다.

자가치료에 집중한 후 안구가 떨리기 시작했다. 나는 이것이 '치료적 박동'이라는 것을 감지했다. 박동이 점차 증가하면서 열이 생기더니 내 왼손으로 전달되는 것을 깨닫게 되었다. 나는 손들이 내 머리 뒤에서 그들이 원하는 대로 자세를 취하도록 했다. 박동폭이 강화되고 열이 오르자 눈 안의 통증은 점점 심해졌다. 너무 통증이 심했기 때문에 몇 번인가 그만둘까도 생각했다.

그러나 내 '말을 시험'하고 싶었다. 게다가 내 안의 초연한 부분은 결과가 어떻게 나올지 매우 궁금했었다. 몇 번 망설였지만 결국 에너지 전송을 계속했다는 사실이 기뻤다.

갑자기 나의 안구에서 '펑 하는 소리'가 났다. 이 소리는 거실에서도 들렸을 것이다. 되돌아보면 두개골 안에서 나는 소리를 제외하고는 전혀 소리가 나지 않았다고 확신한다. 그러나 그 당시 나는 그 소리가 크고 또렷하게 머리에서 들렸다는 사실을 단연코 확신한다.

[그림 7] 눈을 향한 에너지 전송(V-Spread)

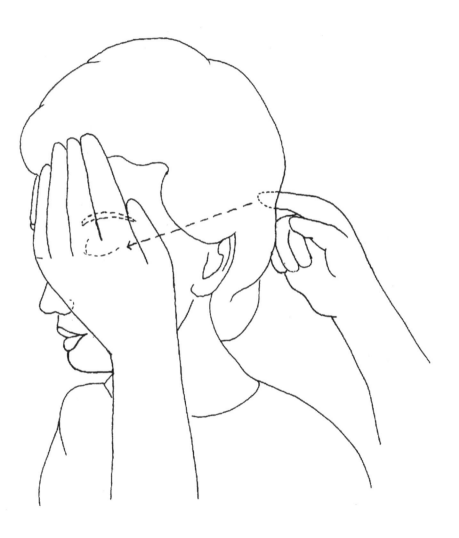

펑 하는 소리가 난 후 통증은 사라졌다. 모든 혼돈상태와 불안이 사라졌고 내 왼쪽 눈으로 왼쪽 손바닥을 분명하게 볼 수 있었다. 나는 '와, 이것은 정말 죽이는 것이로구나!' 라고 외쳤다. 오전 11시 30분이었다. 이 모든 치료가 도합 8분밖에 걸리지 않았다.

나는 미소를 지으며 거실로 들어갔다. 실제로 '침착' 해지려고 애를 쓰고 있었다. 펄쩍펄쩍 뛰고 싶었다. 이제 통증은 없었고 볼 수 있었다. 내가 가르치는 것이 효과가 있었다. 나는 디안느에게 내 눈을 다시 보라고 했다. 그녀는 동공을 가로지른 상처 자국을 발견할 수 없었다. 눈 부상에서 생긴 후유증은 없었다. 너무 흥분되어 보이지 않기 위해 나는 이처럼 에너지 전송 기법의 효용성을 확인할 수 있는 기회를 준 나무에게 감사했다. 나뭇가지로 생겼던 에너지 낭포를 내 눈에서 풀어 주었던 것이라고 확신한다. 나는 치료 에너지가 어딘가로부터 제공됐다는 사실 또한 믿는다.

에너지 전송이 어떻게 사용될 수 있는지 몇 가지 예를 더 보여주는 것이 도움이 될지 모른다. 이례적으로 천부적 재능을 가진 사람이라는 생각을 갖지 않게 하기 위해 자신보다는 다른 사람에 의해 이 기법이 사용된 사례를 말하고자 한다. 에너지 전송 사용법은 학습이 가능하고, 훈련을 받는 사람에게 그것을 사용하는 데 필요한 건강관리 직업에 대한 경력을 요하지 않는다. 어플레저 연구소는 비전문가들을 위해 건강관리 공유(ShareCare)라고 불리는 1일 강습회를 후원한다. 참석자들은 자신뿐 아니라 다른 사람을 도와 주고 싶어하는 각계각층의 사람들이다. 에너지 전송은 이 1일 강습회에서 제공하는 것이다.

한번은 건강관리 공유 참석자 중 아서에게 전화를 받았다. 그는 노스캐롤라이나 주의 공공시설 건물에 사용될 주 예산을 절약할 수 있는 수단과 관련해 주지사와 회의를 하기 위해 올라왔다고 말했다. 아서는 마이애미 출신으로 매우 성공적인 조세 전문 변호사였다.

주지사는 어깨에 활액낭염滑液囊炎을 앓고 있었다. 회의 중 통증이 있었다. 아서는 거기에 에너지를 약간 투입해 도움이 되는지 보자고 제안했다. 주지사는 동의했다. 아서는 1일 건강관리 공유 프로그램에서 배운 사용법대로 했다. 주지사의 어깨 통증이 사라졌다. 아서는 권능을 부여받은 느낌이었다. 주지사는 훨씬 나아졌지만 아서가 변호사이지 건강관리 개업의가 아니기 때문에 당황했다. 우리 모두가 서로를 치료하는 데 도와 줄 수 있는 천부적 재능을 갖고 태어났다고 믿기 때문에 기분이 좋았다. 아서의 경험이 확인해 주었다. 우리는 여러분이 타고난 능력을 사용하기를 바란다.

아서와 주지사는 서로 치료할 수 있다는 것을 깨닫게 해주었다. 조직화된 의학은 자기 과장과 위협을 통해 일반 대중으로부터 천부적 재능을 빼앗아갔다.

학생들 중 한 사람이 사용한 치료 에너지에 대한 또 다른 사례는 훨씬 극적이고 감동적이다. 이 학생은 시카고 병원의 조무사였다. 그는 어느 날 오후 교대 시간에 근무하러 왔는데, 담당 병실에 그날 아침 다리 하부를 절단한 나이가 지긋한 여성이 있었다. 그녀는 당뇨병 환자였는데 괴저壞疽 상태로 발전되었다. 그것은 발과 다리 하부를 잃거나 죽는 것이었다. 학생이 오후 4시에 근무를 위해 왔을 때 환자는 고통으로 신음했다. 네 시간마다 진통제를 맞히도록 지시했기 때문에 오후 6시까지 더 이상의 진통제가 허용되지 않았다. 환자는 오후 2시에 마지막 진통제를 맞았다. 절단 수술은 정오 바로 직전에 끝났다. 다리가 잘리고 남은 밑동, 무릎 위에 얇은 회반죽 깁스 붕대가 감겨져 있었다. 학생은 불쌍한 여성의 신음 소리를 들으며 힘든 시간을 보내고 있었다. 그는 우리가 두개천골요법 입문 강의에서 보여준 이 괴이한 에너지 전송 기법을 한번 사용해 보기로 했다.

그는 두 손 사이에 절단된 다리 밑동을 잡고 치료 에너지를 그 사이로 흘려보내는 생각을 했다고 한다. 그는 에너지가 회반죽과 다리 밑동을 통해 그의 손 사이로 흐르는 상상을 했다. 그는 '치료적 박동'과 열 방출을 느꼈다. 신음소리가 1분 가량 커지다가 멈췄다. 환자의 몸이 풀리면서 잠이 들었다. 그녀는 자정까지 남은 교대 시간 내내 잠을 잤다. 다음날 오후 학생이 근무하러 왔을 때 기록을 보니 그녀는 밤새 잠을 잔 것으로 나타났다. 오전 9시에 진통제를 맞았다. 그녀는 좋은 하루를 보냈으며 표정이 밝고 쾌활했던 것으로 기록에 나타났다.

그가 오후 4시 조금 지나 그녀를 보았을 때 상태가 좋았다. 그녀는 병원에 머무는 전 기간 동안 더 이상 진통제가 필요 없었다. 그는 오후 4시 30분과 11시에 매일 에너지 전송 치료를 했다. 그녀는 수술 후 약 10일이 지나 완치되어 행복한 모습으로 퇴원했다. 이것은 괴저 때문에 다리를 절단한 노년의 당뇨병 환자에게는 놀랄 만한 회복이었다. 그는 병원에 있는 누구에게도, 환자에게도 결코 그 일에 대해 말하지 않았다. 말했더라면 환자가 치료되었다고 할지라도 미친 사람 취급받을 것이기 때문이다.

두개천골요법을 공부해 온 우리는, 1일 건강관리 공유 강습을 받은 많은 평범한 사람들과 더불어 서로 우리 자신이 에너지 전송 기법을 사용해 다른 사람들을 돕고 있다. 그것을 한번 시험해 보기 전에는 헐뜯지 말라. 부작용은 없다. 여러분이 치료를 촉진시켜 주는 일만이 일어난다. 그 효과가 없다고 단정하기 전에 왜 시험해 보지 않는가?

몇 년 전 나는 캔서스 주 토피카에 있는 메닝거 재단에서 에너지 전송 기법을 가르쳤다. 그들은 이 기법이 최면술이기 때문에 어린아이와 동물에게 사용해 보라고 제안했다. 효과가 나타났다. 최면적 제안을 일축한 것이었다. 이제 마음가짐과 손길을 살펴보자.

18 치료사의 마음가짐과 손길

초기 신념 중의 하나인 마음가짐(intention)에 대한 믿음은, 내가 침술을 사용하기 시작한 60년대 후반에 발전되었다. 그 당시 클리어워터와 성 피터스버그에 독립된 개인병원을 운영했다.

침술은 저렴하고 약품 사용을 수반하지 않기 때문에 아주 매력적인 치료법이었다. 환자 중 많은 사람이 약물 남용자이거나 그런 전력이 있었던 사람들이므로 약을 적게 쓰면 쓸수록 좋았다. 침술로 커다란 성공을 거둔 사람이 있는가 하면, 같은 환자에게서도 똑같은 성공을 거두지 못하는 것을 보았다. 처음에 암시라고 생각하고, 기대에 대해 긍정적이든 부정적이든 어떤 판단을 자제했다. 치료 전이나 치료 중 또는 치료 후에도 환자에게 전혀 아무런 말을 하지 않았다.

강한 상관관계는 치료사 내면의 태도에 있는 것 같았다. 침술이 효과를 발휘하는 것을 보면서 이를 믿는 사람들은 그 효능을 믿을 필요가 없다거나 불신하는 사람들보다 훨씬 결과가 좋았다. 침술을 행하면서도 전적으로 '허튼소리'라고 생각한 의사 두 사람이 있었다. 그들은 전혀 좋은 결과를 얻지 못했다.

나는 같은 환자를 그 다음날 치료하고 즉시 긍정적인 결과를 얻었다. 결과가 치료 기간 중 눈앞에 벌어졌기 때문에 침술을 시술하는 것은 쉬웠다. 통증이 사라졌다. 천식과 기종氣腫 환자의 호흡이 즉시 호전되었다. 헤로인 같은 중독성 약물에 대한 갈망이 눈앞에서 진정되었다. 대상포진의 붉고 따가운 발진은 침술에 대한 확신을 가진 의사가 정확하게 치료할 때 점차 사라졌다.

'중요한 것은 어디에 어떻게 침을 놓느냐가 아니라, 거기에 침을 놓는 사람이 누구인가 하는 것이다'라는 격언이 된다.

치료사의 태도와 마음가짐이 치료 결과와 상당한 관련이 있다는 깨달음의 출발점이었다. 암시의 힘 이상으로 보인다. 기분 좋은 상태에 있고 행복한 외과의사들은, 화가 나 있고 냉소적이며 우울한 외과의사보다 좋은 결과를 얻는 것 같다. 이것은 외과적 기법을 뛰어넘는다.

행복하고 신뢰하며 확신 있게 손을 사용하는 치료사들은 그렇지 않은 사람보다 더 좋은 결과를 얻는다. 우리는 치료사와 환자 사이에 설치한 회로에서 태도가 전기 저항에 미치는 효과를 측정했다. 높은 전기 저항은 환자뿐 아니라 치료법사의 부정적인 태도와 상관관계가 있었다.

앤 부룩스 수녀

20년 전에 앤 부룩스 수녀와 처음 만났다. 그녀는 세 번의 약속을 취소하고 네 번째 마침내 나타났다.

앤 수녀는 성 피터스버그(플로리다) 무료의원에 자원봉사자로 일하기 위해 지원했다. 그녀는 매우 곤궁한 사람들과 다시 일하고 싶었고, 우리 병원이 그가 도와 주고 싶어하는 사람들을 치료한다는 소식을 들었던 것 같다.

무료 임상 프로그램에 관계된 버치라는 청년이 그녀를 면접하고 그녀에게 나를 만나도록 제안했다. 그녀는 거의 20년 동안 류머티즘성 관절염과 싸워 왔다. 버치와 면담할 당시 그녀는 담당의사로부터 고관절股關節 두 개 모두 인조 관절이며 외과적 교체가 이루어져야 한다는 권고를 받았다(몇 가지 동의할 점이 있었다). 그녀는 우리와 만나기 전 몇 년 동안 휠체어 신세를 겼다. 그녀는 둔부 때문에 약 17년 동안 걷지 못했다.

버치는 그녀에게 우리 병원에서 일하고 싶으면 나에게 둔부를 보여줘야 할 것이라고 말했다. 그녀는 내가 침술, 최면술, 정골요법 수기手技, 두개골을 움직이는 괴이한 색다른 시술과, 고급의 일반의학을 시술한다고 들었다고 했다. 낯선 치료법에 대한 두려움이 세 번의 약속을 취소하게 했다.

마침내 나는 그녀의 이야기를 듣고 감동했다. 그녀는 몇 년 동안 흑인 빈민가 학교의 교장으로 일했고 그 학교를 무척 사랑했다. 그녀는 장애와 통증이 악화되면서 주로 중상층의 아이들이 다니는 학교로 전근을 갔다. 그녀는 가난한 사람들을 도와 주고 싶어했고 그 것이 필요했다. 이러한 동기로 (휠체어를 탄 채) 그녀는 버치에게 자원봉사자로 일하게 해 달라고 간청하기 위해 성 피터스버그 무료 의원에 오게 되었다. 그녀가 그토록 간절하게 일하고 싶어하지 않았더라면 버치는 나를 만나도록 설득할 수 없었을 것이다.

그날 처음 방문에서 나는 침술, 영양 섭취 조언, 메가비타민 요법과 두개천골요법으로 치료를 시작했다. 내가 그녀의 뼈나 깊은 조직을 주무르기 위해 허리와 무릎 사이의 몸을 만지면 그녀는 비명을 지르며 괴로워했기 때문에, 나는 전통적인 정골요법 치료를 할 수 없었다. 나는 그녀가 이 모든 고통을 견디며 어떻게 살아 왔는지 알수 없었다. 류머티즘성 관절염에 대한 혈액검사 결과는 양성으로 나타났다.

나는 그녀와 주 단위로 치료 약속을 했다. 우리는 곧 침술을 제대로 사용하면 완전히 통증을 멈추게 한다는 사실을 발견했다. 몇 주가 지나 그녀의 오른손 중지 끝에 하루에 15분간씩 침을 놓으면 휠체어에서 빠져 나와 목발을 치우고 약간의, 다소 전통적인 정골요법 치료를 견딜 수 있을 만큼 충분히 그녀의 통증을 제어한다는 사실을 발견했다. 통증이 줄어들면서 영양 변화가 그 효과를 발휘하기 시작했다고 확신한다. 내 생각으로는 움직이는 것이 건강에 필수적이기 때문에 머리에서 발끝까지 두루 뼈, 관절과 다른 조직들의 움직임을 되살리기 위해 매우 열심히 노력했다.

긴 사연을 짧게 요약하면, 앤 수녀는 1년 내에 거의 완전히 건강을 회복했다. 그녀는 우리 무료의원에서 쉴새없이 일했다(그때까지 세 사람이 있었다). 그녀는 교회 당국으로부터 허가를 받은 후 무료의원 상근 이사가 되었다. 20년 후에 류머티즘성 관절염에 대한 혈액 검사 결과 정상으로 돌아왔다.

앤 수녀와 어플레저 가족은 매우 좋은 친구가 되었다. 내가 1975년 미시간 주립대학 교수단에 참여하기 위해 플로리다를 떠나 미시간으로 옮겨 왔을 때 앤 수녀와 나는 긴밀히 연락하며 지냈다. 그녀의 건강상태는 지속적으로 향상되었다. 그녀는 더 이상 나의 '의사'로서 치료가 필요 없었다.

미시간으로 이사온 지 1년이 못 되어 앤 수녀가 나를 찾아왔다. 그녀는 내과의사 조수 면허를 얻는 데 필요한 학위를 취득하는 문제에 대해 조언을 구했다. 그녀는 플로리다의 이주민 농장 노동 수용소에서 일하고 싶어했다. 그녀가 이 과정을 밟는다면 면허가 있는 내과의사의 감독에 따라야 할 것이라고 넌지시 말했다.

내과의사로서 면허를 취득해 독립적으로 어떤 일을 느끼는 대로 해보는 것이 좋지 않겠는가? 나이와 의예과 과정 요건의 결여, 의과나 정골요법 의과대학 및 인턴 과정을 거칠 수 없는 난점 등에 관해 논의한 후, 그녀는 마침내 몇 시간 동안 우리 집 뒤에 있는 숲으로 들어갔다. 그녀는 영적으로 신앙심이 깊은 사람들이 했던 것처럼 그렇게 했고, 돌아와서는 "좋아요, 한번 해보죠, 내가 다음에 할 일은 무엇이죠?"라고 말했다.

나는 미시간 주립대학의 정골요법 의대의 입학 허가 관계자와의 면접을 주선했다. 그녀는 성 피터스버그에서 1년간의 의예과 과정을 마치고 우리와 함께 미시간(이스트 랜싱)으로 옮겨 2년차 의예과 과정을 마쳤다. 다음은 정골요법 의대에 입학이 허가되어 4년간의 힘든 과정을 마쳤다.

졸업해 정골요법 의학박사 학위를 받았다. 그후 그녀는 1년간의 인턴 수습을 받기 위해 디트로이트로 옮겼다. 이 기간 동안 그녀는 미국 남동부의 가난에 찌들고 빈곤한 지역에 대해 깊은 연구를 했다. 그녀는 미시시피의 튜트웨일러에 정착해 오늘날 매우 바쁘게 병원을 운영하고 엄청난 응급 치료와 가정의학 치료를 계속하고 있다. 이 모든 것이, 중년의 나이에 휠체어를 타고 끊임없는 통증에 시달리며 그녀의 둔부 관절을 수술을 통해 기계 장비로 대체하는 것을 생각하던 여성에게서 이루어진 것이다.

우리 치료진은 원고를 준비하는 동안 수녀이자 박사인 앤에게 물었다. 그녀에게 치료하는 데 무엇이 정말 중요한지 물었다. 그녀는 주저없이 80퍼센트가 내 태도와 마음가짐이었으며, 20퍼센트가 침술과 영양, 두개천골요법, 그리고 기타의 것들을 혼합한 것이었다고 대답했다. 우리 치료사들은 항상 우리의 마음가짐과 자세, 그리고 환자에 대한 기대와 치료에 대한 반응과 관련이 있는 엄청난 위력을 명심해야 한다. 건강관리 개업의에 따른 우울하고 운명론적인 예측이 환자로 하여금 기대 이하로 살게 만드는 것은 당연하다. 그 반대의 경우 또한 사실이다. 앤 수녀의 경우 우리는 아니다라는 답변을 취하지는 않을 것이다.

혼수상태 사례 경험담

사람을 어떤 연구과제에 '말려 들게(hook)' 하기 위해 처음에는 숙명적으로 커다란 성공을 가져다 준다고 확신한다. 혼수상태가 그런 경우였다. 혼수상태의 환자를 치료해 본 경험이 많지 않았다. 지금까지 열 번 남짓 환자를 치료했지만 몹시 흥미로웠다.

최근 나까지 놀라게 한 혼수상태 환자와의 경험 때문에 낚시바늘이 깊숙하게 박힌 셈이다. 자동차 사고 이후 3년 반 동안 혼수상태에 있던 24세의 미혼 여성을 보아 달라고 요청받았다. 그녀는 사고 이전에 아름다운 여성이었다. 그녀는 인생, 남자 친구, 샴페인, 춤, 파티 등을 사랑했다. 그녀는 유복한 벨기에 출신 부모의 딸이었다.

나는 어머니로부터 이 여성에 대한 설명을 들으면서 무엇을 해야 할 것인지에 대해 직관적으로 느꼈다.

소녀(체리라고 부르기로 한다)는 긴장된 상태로 침대에 누워 있었다. 그녀는 코와 방광에 튜브를 하나씩 끼고 기저귀를 차고 있었다. 그녀의 주먹은 꽉 쥐어져 있었으며 왼쪽 주먹보다 오른쪽 주먹이 더 단단히 쥐어져 있었다. 발끝은 안쪽으로 강하게 구부러졌다. 발들은 휘어져 있어 무릎 사이에 베개를 끼워 엇갈리는 것을 막았다. 눈은 감겨 있었다. 그녀는 내 목소리에 반응이 없었으며 그녀의 몸 여러 부위를 꼬집어도 마찬가지였다.

나는 직관에 완전히 의지했다. 그녀의 주먹 사이로 내 손가락을 밀어넣을 수 있도록 충분히 그녀의 왼손을 벌렸다. 그녀는 반사적으로 내 손가락을 세게 쥐었다. 나는 오른손으로 그녀의 머리 뒷부분을 감싸 쥐었다. (내 손은 꽤 크다.) 그녀의 머리 뒤에서 두개천골 박동을 느끼고 주기적 박동의 진폭을 증가시키기 위해 치료를 시작했다. 그때 스스로도 놀랄 만한 일을 했다. 그녀의 귀에 대고 속삭이기 시작했다. 나는 체리에게 아름답다고 했다. 그녀가 일어나면 함께 샴페인을 마시며 밤새도록 춤출 수 있다고 말했다. 우리는 함께 멋진 시간을 보낼 것이라고 이야기했다. 나는 전에 이와 같은 행동을 한 번도 해본 적이 없었다.

귀에 대고 부드럽게 속삭일 때 그녀의 두개천골 박동의 진폭이 증가하면서 보다 활기 있고 생동감이 넘치는 것을 느낄 수 있었다. 나는 계속 그녀의 귀에 '달콤한 아무런 의미도 없는 말들'을 속삭였다. 내가 어떤 말을 했을 때 그녀의 두개천골 박동이 아주 짧게 멈췄다. 몇 분이 채 안 되어 그녀는 3년 반 만에 처음으로 눈을 떴다. 그녀는 나를 보면서 내 왼손을 꼭 잡았다.

나는 내가 천국으로 옮겨가고 있다고 생각했다. 얼마나 멋진 경험인가. 어머니, 간호사와 어머니의 친구들도 모두 놀랐다. 그들은 일제히 이야기했다. 방안이 기쁨으로 가득 차 있음을 느낄 수 있었다.

나는 체리를 7일간 매일 치료했다. 당시에 네덜란드에서 강의를 하고 있었으며, 첫 치료 후 치료 기간마다 다섯 명의 학생들을 데리고 갔다. 주말쯤 되어 체리는 부드러운 음식을 남의 손으로 받아먹었다. 그녀는 더 이상 코를 통해 위까지 끼워진 튜브가 필요 없었다. 그녀의 머리는 위로 들어올려 있었다. 체리의 목은 정상으로 움직였다. 왼손에 대한 통제력을 얻기 시작하고 있었다. 그녀는 오른손과 양 다리의 경련을 풀었다. 특히 왼쪽 다리를 자발적으로 움직이기 시작했다.

최근 나는 체리의 어머니에게 한 통의 편지를 받았다. 체리는 이제 낮은 목소리로 말을 할 수 있다고 했다. 여러분은 이것이 무엇을 의미하는지 상상할 수 없을 것이다.

체리에 대한 계획은 학생들에게 그녀의 건강이 더 이상 호전되지 않을 때까지 그녀를 매주 치료하도록 하는 것이다. 이러한 일이 일어난다면 나는 그녀를 다시 호전상태로 만들기 위해 치료를 더 할 것이다. 체리가 완전히 회복되거나 우리 중의 하나가 쓰러질 때까지 멈추지 않을 것이다. 체리가 춤을 출 수 있을 때 딱 한 번만 그녀와 춤을 출 수 있도록 아내가 허락해 주기를 진심으로 바란다.

이제 여러분은 내가 낚시바늘에 걸렸다고 한 말의 뜻을 알 수 있는가? 이 분야에는 연구할 여지가 많다. 우리는 매혹적인 것을 발견한다.

'태도 효과(attitude-effect)' 개념을 뒷받침할 만한 충분한 증거를 갖고 있으므로 '환자에 대해 무기력한 태도를 갖는다면, 차라리 다른 사람에게 치료를 맡겨라' 고 복음을 설파한다. 치료사들이 치료실 밖으로 떨쳐 버릴 수 없는 문제가 있다면 그날은 쉬라고 충고한다. 치료사의 태도(그들이 외과의사, 내과의사, 치과의사, 물리치료사, 침술사, 두개천골요법사, 또는 그 누구든지)는 그들의 치료과정에서 환자의 성공과 많은 관련이 있다. 이러한 점을 염두에 두면서 치료사들은 항상 그들의 손길과 태도를 긍정적으로 이끌어가야 한다. 이에 관해서는 나중에 자세히 살펴보겠다.

치료적 연상 그리고 대화 19

정골요법 의대에 다닐 때 나는 정식 교과과정 이외에 많은 과외활동을 했다. 그 중 하나는, 그 지역 정신과 의사로부터 최면요법 야간 강좌를 듣는 것이었다. 그는 약간 기이한 사람이었지만 10주간의 강좌를 매우 잘 가르쳤다. 우리 중 여덟 사람이 이 강좌를 들었다. 플로리다 주의 클리어워터에서 개업할 때 나는 어느 정도 최면술을 사용했지만, 곧 일반내과와 외과치료에 너무 바쁜 나머지 일대일 최면술 치료는 그렇게 자주 할 수 없었다.

그때 리타가 왔다. 그녀는 38세였으며 학교에 다니는 네 명의 어린아이와 불규칙적으로 일하는 기술자인 남편과 살고 있었다. 남편은 매우 심하게 언어폭력을 행사하고 있었다. 때로는 육체적 폭력을 쓰는 경우도 있었다. 리타는 생계부양자로 지역 은행장의 실무 비서로 근무하고 있었다. 그녀의 업무능력은 높게 평가되었지만 보수는 많지 않았다. 그녀가 행장의 사무실을 운영했으며 행장도 그것을 알

앉지만 이러한 사실을 인정하기는 어려웠을 것이다. 그것은 자존심의 문제이고 그가 그녀의 능력을 인정해 준다면 그녀를 통제하기 어렵다고 생각했다. 그녀가 봉급 인상을 요구할지도 모르는 일이었다.

리타는 머리, 목, 흉부 상부, 어깨, 팔과 손에 억제할 수 없는 가혹한 통증을 느껴 나를 찾아왔다. 자주는 아니지만 간헐적으로 등 하부와 오른쪽 좌골에 심한 통증이 있었다. 더 이상 칼을 댈 수 없었던 정형외과 의사가 나를 소개했다. 이미 세 번 수술했다. 정형외과 의사는 그녀를 돕지 못했다.

나는 최면술, 자극 주사, 정골 수기와 도움이 되는 것이면 무엇이나 사용하는 통증 억제사로서 약간의 명성을 얻었다. 또한 내가 수준 있는 일반내과와 소규모 외과 시술을 한다는 소문이 퍼져 있었다. 정형외과 의사에게 리타는 자신이 실패자라는 것을 일깨워 주는 사람일 뿐 아니라 골칫거리였다. 그는 내가 젊고 열성적이며 성실한 사람이기 때문에 밤에 전화해도 받으리라는 것을 알았다.

리타는 여러 가지 수술을 받아 몸이 부실하고, 몹시 고통받으며 살아왔다. 그녀의 노장怒張 정맥은 수술로 제거되었다. 그녀는 네 번째 출산 후 자궁절제 수술을 받았다. 네 자녀 모두 제왕절개로 분만했다.

그녀는 그때 회음부會陰部와 방광 부유 치료 수술을 받았으며 모두 자궁절제 수술 이전에 이루어졌다. 그리고 나서 그녀는 담낭 제거 수술을 받았다.

정형외과 의사는 4번과 5번 요추골 사이의 디스크뿐 아니라 3번과 4번 요추골 사이의 디스크도 제거했다. 이것들은 두 번의 다른 시기에 시술되었다. 그후 그는 경부 하부 부위에 신경근 감압법減壓法을 시도했으나 성공하지 못했다.

이외에도, 자녀들은 시간과 정력을 지나치게 요구했다. 그들은 존경심을 보여주지 않았다. 그녀의 이야기에 귀를 기울이고 그녀의 몸을 검사하며 많은 연민을 느끼며 문제의 근원을 찾겠다고 소리내어 맹세했다. 리타와 나는 해결책에 도달할 때까지 함께 노력하기로 약속했다.

자넷 트라벨 박사 요법에 따라 자극주사요법을 사용하기 시작했다. 트라벨 박사는 존 F. 케네디의 등 통증을 치료해 온 의사였다. 나는 치료법과 정골요법을 결합해 약간의 성공을 경험했다. 리타의 경우 1단계에서 성공하지 못했다. 점점 악화될 뿐이었다. 자포자기가 되어 최면술을 사용할 수 있도록, 밤에 마지막 환자로 만나기 시작했다. 그녀가 긴장을 풀고 잠잘 수 있는 방법을 배울 수 있도록 자기 최면 훈련을 시킬 요량이었다.

그녀는 치료 초기에 긴장을 풀고 마음을 편하게 하는 법을 배웠다. 치료 기간 중 한번은 갑자기 아주 어린 시절로 돌아가기 시작했다. 나는 그녀가 무엇인가 막 하려고 한다는 것을 알아챘지만 그것이 무엇인지는 몰랐다. 나는 이 기회를 이용해 육체적인 것보다는 감성적일 수도 있는 통증에 대한 원인이 있는지 찾아낼 수 있다는 생각이 들었다. 1966년 침술, 두개천골요법, 체성 감성 풀어 주기 등을 알기 전이었다.

최면상태에서 통증에 대한 원인이 발생한 때로 되돌아가라고 요구했다. 그녀가 유아기로 돌아가면서 알아들을 수 없게 말했으므로 지루한 과정이었다. 그녀는 모든 것을 글로 써야 했다. 그 당시 그녀의 성년 목격자 배역으로 하여금 천장에 올라가서 장면을 설명하도록 주문할 수도 있었다는 것을 몰랐다. 그 대신 나는 그녀가 성인으로서 쓸 수 있는 능력을 갖고 있다는 점을 암시했다.

많은 질문과 서면 답변(이런 상황에서 사람들은 오히려 천천히 쓴다)을 주고받은 후 리타는 두 살로 돌아갔다. 그녀는 집에서 태어나 요람에 누워 있었다. 어머니와 외할머니가 그곳에 있었다. 외할머니는 어머니에게 그 나이에 또 다른 아기를 가졌다고 훈계하고 있었다(어머니는 리타가 태어날 때 42세였다). 리타는 여덟 자녀 중에서 막내였다.

외할머니는 "리타는 태어나지 말았어야 했어. 그것은 어미에게 못할 짓이야"라고 말했다. 또한 외할머니는 리타가 결코 건강하지 못할 것이라고 말했다. 이런 대화에서 리타가 받은 죄책감과 절망감은 대단했다. 리타에게 어떻게 느꼈는지 물었을 때 결코 잊지 못할 것이다.

그녀는 '내가 태어나야 한다면, 내가 살아야 한다면, 나는 최소한 허약하고 병들어 일생 동안 고통받을 수 있다'라고 썼다.

리타가 최면상태에서 깨어났을 때, 나는 종이에 씌어진 것을 읽을 수 있는지 부드럽게 물었다. 그녀는 읽을 수가 없었다. 도리어 나에게 그것을 읽을 수 있는지 물었고 나는 읽을 수 없는 체했다. 그녀는 아무 질문 없이 설명을 받아들였다. 그녀는 나를 믿고 싶어했다. 3일 후에 우리는 똑같은 요람에 돌아갈 것을 반복했으며 다시 외할머니가 어머니에게 하는 말을 들었다. 그녀는 자신의 느낌에 대해 똑같은 표현을 써 주었다. 이번에는 내가 좀더 현명했다. 임신은 그녀가 부추긴 것이 아니고 모든 것이 잘 됐다고 말했다. 어머니는 출산을 아무런 문제 없이 견뎌냈다.

나는 그녀에게 외할머니가 좋은 의미에서 그렇게 말했는데 그녀의 지각이 잘못된 것이라고 일러 주었다. 내가 말할 때 리타는 2년 밖에 안 된 유아였기 때문에 내 말뜻을 이해했는지 확신할 수 없었다. 그녀가 현실세계로 돌아왔을 때 준비되지 않았던 어떤 것도 이해할 필요가 없었다고 알려 주었다. 이러한 의도를 전하는 데 조심했다. 그녀는 자기 손으로 쓴 메시지를 읽을 수 없었다.

4일 후 리타가 다시 왔다. 최면상태로 빠르게 유도되었다. 나는 그녀에게 통증 없이 있을 수 없다고 확신하는 장소의 경험으로 돌아가라고 요구했다. 그녀는 곧장 요람이 있던 동일한 장면으로 갔다. 그녀는 외할머니가 어머니에게 하는 말을 세 번째 들었다. 나는 임신이 리타의 책임이 아니라는 훈계를 다시 했다. 그때 나는 깊은 최면상태에서 직관적으로 그녀를 성인 시절로 돌려놓았다.

최면상태에서 성인으로서 상황에 대한 의견을 주고받았다. 리타는 외할머니가 어머니에게 한 감정적인 말 때문에 자기의 인생을 허비했어야 했던 것은 타당하지 못했다는 점에 동의했다. 또한 그녀가 최면상태에서 풀려 나온 후 통찰력을 사용할 수 있을 것이라는 점에 의견이 일치했다. 리타를 일상의 의식상태로 돌려놓았다. 이번에는 그녀가 쓴 것을 읽을 수 있었다. 그녀가 이 모든 것을 자신에게 쓸 수 있었는지 물을 뿐이었다. 그녀가 그럴 수 있었다는 것이 자연스럽게 보였다고 응답했다.

이상하게 보일지 몰라도 리타는 고통에서 벗어난 것이다. 그녀는 남편과 이혼했고 직장도 그만두었다. 그리고 그녀는 재혼해 남편과 함께 부동산 회사를 차렸다. 나에게 있어 리타는 훌륭한 선생님이었다. 나는 영원히 그녀에게 감사한다.

리타의 사례는, 마음이 육체에 미치는 영향에 대한 초기개념들을 마음속에 심어 주었다.

전통적 내과와 외과 경력(내가 전통적이기라도 한 적이 있었다면)에서 얼마 후에 마음과 육체의 상관관계에 대해 내 눈을 훨씬 더 뜨게 해준 또 하나의 경험이 일어났다. 이 경험은 내가 복부 오른쪽 하부에 심각한 문제를 갖는 20대 초반의 젊은 여성을 입원시켰을 때 일어났다.

선택할 수 있는 범위는 맹장염, 오른쪽 난소 위의 파열중인 낭포, 그리고 맹장과 난소 근처의 조직 내의 임파혹 감염이었다. 내가 자문을 요청한 외과의사는 급성맹장염 진단을 지지했다. 모든 징후가 있었지만 내가 선호한 것은 한 가지였는데 일반적으로 타당한 것으로 받아들여지지 않았다. 이러한 징후는 오른쪽 하단(12번) 늑골에 있는 통증이었다. 나는 하단 늑골을 만졌을 때 아프지 않다면 문제는 맹장염이 아니라는 사실을 관찰을 통해 알고 있었다. 외과의사는 맹장염이라고 확신했다. 나는 만져도 아프지 않은 12번 늑골에 근거해 외과의사와 논쟁을 벌일 만큼 충분한 자신이 없었다.

환자는 다음날 아침에 수술이 예정되었다. 내가 자문을 구했던 외과의사의 1급 조수로 일하기로 되어 있었다. 그는 내가 가장 좋아하고 신뢰하는 외과의사였다.

수술 전날 밤 무엇인가가 내 머릿속에서 떠나지 않았다. 나는 이 환자를 보기 위해 안으로 들어가서 그녀에게 최면을 걸 수 있는지 알아보기로 마음을 굳혔다. 최면이 쉽게 걸렸다. 그녀는 긴장이 풀리도록 부분적으로 약물 투여를 받고 매우 빨리 깊은 최면에 빠졌다. 나는 단점을 아는 내과의사가 그녀의 내부에 있느냐고 물었다. 그녀는 조금도 망설이지 않고 있다고 말했다. 나는 내부의사內部醫師 (Inner Physician)와 이야기하며 자문을 받을 수 있는 특전을 누려도 좋을지 물었다. 그녀는 동의했다.

그녀의 목소리가 낮은 음역音域으로 변하면서 "여보시오, 내가 내부의사요"라고 말했다. 나는 내부의사에게 몸 안의 무엇이 잘못된 것인지 아느냐고 물었다. (그것은 비록 환자가 정상적으로 말하는 목소리보다 낮은 음높이였지만 여성의 목소리처럼 들렸다.) 내부의사는 주저 없이 문제는 파열된 난소 낭포라고 대답했다. 나는 이 대답을 받아들여 내부의사에게 도움을 준 것에 고마워하고, 환자에게 정상적인 수면에 더 깊이 들든지 아니면 깨어나든지 그녀가 원하는 대로 하라고 지시했다. 그녀는 깨어났다. 나는 몇 마디 가벼운 인사를 하고 집으로 돌아왔다.

다음날 아침 외과의사와 내가 수술실에 들어가기 전에 손을 씻으면서 나는 아직도 그에게 급성맹장을 발견할 자신이 있느냐고 물었다. 그는 그렇다고 대답했다. 나는 온건하고 정중하게 의견을 달리했다. 나는 그때 그를 유혹해 나에게 5달러를 걸도록 했다. 나는 난소 진단을 택했고, 그는 맹장염 진단을 고집했다. 그리고 우리는 수술했다. 파열된 것은 난소 낭포였다. 외과의사는 평온하게 결과에 따르면서 수술이 끝났을 때 나에게 갚아야 할 내기돈 5달러를 지불했다.

그후 진단을 하는 데 여러 번 최면요법을 사용했다. 외과의사는 더 이상 나와 돈내기를 하지 않았다. 환자의 내부의사들은 항상 정확한 정보를 주었다. 그것은 놀라웠다. 환자마다 그들에게 무엇이 잘못되었는지 정확하게 아는 무의식의 부분이 있었다. 그후로 줄곧 내부의사가 왜 문제가 있으며 그 최선의 치료법이 무엇인지에 매우 값진 정보 또한 갖는다는 사실을 발견했다.

또 다른 개인적 경험이 치료법적 상상과 대화의 사용에 관한 이해의 폭을 넓히는 데 도움을 주었다. 이 경험은 내가 실연 피험자가 된 세미나에서 일어났다. 이것은 주로 심리학자와 심리요법사들로 구성된 단체였다. 이 강좌는 오랫동안 '연상 유도(Guided Imagery)'를 가르쳐 오던 의학박사 마티 로스만에 의해 실시됐다.

마티는 강의를 마치고 청중에게 그를 상대로 통증이나 문제를 연상하는 기법을 실연할 수 있는 자원자를 요청했다. 다른 사람은 아무도 그렇게 하고 싶은 것 같지 않았기 때문에 자원했다. 나는 강의

실 앞으로 나가면서 내가 아는 특별한 의제議題가 없었으며 무엇이 일어날지 정말 몰랐다.

나는 마티를 가로질러 등받이가 없는 둥근 의자에 가 앉았다. 그는 나에게 무엇이 알고 싶은지 물었다. 얼마 동안 생각한 후 내 등 하부로부터 오른쪽 천장골薦腸骨에 걸쳐 수년 동안 간헐적으로 통증을 경험했다고 말했다. 그때 나는 14세였다. 통증을 치료하기 위해 정골요법사에게 처음으로 갔던 기억이 났다. 마티는 내 등 내부를 보고 통증의 형상을 그려 볼 수 있느냐고 물었다. 나는 노력했고 형상이 매우 쉽게 그려졌다.

통증은 붉은 색깔에 부메랑 모양을 하고 있었다. 마티는 내가 부메랑에게 자신에 대해 더 많은 것을 이야기해 줄 것을 부탁하라고 제안했다. 내가 그렇게 요구하자 부메랑은 누군가가 바람을 불어넣는 해변용 장난감처럼 부풀어오르기 시작했다. 그것이 부풀어오르자 등의 통증이 발동하기 시작했다. 부메랑이 계속 부풀어오를수록 통증이 점점 심해졌다. 나는 무엇이 그것을 부풀리는지 물었다. 내 머릿속에 불현듯 떠오른 대답은 매우 분명한 한 단어였다. 그 단어는 분노(anger)였다. 그때 나는 분노가 부메랑 같은 것이어서 화를 내면 되돌아온다는 생각이 들었다. 화를 내면 등이 아팠다. 등의 통증은 아버지가 예기치 않게 사망한 후에 곧바로 시작되었다. 나는 아버지를 나에게서 빼앗아 간 신에게 정말 화가 났다.

내가 배운 것은 물리요법이나 정골요법도 나에게 통증이 있을 때 등의 통증을 없애 줄 수 없다는 것이다. 그러나 조용한 곳에 앉아 내가 화가 나는지 아닌지, 화가 난다면 무엇 때문인지를 성찰할 수 있다. 내가 분노를 발견하고 해결하면 등의 통증은 자동적으로 사라진다. 이것은 대략 8~10년 전에 '부메랑'을 소개한 이래 그 사례가 되어 왔다.

내가 그렇게 자주 화를 내면서도 이를 모르고 있었다는 것은 놀라운 일이다. 등의 통증은 알게 모르게 내가 화를 내는 것을 의미한다는 것을 알고 난 후 나는 화가 난 상태를 더 효과적으로 다룰 수 있는 법을 배웠다. 나는 예전보다 등의 통증을 훨씬 덜 느낀다. 등의 통증이 일어나면 나는 이제 모든 것으로부터 초연하게 떨어져 앉아 내가 무엇 때문에 화가 나는지 발견할 시간이라는 것을 안다. 이제 나는 화가 난 것을 알고 있을 때 등이 아프지 않다. 내가 화가 나고도 이를 모를 때 아플 뿐이다.

분노는 사람을 몹시 고통스럽게 만들 수 있다. 등의 통증은 화가 났기 때문에 무엇인가를 해야 한다고 말해 준다. 나는 등의 통증을 사랑한다. 그것은 내 삶을 연장시켜 왔다. 그것이 심장마비를 예방했을지도 모른다. 나는 등의 통증이 내부의사로부터 전달된 메시지라고 생각한다.

이제 내부의사, 치료적 연상 및 대화의 개념과 이들이 사람에게 어떤 이점을 가져다 주는지에 대해 생각해 보기로 한다.

우리는 삶에서 어떤 일이 일어나고 있는지 알 수 있는 능력이 있다. 이것은 우리의 증상들과 의미(혹시 있다면), 질병, 내부 갈등 등을 포함한다. 내 경험이 이러한 믿음을 아주 강하게 뒷받침한다. 실제로 믿음은 내 경험의 소산이다. 어떤 사람은 이를 우리 모두가 연관되어 있는 보편적 의식이라는 용어로 설명할 것이다. 다른 사람은 각자 내부에 자신이 머물고 있는 육체(body)와 인격(person)에 대해서는 알지만 다른 사람의 것에 대해서는 그렇게 많이 알지 못하는 개별적 지혜를 갖는 것을 느낀다. 많은 사람들은 자신에 대해 모든 것을 아는 영적 선도자가 있다는 것을 믿는다. 이러한 것들에는 훨씬 많은 관념들이 있다. 무엇을 믿거나 그 믿음을 어떻게 얻느냐 하는 것은 엄밀하게 자신에게 달려 있다.

나의 믿음은 몸 안의 어디엔가 우리에게 물을 수 있는 모든 질문에 대한 해답이 있다는 것이다. 건강관리 개업의로서 내 관심은, 우리가 그 해답을 알고 있는 내부의 부분과 연결되어 있고, 그 해답을 함께 공유할 수 있고 총체적 인간의 선善을 위해 사용할 수 있다는 데 있다.

우리가 다루는 것들이 건강과 관련되어 있기 때문에 환자가 달리 더 좋아하는 부분을 갖지 않다면 우리는 그들의 의식의 이러한 부분을 내부의사 혹은 체내의사라고 부른다. 두개천골요법을 사용하면서 치료과정에서 대다수의 환자들이 깊은 이완상태에 빠진다는 것을 알았다.

체내의사를 초빙해 우리에게 말을 할 수 있는 것은 깊은 이완상태에 있을 때다. 나는 체내의사들을 만나는 것을 좋아한다. 그들은 항상 건강과 인생에 대한 물음에 대해 매우 현명한 답변을 준다. 우리가 체내의사와 이러한 접촉을 하게 되면 우호적인 관계로 발전된다.

나는 환자들에게 이러한 체내의사에 대해 부르고 싶은 이름뿐 아니라 정신적 형상을 그려 보도록 권장한다. 마음가짐이 올바르고 진지하다는 확신이 생긴 후 짧은 시간 내에 우리는 당면문제에 관계가 있는 질문을 시작할 수 있다. 체내의사가 대답하지 않으면 우리는 그(그녀)가 무의식으로부터 조언을 구해야 한다는 제의를 할 수 있다. 궁극적으로 환자의 어떤 부위는 해답을 알고 있다.

진짜 체내의사가 나타나면 두개천골 박동은 멈춘다. 여러분은 어떤 의미 있는 문제해결의 실마리를 얻는 것이다. 그래서 우리는 두개천골 박동을 의미 탐지기로 이용한다. 그것이 멈출 때는 무언가 중요한 것이 환자의 마음속에 있다. 가끔씩 환자의 무의식 분야, 즉 체내의사가 치료사를 상대로 놀리는 경우도 있다. 그들이 오도하거나 부정확한 해답을 줄 수도 있다. 논의의 소재가 의미가 없으면 두개천골 박동 활동은 계속된다. 이런 일이 발생할 때 우리는 헛된 노력을 한다는 것을 안다.

어떻게 이런 일이 벌어지는지 보기로 한다.

42세의 여성이 나를 만나러 왔다. 그녀는 어떤 친구들이 보내서 왔다. 내가 필사적인 종착역이었다. 그녀는 갑자기 두 눈에 급성녹내장이 걸려 있었다. 약물치료로는 성공적으로 제어되지 않았다. 그녀는 이미 20퍼센트 정도의 시력을 잃었고 몇 번 약물치료를 받아보았지만, 안압이 떨어지지 않아 시야가 흐렸다. 그녀는 2주마다 안과의사를 만났다. 현재의 상태가 계속된다면 그녀는 1년 남짓 후에는 실제로 앞을 못 볼 수도 있었다.

그녀는 앞서 언급한 여러 가지 치료가 다양한 문제들에 도움을 줄 수 있다는 소문을 듣고 두개천골요법 치료를 받기 위해 왔다. 나는 안와眼窩의 뼈에 초점을 맞춰 두개천골 치료를 했다. 나의 의도는 눈과 관련 조직들로부터 배액排液을 증진시키는 것이었다. (녹내장은 안구 내부의 유압 증가를 특징으로 하는 질병이다.) 또한 처음 치료에서 안구를 통해 에너지를 개별적으로 전송했다. 내가 한 치료는 양쪽 눈의 안압에 전혀 유용한 효과를 내지 못했다.

다음 치료 기간 동안 나는 그녀를 이완된 상태로 만들기 위해 두개천골요법을 사용했다. 그녀가 깊은 이완 상태에 빠졌을 때 매우 조용하게 그녀 내부에 녹내장의 원인을 아는 의사가 있느냐고 물었다. 그녀의 두개천골 조직 활동이 멈추며 그녀는 '그렇다'고 했다. 나는 그녀 내부에 있는 의사가 우리가 서로 알고 지낼 수 있도록 나와 줄 수 있는지 물었다. 그녀의 두개천골 박동이 멈췄으나 그녀는 아무 말도 하지 않았다.

바로 그때 나는 마음속에 떠오르는 것이 무엇이냐고 물었다. 그녀는 해변가 위로 갈매기가 날아오르는 것이 보일 뿐이라고 말했다. 나는 갈매기가 그녀의 체내의사인지 물었다. 그녀는 모르겠다고 대답했다. 나는 "갈매기 씨, 당신이 체내의사인가요?" 하고 물었다.

그녀는 갈매기가 "그렇소"라고 대답한다고 말했다. 이와 동시에 두개천골 박동이 멈췄기 때문에 나는 갈매기가 체내의사가 보여주기로 선택한 영상이라는 것을 알았다. 체내의사들은 흡사 마술사와 같다. 그들은 그들이 선택한 어느 형태로든 나타날 수 있다. 나는 그들이 우리를 놀리기를 좋아한다고 생각한다. 가끔 그들이 함께 작업을 할 수 있을 만큼 충분히 마음을 열고 숙련된 사람인지를 알아보기 위해 우리를 놀리거나 농담하기를 좋아한다는 생각이 들 때도 있다.

갈매기는 환자 앞의 해변가에 앉아 있었다. 나는 환자에게 어떤 이름으로 체내의사가 불리기를 원하는지 아주 공손하게 물어봐 달라고 요구했다. 대답은 '머메이드' 였다. 나는 그때 존이라고 머메이드에게 나를 소개했다. 나는 환자의 녹내장을 치료하기 위해 그녀를 도우려고 노력한다고 말했다. 나는 머메이드에게 진심으로 돕고 싶어하며 그녀가 이 녹내장 문제를 치료하는 데 어떤 도움이라도 줄 수 있다면 매우 고마워할 것이라는 확신을 주었다.

머메이드는 환자가 보고 싶어하지 않는 것들이 있기 때문에 그녀는 자신을 시각장애인으로 만든다고 말했다. 그녀는 보고 싶지 않은 것을 볼 필요가 없을 것이다. 나는 머메이드에게 환자가 앞을 못 보기 때문에 육체적으로는 사물을 보지 못할지도 모르지만, 그녀는 여전히 무슨 일이 벌어졌고 이 사건들에 어떤 영향을 받았는지는 감지할 것이라는 점을 암시했다.

머메이드는 동의하면서 환자가 시각장애를 갖는다고 해서 그녀가 무슨 일이 벌어지는지 알지 못하게 해서는 안 된다고 제안했다. 나는 머메이드에게 환자가 보고 싶지 않은 것들 중의 하나를 기억의 형태로 보여 줄 것인지 물었다. 그때 나는 두개천골 조직이 박동활동을 멈추는 것을 느꼈다.

나는 환자에게 바로 그때 머릿속에 떠오르는 것이 무엇이냐고 물었다. 그녀는 첫 남편에 대해 생각한다고 말했다. 그는 키가 크고 미남이었으며 매력적이었으나 그녀에게 충실치 못했다고 했다. 그녀는 그의 외도를 알아채지 못한 채 오랜 시간을 보냈다. 그녀는 남편이 외도를 멈춘 후 그와 결국 이혼했다. 환자는 재혼했으며 두 번째 남편의 외도를 암시하는 어떤 것도 '보고' 싶지 않아 시각장애인이되려고 했다.

나는 머메이드에게 녹내장과 관련이 있는지 물었다.

"그렇지 않소. 그러나 현재로선 이것으로 충분하오."

환자의 안압은 같은 상태에 머물렀다. 더 이상 증가하지도 않았고, 감소하지도 않았다.

나는 이 환자를 1주일 후에 보았다. 두개천골요법을 사용하자 그전처럼 이완 상태에 빠졌다. 나는 그녀에게 원한다면 녹내장에 대해 더 많은 대화를 하기 위해 머메이드를 초청하자고 했다. 환자의 두개천골 박동이 돌연 멈췄다. 환자는 아무 말도 하지 않았다. 바로 그때 어떤 영상을 보고 있는지 물었다. 환자는 그녀가 다시 바닷가에 있으며 한 사람이 멀리 바다로 헤엄치는 것이 보인다고 응답했다. 나는 헤엄치는 사람이 머메이드냐고 물었다. 대답은 "그렇소"였다. 나는 "안녕하시오, 머메이드 씨"라고 말하고 바다로 헤엄치는 사람을 마음속에 그렸다. 내 자신의 영상 속에서 헤엄치는 사람에게 손을 흔들자 그녀도 되받아 손을 흔들었다. 나는 흔히 환자가 그리는 영상과 동일한 것을 그리려고 노력한다. 대개 우리는 같은 것들을 본다.

이 사례에서 나는 환자에게 수영하는 사람이 손을 흔드냐고 묻자 그녀는, "그렇소"라고 말했다. 이제 나는 우리 모두가 동일한 파장에 주파수가 맞춰져 있는 것을 알았다. 나는 머메이드에게 환자가 시력을 잃어버린 원인에 대해 더 많은 것을 보여줄 것인지 물었다. 대답이 없었다. 그러나 환자는 바닷가 도로에 세워 둔 검은 승용차를 본 사실을 말했다. 그녀는 네 살이었다. 그녀와 두 살 난 여동생은 차 안에 들여보내 달라고 차의 문을 두드리고 있었다. 그녀와 동생에게 해변으로 돌아가 좀더 놀다 오라고 말하는 어머니의 목소리가 안에서 들렸다. 날씨는 추워 차 창문은 안을 들여다볼 수 없게 김이 서려 있었고, 문은 잠겨 있어 열 수 없었다.

어머니와 낯선 남자가 차로 바닷가에 데려와서 환자와 동생을 모래밭에서 놀라고 했다. 그들은 잠시 동안 그렇게 했지만 밖은 추웠고 그들 외에는 아무도 바닷가에 없었다. 어린 소녀들은 차 안으로 돌아가고 싶었지만 어머니와 남자가 좀더 자기들끼리 있기를 원했기 때문에 들어가지 못했다. 이제 환자는 그 남자가 어머니의 정부라는 것을 알 수 있었다. 그렇지만 네 살 때는 알지 못했다. 환자의 아버지는 선장이었다. 그는 한번 집을 떠나면 몇 주일 동안 오지 않았다. 어머니는 남자친구가 있었다. 환자는 자기가 그렇게 사랑하는 어머니가 역시 자기가 사랑하는 아버지에게 부정한 행위를 하는 것을 보고 싶지 않았다. 이러한 것을 보니 차라리 눈이 먼 편이나았다.

이제 환자가 문제를 이해하고 머메이드를 알게 된 이상 그녀는 진실을 회피하기 위해 눈이 멀 필요가 없었다. 환자와 머메이드는 그 후 매일 아침 만나 이야기하고 서로 더 잘 알 수 있도록 하는 데 마음을 같이했다.

안과의사는 환자에게 안압이 거의 정상이라고 말했다. 또한 시력 상실이 호전되었으나 이러한 호전이 불가능하다는 것을 알기 때문에 무언가 잘못된 것이 틀림없다고 말했다. 이전의 검사가 잘못됐다고 생각했다. 환자는 이제 기분이 좋다고 했다. 그녀는 매일같이 상상 속의 친구이자 체내의사인 머메이드를 만나 대화했다. 그녀는 친구들에게 이와 같은 경험을 말한다면, 그들은 그녀가 제정신이 아니라고 생각할 것이다. 그래서 그녀는 비밀을 지키고 있다. 그녀는 남편에게조차 이 사실을 말하지 않았다. 약간 비정상적인 것이지만 녹내장을 치료하고 실명을 막아 준다면 미친 짓인들 어떠랴?

이것은 두개천골요법 치료 과정과 치료적 연상 및 대화를 통합한 위력뿐 아니라, 육체에 대한 마음의 위력을 보여주는 또 하나의 좋은 예다.

　지금까지의 내용을 요약해 보면 '결과' 다. 우리는 두개천골요법, 조직기억, 에너지 낭포 풀어 주기, 체성 감성 풀어 주기, 치료적 연상 및 대화를, 많은 치료법 중 다른 것과도 통합시킬 때, 좋은 효과를 얻는 것을 알았다. 이제 다양한 분야의 건강관리 훈련 경험을 가진 수많은 치료사가 이 모든 치료법들을 통합시키고 있다. 고급과정으로 나아가기 위한 세미나를 마친 사람이 천 명이 넘으며, 고급과정을 마친 사람도 몇백 명에 이른다. 이들은 모두 환자를 위한 좋은 결과를 얻어내기 위해 위에서 언급한 치료법들의 사용법을 배운 헌신적인 치료사들이다.

　우리는 연락망을 갖고 함께 연구하고 있다. 우리 사이에 시기나 질투란 거의 없다. 직업간의 정략적 경계가 무너져 간다. 척추지압요법사가 내과의사에게 이야기를 하고, 정골요법사가 치과의사와 치료에 대해 얘기를 나눈다.

콜로라도 주 대법원은 최근 두개천골 조직이 치아와 교합에 영향을 미치기 때문에 치과의사가 경부 하부를 치료하기 위해 두개천골요법을 사용할 수 있다는 두 가지 판결을 내렸다. 이러한 견해는 콜로라도 주에 있는 치과의사는 두개천골 조직이 꼬리에서 끝나기 때문에 측두하악골 관절을 맞추기 위해 이제 합법적으로 미골을 조정할 수 있다는 것을 의미한다.

고급과정 세미나를 마친 다른 치과의사들은 몸 전체를 합법적으로 치료할 수 있는 면허를 따기 위해 안마학교에 다녔다. 치아는 몸 전체의 일부이다. 그것이 고립해 존재하는 것이 아니다.

플로리다 주의 전문직 면허위원회는, 안마요법사가 두개천골요법을 시술할 수 있다는 우리의 의견을 받아들였다. 실제로 우리의 훌륭한 두개천골요법 선생들 중의 일부는 안마요법사 자격을 갖는다.

이런 치료를 하는 사람들은 전문직업에 대한 충성이나 어떤 정치적 경계를 뛰어넘어 환자와 고객에게 헌신한다. 결국 보다 중요한 것이 무엇인가? 정략인가 아니면 치료 결과인가? 정치인들조차 그들이 고통을 느낄 때 가장 중요한 것은 결과라는 것을 인정한다.

치료사가 과거에 어떤 훈련을 받았든지, 그것이 물리요법, 안마요법, 주술呪術, 척추지압요법, 간호, 직업요법, 혹은 정골요법이든간에, 그들은 좋은 치료 결과를 얻기 위해 두개천골요법과 그 후속 요법의 사용법을 배울 수 있다.

21

이런 치료를 할 사람은 누구인가

추측했겠지만, 동료들은 의사가 아닌 사람들에게 건강증진 기법을 가르친다고 해서 혹독하게 비난해 왔다. 이런 사람들은 단지 그러한 치료를 할 자격이 없다는 정서에서 비롯된 것이다.

이 모든 것이 어떻게 일어났는지 설명하기로 한다. 1976년, 나는 미시간 주의 공립학교제도에서 학습장애아들을 대상으로 한 두개천골요법 연구를 준비하고 있었다. 일상적인 대화 도중 특수교육에 대한 주 감독관은 주의 공립학교에 등록된 아이 가운데 20명 중 한 명 꼴로 뇌기능에 약간의 문제를 갖는 것으로 추정한다는 의견을 내놓았다. 그는 뇌졸중, 자폐성, 학습장애, 집중력 부족, 지능발달 지체, 언어장애 등을 포함했다.

나는 의자에서 떨어질 뻔했다. 내 느낌으로는 뇌기능 장애 문제의 50퍼센트는 두개천골요법으로 큰 도움을 받을 수 있었다. 이것은 어린 학생 중 5퍼센트에 대해 진단이 필요하고, 아마도 이 중에 2~3

퍼센트에게 최종적인 두개천골요법 치료가 필요하다는 것을 의미했다. 누가 이 모든 치료를 할 것인가? 그 당시 미시간 주에는 이 아이들을 유능하게 진단하고 치료할 수 있는 정골요법 의사가 5~6명 정도 있었다. 진단 과정이나 치료 과정 모두 대량으로 이루어질 수는 없었다.

각 과정은 아이 한 명 한 명을 손으로 치료하는 시간이 최소한 20분 필요했다. 두개천골요법을 배우고자 하는 관심은 의사 동료 가운데 그리 높지 않았다. 우리가 미시간 주립대학에서 가르치고 있던 대증對症요법과 정골요법이 의대생들 사이에서도 높지 않았다. 이러한 치료를 따르는 데에 관심이 있는 학생들은 10퍼센트 미만이었다.

나에게는 학습장애아가 치료받지 못하고 학교에서 계속 열등감과 부적격을 느끼며, 그들에게 지나간 모든 시간이 감성적 충격이 깊어지는 기간이었다. 우리는 두개천골 조직 진단과 치료를 이 어려운 아이들에게 이용하게 해줄 수 있는 다른 방도가 필요했다.

운이 닿았는지 복합적 장애아를 위한 그 지역 학교의 치료사 중 한 사람이, 벨기에 출신의 뇌성마비 아동 올리버를 알고 있었다. 이 치료사는 올리버가 반신불수였을 때와 그후 걷고 있을 때 그를 지켜보아 온 사람이다. 치료사는 올리버에 대한 두개천골요법의 효험을 알고 있었다. 나는 두개천골 조직 진단에 대한 강좌를 학교 직원들에게 할 생각으로 이 학교에 접근했다. 의사가 아닌 사람으로 하여금 진단하게 하는 것이 내 생각이었다. 그때 두개천골요법에 적합한 후보로 확인된 아이들이 치료를 위해 나에게 보내졌다. 두개천골요법 전후의 올리버를 지켜본 치료사의 열정이 강좌에 대한 승인을 얻는 데 필요한 노력의 80퍼센트 정도를 제공했다.

그때 내가 소속된 대학의 학장에게 갔다. 학장에게 20명 중 한 아이가 진단이 필요하다고 설명했다. 나는 복합장애아를 위해 학교에서 의사가 아닌 사람들을 상대로 야간 강좌를 할 수 있도록 허가를 받았다. 나는 거기에서 대학의 교과과정 담당 사무실로 가서 과거에 다양한 분야에서 학위를 받은 모든 피등록자를 위해 미시간 주립대학으로부터 대학원 학점 이수 증명을 얻어냈다.

처음 시작한 한 학기 강좌에 등록한 사람은 20명 정도였다. 물리요법사, 작업요법사, 정 간호사, 학교 심리학자와 두세 명의 특수교육 교사 등이었다. 비의사 학생들은 두개천골 조직 진단 기법을 잘 배웠으며, 두 번째 학기에 강좌를 계속해 달라는 강력한 요구가 있었다. 두개천골요법 치료가 필요하다고 확인했고 수많은 지원자들을 감당할 수 없었다.

곧 나는 그들이 우리 진료소에 보낼 아이와 함께 왔을 때, 몇 가지 치료기법을 가르치기 시작했다. 어느 분야의 의사라는 것이 두개천골 조직 진단과 치료에서 능숙하게 되는 필요요건은 아니라는 점을 깨닫는 데는 그리 오래 걸리지 않았다. 진단법이든 치료법이든, 어떤 방법으로 아이를 치료할 수 있다는 증명서를 가진 피등록자라면 누구에게나, 미시간 주립대학이 후원하는 두개천골 조직 진단과 치료에 관한 야간 강좌를 가르쳤다.

나는 훌륭한 두개천골요법을 행하는 데 필요한 요건은 헌신, 연민, 감수성 등과 같은 것임을 알기 시작했다. 유기화학, 신경학, 약물학과 여타 다른 과학적인 경력이 필수조건은 아니었다.

나는 소위 10단계 제어절차(10-Step Protocol)를 개발했다. 이것은 일련의 손으로 하는 10단계인데, 분별 있게 정확성을 갖고 실행되면 치료사로서 여러분이 현재 진행되고 있는 일을 알든 모르든 환자의 두개천골 조직이 보다 잘 기능하도록 도와 줄 것이다. 여러분이 손을 부드럽게 사용해 어떤 것이라도 강제로 하지 않으려고만 노력하면 아무런 손상도 야기되지 않는다.

곧 우리는 뇌기능 장애아의 부모들에게 진료소에 의존하지 않고 스스로 자기 아이들을 계속 치료할 수 있도록, 10단계 제어절차를 가르쳤다. 우리가 처음에 이 일을 시작한 것은 그들이 두개천골요법사에 가까이 있도록 그들의 생활구조를 만들 필요가 없도록 하기 위한 것이다. 그들은 자유로울 수 있었다.

이런 사례는 1년에 두세 번 가량 재진단을 받기 위해 우리 진료소로 돌아오는 경우도 있었으나, 아이는 부모로부터 간단없는 두개천골요법의 혜택을 받을 수 있었다. 그때 우리는 부모들에게 아이를 정기적으로(보통은 하루 주기로) 치료할 수 있도록 가르치는 이러한 접근법이, 가족에게 연대감을 주기 시작했다는 사실을 깨닫기 시작했다. 그것은 부모들이 아이에게 무언가를 해줄 수 있다는 자기 가치에 대한 느낌을 높였다.

우리는 많은 경우에 어머니가 장애아의 보호를 떠맡아 온 것을 보앉다. 아버지는 소외감과 무력감을 느꼈다. 우리는 어머니와 아버지가 동시에 아이를 치료하는 데 필요한 치료 기법을 개발하기 시작했다. 이들 부부가 그들의 결혼생활을 다시 결속시키기 위해 노력하는 경우가 자주 있었다. 아버지는 밖으로 겉돌지 않고 가정의 중심에 있었다. 그는 유용하고 필요한 사람이라는 느낌을 가졌다. 이것은 관련된 모든 사람에게 도움을 주는 치료법이다.

다음에 아버지에게, 어머니가 두통이 생겼을 때 그녀를 치료할 수 있는 간단한 두개천골요법을 가르치기 시작했다. 그것은 도움이 되었다. 그녀는 그가 돌보고 있다는 것을 느꼈다. 그는 쓸모 있다고 느꼈다. 자기 가치와 관심 수준이 높아졌기 때문에 좌절 수준은 떨어졌다. 나는 두개천골요법의 치료를 하는 데 필요한 손길은, 마음가짐이 잘 갖춰져 있고 사랑스럽기 때문에 많은 관계를 치료해 왔다고 확신한다. 손길은 느낌과 교감한다.

이제 건강관리 공유라고 하는 1일 강좌를 전국에 걸쳐 가르친다. 일반적으로 도와 주는 효과를 가진 몇 가지 기초적인 두개천골요법을 가르친다. 그것들은 결코 위험하지 않다. 부정확하게 사용해 발생하는 어떤 부작용도 일시적이며 가벼운 불쾌감을 초래할 뿐 어떤 손상도 없다.

우리는 쑤시고 아픈 자신과 친구들을 도와 줄 수 있도록 치료 에너지의 전송을 가르친다. 무언가 심각하게 잘못되면 통증이 사라질 수도 있지만 곧 되돌아온다. 네댓 번 돌아오면 의사의 진단이 필요할 것이다. 우리는 여러분에게 여러분의 내부의사를 소개한다. 두 사람이 서로 알고 지낼 수 있도록 도와 주며, 여러분이 매일같이 내부의사와 대화할 수 있는 장을 만들어 갈 수 있기를 바란다.

그렇다. 여러분은 자신에게 이야기를 하고 있으며 그렇게 하면서 자신을 훨씬 잘 알게 될 것이다. 어디서 자신의 정보를 얻고 있는지 아무에게도 말할 필요가 없다.

22 두개천골 조직의 구조

우리는 두개천골 조직 내의 어디서 문제를 발견하는가? 율동적으로 변화하는 유압과 그 양을 조절하는 경막의 능력을 저해하는 것이면 어느 것이나 문제의 원인이 될 수 있다. 이들의 막은 체내에 방수낭을 형성하고 있다. 이 낭과 내용물이 체내의 수력조직을 형성한다고 생각한다. 그것은 우리의 '핵'으로서 기능한다. 경막낭과 그 부속 조직의 구조를 보기로 한다.

경막낭이 체내에서 분리되면, 두개천골 조직에 아주 필수적인 이낭은 올챙이처럼 보일 것이다. 이 올챙이의 머리 부분은 두개골로 감싸져 있을 것이다. 그것은 두개골 안쪽에 부착되어 두개관이라고 하는 두개골 일부의 내부 지지대가 된다.

두개관은 입 천장과 목 위에 있다. 두개골 또는 두개관의 방수 지지대로서 이 경막은 그 내부에 있는 액체가 새는 것을 방지해 준다. 가끔 뇌척수막의 이러한 경층에 파열이나 구멍이 생기는 두개골 부

[그림 8] 뇌척수액과 이중연막의 반개폐형 수력학적 구조

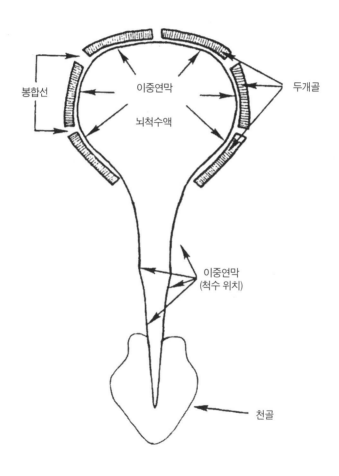

봉합선

이중연막

뇌척수액

두개골

이중연막
(척수 위치)

천골

상이나 다른 문제들을 본다. 이러한 문제가 발생하면 뇌척수액이라는 두개천골 조직의 액체가 새어나올 수도 있다. 흔히 나는 그것이 코에서 흘러나오는 것을 보았다. 귀에서 나오는 것을 본 것은 두 번뿐이다.

누수가 생기면 심각한 감염 통로가 생긴다. 또한 누수는 수력(두개천골) 조직으로부터 뇌척수액 유출률을 증가시키는 결과를 가져온다. 수력조직 내부의 뇌척수액 양을 정상적이고 일정하게 유지하기 위해서는 누수가 있을 때 뇌척수액의 유입이나 생산이 증가되어야 한다.

뇌척수액 생산체계가 증가된 수요를 처리할 수 있다면 보통 아무런 문제가 발견되지 않는다. 반면에 누수가 너무 많아 생산체계를 조절할 수 없는 경우에는 뇌척수액의 양이 줄어들고, 그에 따른 두개천골 조직 내의 주기적 압력 변동폭이 감소하게 된다.

보통의 경우 이러한 사람은 여러 가지 증상으로 고생한다. 즉, 만성 피로, 멍한 상태의 두통, 온몸에 걸친 일반적 통증(주로 보다 취약하거나 이전에 부상을 당했던 부위에 집중된다), 집중 불능, 의욕 부진 등으로 고통을 호소한다.

그것은 인생을 살아가는 데에 수많은 자기훈련과 의지력을 필요로 한다. 또한 감염에 대한 저항력이 급격히 저하된다. 즉, 어떤 사람이 100야드 내에서 재채기라도 하면 이 사람은 언제나 감기에 걸리게 된다. 또한 갑상선 기능 저하, 혈당 감소(저혈당증), 그리고 생리불순 등으로 나타나는 호르몬 불균형이 발생한다. 이것들이 우리

[그림 9] 경막의 주요 부속물(상세도)

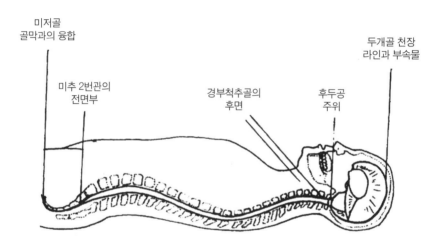

미저골
골막과의 융합

미추 2번관의
전면부

경부척추골의
후면

후두공
주위

두개골 천장
라인과 부속물

의 경막낭에 현저한 누수가 있고, 두개천골 수력학 조직이 그 부족액을 따라갈 수 없을 때 일어나는 현상들이다.

신은 이 조직 내에 훌륭한 구조를 만들어 놓았다. 전에 언급한 바와 같이 두개골이나 두개관 안쪽에 경막이 방수지지대를 형성하고 있다. 두개골이 목에 접하고 있는 두개골 기저에 입구가 있다. 이 통로는 약간 타원형 모양이며 1.5~2인치 넓이로 몸의 앞뒤 중간에 정확히 중앙에 있다.

이 입구는 후두공後頭孔(foramen magnum)이라고 명명되어 왔다. 라틴어로 foramen은 '구멍孔'라는 뜻이고, magnum은 '크다'는 뜻이다. 두개골 기저에 있는 큰 구멍이 어떻게 그 이름을 얻었는지는 자명하다.

척수액이 두개골에서 척수관으로 흐르도록 통로를 제공하는 것은 바로 이 후두공이다. 이것은 우리의 올챙이 꼬리 부분이 시작되는 부분에 있다. 두개골 기저의 후두공 주변에 경막이 견고하게 부착되어 있다. 그런 다음 경막은, 마치 두개골 기저의 큰 구멍(후두공) 주변에 고리로 부착되어 매달려 있기라도 한 듯이 척수관을 통해 내리 뻗은 꽤 길고 대체로 원통형 모양의 관(올챙이의 꼬리 부분)을 형성하고 있다. 그리하여 우리는 경막관이 통과하는 척수관을 형성하는 척추 기둥脊柱(vertebral column)을 갖는다. 이 경막관 내부에 앞서 언급한 바 있는 지주막과 연막이 있다. 이 관 속으로 매우 섬세한 척수액이 머리(뇌가 뻗어 펼쳐 있는)에서 등 하부에 걸쳐 통과한다.

척추골이 형성하는 최외부의 관은 뼈와 질긴 인대, 그리고 다른

[그림 10] 척추관 내부로부터 척수신경근의 출구를
보여주는 천골과 척추골의 후면

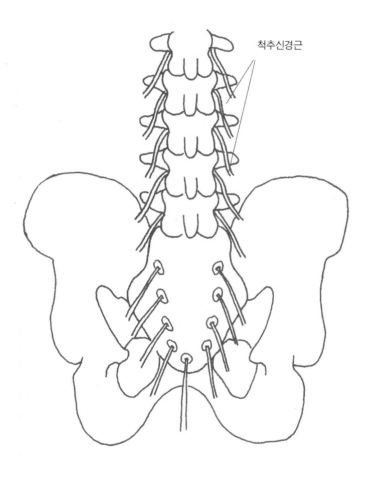

척추신경근

연결조직으로 구성된다. 척수관 내부의 최외부층 막관(경막관)의 부속물은 극히 적다. 이 경막관의 앞쪽(anterior)으로 경추골 상부에 붙어 있는 부속물이 두 개 있다. 그리고 등 하부로 내려가면서 동일한 경막의 부속물들이 있다. 이러한 부속물들은 골반뼈 사이에 끼어 있는 삼각형 뼈의 앞쪽(anterior)에 붙어 있다. 이 삼각형 뼈를 천골이라 한다.

이 천골 안에 척수관이 천골 뒤쪽으로 3/4 정도 내려간 지점에 입구를 내준 연결점이 있다. 경막은 이 척수관 안의 천골에 약간 붙어 있다. 그런 다음 경막이 천골 하부 뒤쪽의 입구에서 나와 미추라는 꼬리뼈에 연결되어 있다.

우리 몸은 척수가 척수관을 통과할 때, 목의 정상에서 등 하부에 이르는 각각의 척추골 사이를 통과하는 신경근을 갖고 있다. 24개의 척추골이 둘러싸여 천골 하단으로부터 두개골 정상까지 척주를 형성한다. 또한 천골은, 그 관 안에 조그만 구멍이 있어 척수 신경근이 막의 꼬리 끝 앞에서 나와 천골에 만들어진 척수관의 하부 입구를 통과하도록 통로를 제공한다.

이러한 신경근은 척수로부터 가지가 나와 전 척추골 사이의 좌우 양쪽으로 뻗어 천골에 있는 구멍(후두공)을 통과한다. 훌륭하게 설계된 막조직은 신경근이 몸 안으로 퍼져들어가 모든 기능을 수행할 때 각 신경근을 따라 좌우로 2~3센티미터 펼쳐 있다. 이처럼 짧은 거리로 각 신경근을 따라간 다음, 경막(막의 최외부층)은 뇌척수액이 두개천골 조직 안에 유지되도록 방수 밀봉을 형성한다. 이들 막 슬

[그림 11] 이중 슬리브관의 작용(척추관 내부 이중관의 상하운동)

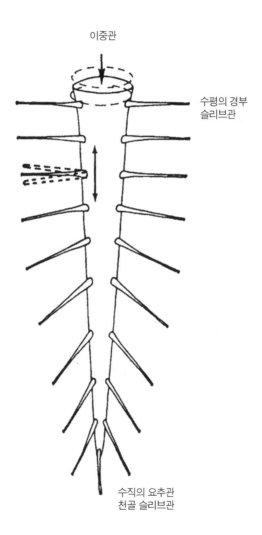

이중관

수평의 경부
슬리브관

수직의 요추관
천골 슬리브관

리브관은 척수관 안의 경막의 움직임을 막을 정도로 그렇게 촘촘하지 않다.

경막 내부에 있는 뇌척수액이 척수관 안의 세 개 층의 막 사이에 윤활유를 제공한다는 점 또한 알아야 한다. 또한 경막의 외부, 경막과 척수관을 형성하고 있는 뼈 사이에 윤활액이 있다. 이 윤활액은 우리가 몸을 구부리고 비트가 정상적인 활동을 할 때 막들이 서로, 그리고 척추골과 연관을 갖고 미끄러져 움직이도록 해준다.

막들이 자유롭게 미끄러질 수 있는 능력을 상실하면 우리는 미칠 듯이 통증을 느끼며 등을 움직일 수 없다.

막의 미끄러짐 기능이 손상되었을 때 사람을 쇠약하게 만드는 문제 중의 하나가 '지주막염'이다. 이것은 척수막의 중간 층(지주막)이 감염된 것이다. 감염이 발생하면 극심한 고통에 시달린다. 고통에서 해방될 수 있는 자세를 찾을 수 없으며 많은 도움을 줄 수 있을 만큼 충분히 강력한 약물을 구할 수도 없다. 감염이 사라진 후에도 이러한 막들이 서로 연관되어 자유롭게 움직이지 못하게 하는 유착이 생기는 경우가 흔하다. 따라서 광적인 통증이 계속되지만 상당히 편안하게 해주는 한두 가지 자세를 찾아낼 수도 있다. 너무 아프기 때문에 움직이지 않을 뿐이다.

우리는 두개골, 경추 상부, 천골과 미추(척추의 하단 뼈)를 사용함으로써 이러한 상황에 상당한 도움을 줄 수 있다는 것을 발견했다. 이러한 뼈들을 경막에 자연적으로 제공된 손잡이로 사용하면서 우리는 막층들 사이의 척수액 순환을 재건하고 막층들 사이의 점착,

또는 유착을 해체하기 위해 척수관 안의 막조직을 여기저기 부드럽게 움직이기 시작한다. 우리가 치료 과정을 계속하는 동안 통증은 일반적으로 더 악화된다. 왜냐하면 처음에는 원상태의 비윤활 막층들을 서로 비벼 유착을 분리해 내기 때문이다. 이러한 느낌은 관절에 사포를 문지를 때와 같다. 그러나 최종적인 결과는 통증을 없애 주고 신체기능을 대부분 복원해 준다.

척수관이 경막과의 관계에서, 그리고 막층들이 서로와의 관계에서 원활하게 미끄러지는 것을 손상시키는 다른 원인에는, 척수나 척수막 수술에 따른 유착, 디스크 파열의 의심이 들 때 척수조영상脊髓造影像 검사를 위한 척수관에의 염료 주입, 척추천자脊椎穿刺를 행할 때 척추관의 침 삽입 등이 있다.

척수관과 그로 둘러싸인 막조직을 사적으로 침해하는 것이면 어느 것이나 척수막의 유동성을 저해할 수 있다.

여담으로, 나는 많은 두통 문제를 해결하는 데 길을 열어 준 내 경험을 여러분에게 소개하고자 한다. 미시간 주립대학에서 두개천골 조직과 그 진단 및 치료에 관한 연구에 종사하고 있을 때, 우리는 마취된 원숭이의 두개골의 움직임을 측정하고 있었다. 그때 두개골 움직임을 아주 잘 볼 수 있었으며 이를 기록했다. 이러한 작업 중 나는 두개골로부터 미골에 걸쳐 하나의 간단없는 수력학 조직을 다루는 것이 아닌가 하는 시험을 할 수 있다는 생각이 들었다. 우리는 경막이 머리 정상부터 미골까지 연속되어 있으나 두개골 기저의 후두공(큰 구멍)에 단단한 유착이 있다는 것을 알았다. 여기에 두 개의 기능적으로 분리된 수력학 조직을 제공해 주는 경계가 있었다는 것인가? 그렇다면 하나의 조직은 척수관 내의 후두공 위에 있고 다른 하나는 그 밑에 있을 것이다.

우리는 원숭이의 두개골 정상에 있는 두 개의 뼈(두정골) 위에 측정장치를 설치했다. 이들 장치는 원숭이 머리 양쪽에 하나씩 극히 작게 절개한 틈으로 끼워 두개골 위에 직접 올려놓았다. 하나의 수력학 조직이 있는지 아니면 두 개의 수력학 조직이 있는지 여부를 시험하기 위해서는, 나의 작은 손가락 끝을 사용해 원숭이의 미골에 미세한 압력을 가해 보기만 하면 되었다. 미골에 압력이 가해지자 한순간 원숭이의 두개골의 움직임이 멈췄다.

손가락으로 가한 압력은 원숭이의 두개천골 조직으로 만들어져 들어가는 척수액의 힘을 조금 넘는 정도에 불과했다. 원숭이는 앉은 자세를 유지하도록 설계된 특수 마취의자에 있었다. 내 손가락 끝이 반 온스의 무게를 들어올릴 정도의 힘으로 원숭이의 미골에 가해지자 두개골의 움직임이 멈췄다. 나는 원숭이의 미골에 가볍게 압력을 가함으로써 두개골 운동을 마음대로 멈추고 다시 움직이게 할 수 있다는 것을 알았다.

그때 나는 미골을 찧고 넘어져서 앞으로 굽게 하고 그 상태가 계속된다면 이러한 상황은 척수관의 경막조직에 추가적 압박을 줄 수 있다는 생각을 했다. 이렇게 증가된 물리적 막 압박은 두개천골 조직의 수력학의 작동 손상과 함께 두통을 유발할 수 있었다.

그후 수년 동안 누가 미골을 찧고 넘어진 것이 두통을 유발할 수

[그림 12] 원숭이 두개골의 운동을 설명하는 실험장치

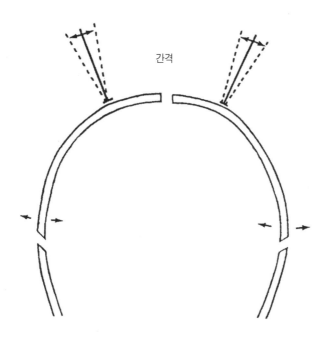

간격

있다고 믿을 것인가? 여러 두통 환자에게 이것을 시험해 보았다. 미골이 앞으로 밀려 있는 것을 발견하고 정상적인 위치로 되돌려 놓았을 때 두통의 반 이상은 바로 그 현장에서 사라졌다. 그때 인과관계를 증명하기 위해 미골을 다시 앞으로 밀어 두통을 재발시켰다. 보통 환자에게 두통의 원인이 다른 쪽 끝에 있다는 것을 보여주기 위해, 미골의 위치에 따라 두통이 생겼다 없어졌다 할 수 있도록 여러 번 미골을 앞으로 밀었다가 다시 당겨야 했다.

머리와 꼬리의 관계에 확신을 가진 후 그들은 보통 두통이 출현하기 수개월, 심지어는 수년 전에 미골을 찧고 넘어졌던 일을 기억했다. 넘어진 후 두통이 출현하기까지 왜 이렇게 오래 걸리는가? 그 이유는 몸이 한동안 역경에 적응할 수 있지만 피곤해지고 적응력을 상실하게 되면 증상이 나타나기 때문이 아닌가 한다.

두개천골 조직의 진단과 치료는 어떻게 하는가 23

이제 우리의 내부에 있는 수력학 조직의 방수 방벽/경계를 형성하는 경막에 어떻게 다다를 수 있는지 보기로 한다. 우리가 두개천골 조직이라고 명명한 이유는 많은 경우 두개골, 목 상부, 천골과 미골(등 하부와 꼬리뼈)을 통해 그 조직에 접근하기 때문이다.

방수 경막낭 안의 뇌척수액의 양 또는 부피는 분당 10회 주기로 율동적으로 증가했다가 감소한다.

뇌척수액 양의 증감은 과도한 수압이 그 내용물, 즉 가장 중요한 것으로는 뇌와 척수에 전달되지 않도록 두개천골 조직에 의해 조절되어야 한다. 이러한 기관은 수력학 조직 안에 자리잡는다. 뇌와 척수는 비정상적인 압력 변화에 의해 기능이 왜곡될 수 있는, 극히 섬세한 구조일 뿐 아니라 그들 주변 내의 화학적 변화에 아주 민감하다. 뇌척수액의 산성 과다를 포함한 바람직하지 못한 화학적 변화는 정상적인 범위를 벗어난 액압이 그 원인일 수 있다. 증가된 또는 비정상적인 액압은 정상적인 영양분의 운송과 폐기물의 처리를 방해할 수 있다. 게다가 뇌와 척수는 그 기능을 수행하기 위해 전기의 발전과 운송에 상당히 의존하고 있다. 액압의 변화는 적절한 전압 생산 및 축전과 함께 전류의 전도에 손상을 가할 수 있고, 실제로 가한다.

이러한 사실들을 염두에 두면서 일어나는 문제는 다음과 같다. 이러한 방수 경막낭이 어떻게 주기적인 액압 변화를 조절하는가?

초보자를 위해 말하지만, 척수관 내부의 막은 그 안에서 상당히 자유롭게 상하로 움직인다. 수술과정에서 내가 관찰한 바에 따르면 경막관은 대개 척수관 안에서 수직으로 1~2cm 정도 미끄러질 수 있다.

이것은 적어도 대부분의 관찰이 이루어졌던 요추 부위에서는 사실이다. 요추 부위는 흉곽 아래의 천골까지 뻗어 있는 척추 부위다. 천골은 등의 골반뼈(장골) 사이에 끼어 있는 삼각형의 뼈다.

액압 변화에 대한 두개천골 조직의 일부 조절은 척수관 내부에서 일어난다. 손가락을 사용해 원숭이의 천골이 움직이지 못하게 했을 때 그 두개골이 두개천골 박동에 따른 움직임을 멈춘 사실을 기억하라. 이러한 관찰은 머리 정상으로부터 미골까지 수력학 조직의 통합 또는 단일성을 보여주고 확인시켜 준다. 또한 그것은 두개천골 조직의 하단(천골 끝)을 움직이지 못하게 고정시킬 때 수력학 조직 안의 액압이 두개골의 움직임을 멈추기에 충분하게 증가한다는 사실을 보여준다. 두개천골 조직의 상단은 그 조직의 척수액 충전 과정 사이에서 이완될 수 없었다. 일부 조절이 척수관 안에 있는 경막관의 하단 부분에서 이루어지는 것은 분명하다. 이 관은 하단에 뼈 손잡이로서 천골과 미골을 갖는다. 두개천골 조직의 진단과 교정치료의 두 과정에서 이 손잡이를 어떻게 사용하는지 이미 배웠다.

이 조직의 머리 상단은 어떠한가? 여러분은 앞의 설명에서 두개골의 움직임에 대해 읽었다. 우리는 원숭이의 두개골이 움직이는 것을 보았다. 우리는 손으로 사람의 두개골이 움직이는 것을 느낀다. 정골요법 의대에 다닐 때 성숙기에 달할 때까지(아주 최근까지) 모든 두개골은 단단하게 융합된다고 배웠다. 그것은 하부 턱(계속 움직인다)과 귀 중간의 구멍에 있는 조그만 뼈(여러 가지 소리에 반응해 진동하고 움직인다)를 제외하고는 우리의 목 위에 하나로 된 견고한 뼈가 있다는 것과 같다.

다시 말하면 우리의 머리는 그 안에 뇌를 보호할 수 있도록 본질적으로 코코넛 껍질처럼 단단해야 한다. 그러나 그렇지 않다. 미시간 주립대학에서 우리의 연구(1975~1982) 결과 두개골은, 정상적인 생애를 통해 계속 움직인다는 사실이 의심의 여지없이 실제로 입증되었다.

이러한 움직임은 어린아이에게서 나타나기 쉽다. 아이를 키워 본 부모라면 어린아이들의 머리 위에 있는 '부드러운 장소'를 기억할 것이다. 이 부드러운 곳은 천문泉門(정수리, fontanelles)이라고 부르는 것이 보다 정확하다. 실제로 이 천문은 두개골이 어린아이의 뇌를 보호해 주는 딱딱한 뼈덮개를 형성할 만큼 아직 발전되기 전의 장소다. 우리가 어린아이의 머리에 있는 연한 장소에 손가락을 부드럽게 올려놓았을 때 피부 밑에서 느껴지는 것이 뇌척수액을 뒤덮은 경막이다. 유아의 뇌에 이처럼 가까이 있다고 생각할 때 약간은 으스스하고 무서운 느낌이 든다.

뇌는 처음에 자궁 안에서 자랄 때 이 경막으로 덮여 있다. 그런 다음 막은 그것과 머리가죽 사이의 외부 표면 위에 뼈로 자라기 시작한다. 뼈의 성장은 경막 위에 아주 명확하게 위치한 성장 중심지에서 시작한다.

두개골 조직은 점차 뇌를 보호해 주는 완전한 뼈덮개로 성장한다. 유아의 머리에서 느낄 수 있던 부드러운 곳은 유아 성장기의 초기 몇 주와 몇 달이 지나면서 사라진다. 그러나 뼈는 해부학 강의에서 배웠던 것처럼 단단하게 하나로 융합되지 않는다. 일부 해부학자들은 오늘날 이러한 사실을 인정하고 있다. 두개골의 가장자리들은 서로 인접하며 경계를 이루고 있으나, 정상적인 상황하에서는 평생 동안 두개천골 수력학 조직 내의 척수액의 양과 압력의 주기적 증가 및 감소를 조절하기 위해 미세하게 움직이고 있다.

두개골의 경계가 서로 접하는 부분은 실제로 매우 특수한 접합 부분이다. 두개골 사이의 접합 부분은 봉합이라고 불러 왔다. 봉합들은 여러 모양으로 되어 있다. 중요한 봉합은 시상봉합矢狀縫合이라 한다. 봉합은 두 개의 두정골이 서로 접하는 부분에 있다. 두 뼈 사이의 봉합은 머리 정상의 앞에서 뒷방향으로 뻗어 있다. 이것은 이마 선 위 약 4~6인치에서 뒷 머리털이 난 언저리 위 약 3~4인치에 걸쳐 중앙에 뻗어 있다. 이 봉합은 내부의 척수액 양의 변화를 조절

[그림 13] 장골 사이에 있는 천골의 후부 모양

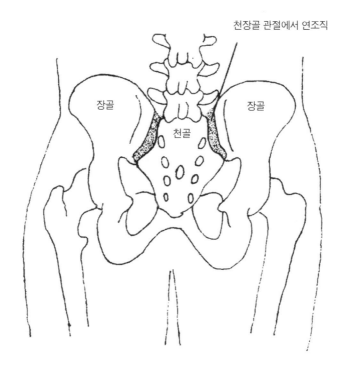

천장골 관절에서 연조직

장골

장골

천골

하는 데 도움이 되도록 머리를 넓혔다 좁혔다 하는 기능을 갖는다.

봉합은 손가락들이 깍지를 낀 것 같다. 이러한 모양은 두 뼈 사이에서 팽창과 수축 움직임을 가능하게 하지만 두정골 중 하나는 앞으로 움직이려 하는 동시에, 다른 하나는 뒤로 움직이려고 할 때 발생할 수 있는 전후 자르기 움직임을 방지한다. 이러한 봉합 모양과 두 개의 두정골 사이의 움직임은 다리, 도로, 건물 등의 팽창 접합 부분에서 보는 바와 같이 공기, 햇볕, 얼음 축적 등과 같은 온도 변화에 따라 그 크기가 변화하는 것과 매우 유사하다.

연구에 따르면 정상적인 상황에서 두개골은, 수력학 두개천골 조직을 형성하는 경막낭 내부의 척수액 양의 변화를 조절하기 위해 주기적으로 움직인다. 부상과 어떤 질병들이 많은 두개골의 정상적 움직임을 손상시킬 수 있다는 것을 관찰해 왔다. 다양한 두개골의 '유착'을 교정하기 위해 우리가 개발한 기법을 사용함으로써 입 천장을 가로지른 거리, 즉 머리의 폭, 어떤 경우에는 귀의 돌출부의 폭, 때로는 볼의 고저를 변화시킬 수 있다는 것을 보아 왔다.

경막은 두개골의 내부 지지대로서, 두개골 내부 표면에 단단하게 부착되어 있다. 때문에 막의 압력과 두개천골 조직 기능의 치료적 변화를 유도하기 위해 경막 위의 뼈를 손잡이로 사용할 수 있다.

이 접합 부분에 관해 두개골이 정상적인 상황에서 평생 동안 끊임없이 움직인다고 말한다. 그러면 당연히 나를 믿을 것이라고 뻔뻔스럽게 생각한다고 해도 전혀 놀라지 않을 것이다. 수백 년 전에 시작된 믿음을 기초로 한 고전적인 해부학자들의 가르침을 반박하면서 나를 믿으라고 요구한다면 여러분이 나를 비정상적인 자기 중심적 환자라고 생각해도 좋다. 내가 왜 두개골과 척수압에 대해 이러한 말들을 하는지 이해할 수 있도록 도움을 주고자 한다.

우선 왜 신경외과의사와 뇌외과의사들은 델버트의 목을 수술할 때 본 현상들을 보지 못했는지부터 살펴본다. 뇌 수술은 환자의 머리에 두세 개의 구멍을 뚫는 것부터 시작한다. 두개골의 내부 지지대가 방수 경막에 의해 형성되고 이 막은 두개천골 수력학 조직이 제대로 기능하기 위해서는 손상되지 않아야 하는데, 뚫린 구멍은 곧 수력학 조직의 온전성을 파괴한다. 외과의사나 그 조수와 간호사가 볼 수 있게 해주는 더 이상의 척수액 압력의 증가나 감소가 없게 된다.

델버트를 수술하는 동안 우리의 목표는 뇌척수염을 유발시킬 수 있는 감염 통로를 만들지 않기 위해, 경막을 자르거나 칼자국을 내지 않으려는 것이었다. 여러분은 기억할 것이다. 경막을 꼭 붙들고 있는 것이 내가 할 일이었기 때문에 이 경막의 움직임에 나의 개인적 주의를 확실하게 집중시켰다. 평생 최소한 45번의 기억에 남는 순간을 막의 움직임들을 아는 데 사용했다. 이러한 움직임이 얼마나 지속적이고 박동적인지 실연을 통해 배웠다. 심지어 막의 온전성이 두개천골 조직의 기능이 계속되도록 보전된 경우에도 수술에 관여한 사람들이 반드시 이러한 막의 움직임을 알아차릴 가능성은 그리 높지 않다. 수술 중에는 정서적 긴장이 높아 특정 부위에 대한 주의가 집중된다.

또 다른 문제는 고전적 해부학에서, 왜 봉합이 성인 초기에 이를 때까지 융합되어 움직이지 않는다고 가르치는가 하는 것이다. 해답은 간단하다. 오래 전에는 그렇게 보였다. 두개골 가장자리가 융합되어 하나가 된다는 생각을 반박할 이유가 거의 없었다. 움직임은 1인치의 1/16 내지 2/16 간격으로 매우 적다. 이러한 움직임은 조금만 압력을 가해도 멈추기 쉬우며 육안으로 보기가 매우 어렵다. 이것은 손으로 감지하기가 훨씬 쉽다. 이제 우리의 연구 중 발견한 것을 이야기할까 한다.

우선 해부학 실험실에서 뼈와 봉합 견본(봉합은 대부분의 두개골 접합 부분에 붙여진 명칭임을 기억하라)을 공부할 때 실제로 봉합은 융합된 것처럼 보였다. 그때 뇌수술을 받은 살아 있는 사람에게 추출한 몇 개의 봉합을 조사한다면 다를 것이라는, 재치 있는 생각을 갖게 되었다. 이러한 견본(생체로부터 얻은)은 냉동된 것이었다. 방부 화학 약품으로 처리된 것이 아니었다.

수술하는 동안 12시간이 안 되어 모든 견본이 조사되었다. 얼마나 많은 차이점이 있었던가! 해부학 실험실의 봉합은 포름알데히드로 보존되어 온 두개골이었다. 사망한 지 수개월에서 수년이 지난 봉합을 조사한 것이었다. 생생한 봉합은 탄력 있고 교원질膠原質의 조직, 신경과 혈관으로 가득 차 있었다. 이들은 생생하게 살아 확실히 두 개의 두개골 경계 사이에 어느 정도 움직일 수 있게 해주는 접합 부분으로 활동했다. 해부학 실험실의 오래된 봉합은 탄력적 조직, 신경과 혈관의 특성을 상실한 것이었다. 이러한 조직과 봉합은

퇴화되어 커다랗게 석회화된 무기력 덩어리처럼 보였다. 해부학자들이 두개골 봉합을 움직이는 접합 부위로 생각하지 않은 것은 당연했다.

봉합(두개골 접합)의 움직임과 관련해 여러분과 함께하고 싶은 또 다른 경험이 있다.

1978년 여름, 나는 이스라엘에 방문 교수로 초대받았다. 나는 미시간 주립대학의 전임자로서 3년 동안 일한 생물리학자, 카니 박사와 몇 가지 연구를 계속하기 위해 갔다. 이스라엘에 머문 동안 하이파에 있는 병원 직원들에게 강연을 요청받았다. 주제는 학습장애아에 대한 두개천골요법과 그 효용성이었다. 이것은 새롭고 혁명적인 개념이었기 때문에 약간 떨렸다.

내과의사와 과학자인 청중에게 매우 날카롭고 예리한 질문이 나올 것을 예상했다. 두개골의 계속적인 움직임에 관한 사례를 연관지어 보여주었다. 봉합을 현미경으로 본 광경을 담은 역겨운 슬라이드도 보여주었다. 그러나 좋은 호응을 얻지 못했다. 단 한 가지의 질문도 받지 못했다. 설명이 잘 전달되지 않은 것이 틀림없다고 생각했다. 강연을 준비했던 친구 기드론 박사는 나의 당황해하는 모습을 보았다. 그는 점잖게 강연을 중단시키며 다음 주제를 계속하기 전에 커피를 마실 휴식시간이 되었다고 말했다. 나는 잠자코 따랐다. 그는 1920년 기세페 스페리노 교수가 간행한 해부학 책이 있는 병원 도서관으로 나를 데리고 갔다. 그는 이탈리아어를 읽을 수 있느냐고 물었다. 나는 읽을 수 없었다. 그는 그때 오래된 해부학 책의 몇 마디를 번역해 주었다. 1920년에 스페리노 교수는 두개골들이 연관되어, 비정상적이거나 병리적 상황을 제외하고는 평생 동안 계속 움직인다는 것을 주장했다.

나는 이미 알면서 당연한 것으로 생각하는 것들에 대해 훌륭한 의사와 과학자들에게 강연을 하고 있었던 것이다. 얼마나 큰 교훈인가! 미시간으로 다시 방향을 선회했다. 심층적인 조사 결과, 이탈리아 해부학자들은 수년 전에 두개봉합(접합 부분)이 평생 동안 두개골 사이의 움직임을 가능케 해준다는 결론에 이르렀다는 사실을 알았다.

영국의 해부학자들은 두개골이 성인 초기까지 융합되고 그후로는 움직이지 않거나 움직일 수 없다고 생각해 왔다. 미국인들은 해부학을 영국 선생들에게서 배웠다. 이스라엘 의사와 과학자들은 이탈리아 학교에서 공부했다. 영국-이탈리아간 의사소통 방법에 결함이 있었던 것이 분명하다. 우리가 진리를 찾고자 애쓸 때 명심해야 할 매우 값진 교훈이다.

두개천골 수력학 조직의 기능을 진단하고 교정하는 데 무엇을 사용할 수 있는가 하는 물음으로 이 절節을 시작했다. 해답은 이제 우리 곁에 있다. 두개천골 수력학 조직을 치료하기 위해 처음에 경막이 붙어 있는 뼈를 사용한다.

두개천골요법의 또 다른 응용 분야 24

두개천골요법은, 다른 형태의 치료와 함께 연결해 사용될 수 있도록 고안된 것이다. 개별적인 사례에 적절한 사용을 결정하는 것은 치료법사의 임상적 판단에 달려 있다. 그것은 흔히 다른 형태의 치료에 대해 보완적인 것으로, 양자택일적인 것이 아니다.

비전문가의 훈련에 대해 한마디 덧붙인다. 건강관리 공유 프로그램은, 가정에서 건강관리를 할 수 있는 치료법을 제공하기 위해 특별히 마련된 하루 일정의 손으로 하는 강습회이다. 강습회는 어플레저 연구소가 제공하고 그 지역의 두개천골요법 개업의들이 가르친다. 이 프로그램은 미국, 캐나다, 유럽, 뉴질랜드와 일본에서 제공된다.

급성 전신 전염 상황

건강관리 공유 강습회에서 가르치는 스틸포인트 요법(CV-4)은 열을 내려 주고 환자가 홍역, 수두, 유행성 감기 등과 같은 전염성 질병의 중대한 국면을 겪는 데 도와 주는 유용한 방법이다. 보통 스틸포인트 요법은 연달아 두세 번 반복된다. 치료 후 한 시간 내에 열이 떨어질 것이다. 대개 열이 재발하지 않는다. 이것은 병의 진행과정의 변화 또는 역전상태를 나타낸다. 열이 다시 오르면 스틸포인트 요법을 반복하라. CV-4는 자율신경 조직에 영향을 미치고 척수액 움직임을 고양시킨다. 전통적 치료와 보조치료를 함께 사용하면 CV-4는 회복 과정을 종종 촉진시킬 것이다.

국부 감염, 삠, 접질림, 혹, 타박상

수세기 동안 어린아이들은 어머니에게 통증을 낫게 해달라고 요구해 왔다. 어머니들이 본능적으로 행하는 매우 세련된 특정한 방법으로 극적인 효과가 나타나는 것을 보아 왔다. 우리는 '에너지 전송' 기법을 사용한다(이것 역시 건강관리 공유 강습회에서 가르친다).

기본적으로 에너지 전송 기법은 매우 간단한 것이다. 한 손을 타박상 부분, 베인 부분, 데인 부분, 삔 부분, 접질린 부분, 감염 부분, 혹 부분 등과 반대쪽 신체 부위 위에 댄다. 이 손의 손가락들을 문제가 있는 쪽으로 가리켜 거기에 에너지를 전송한다. 이들 손가락(하나, 둘 또는 세 개의 손가락)은 보통 그들이 만지는 피부 표면에 대체로 직각을 이룰 것이다. 이제 다른 손은 컵 모양을 만들어 문제 부위에 올려놓고 그 손끝을 문제 부위 주변에 대되, 직접 대지는 않는다. 첫째 손에서 두 번째 손으로 힘이 전달되는 상상을 한다. 에너지가 한 손에서 다른 손으로 전송될 때 부상 부위는 박동을 시작할 것이다. 몇 분이 지나면 박동은 감소하고 문제 부위는 부드러워지며 낫기 시작한다. 증상이 낫고 관련된 조직이 좋아질 때까지 매일 두세 번 이 과정을 반복한다. 우리는 이러한 과정을 자연적 신체방어와 치료과정을 강화시켜 주는 증원군을 보내는 것으로 생각한다.

에너지 전송 기법은, 삐거나 접질려 발생한 심한 통증을 치료하기 위해 조직-압박균형기법(tissue-tension balancing techniques)과 연결해 아주 효과적으로 쓴다. 신체 부위는 부상을 당한 원래의 자세에서 풀리는 지점으로 거꾸로 움직인다. 이것은 영화를 거꾸로 돌려보는 것과 같다. 부상이 풀어지는 자세에서 부상을 당한 에너지 원형이 분해됨에 따라 두개천골 율동이 멈추고 조직이 부드러워진다. 그런 다음 두개천골 율동은 다시 시작되고 정상으로 돌아간다.

두개천골 율동은 분명한 삠이나 접질림의 원인이 될 수 있는, 그렇게 드러나지 않은 다른 부상 부위를 발견하기 위해 몸 전체에 걸쳐 진단될 수도 있다. 증상은 항상 문제를 일으킨 부위에 나타나는 것은 아니다. 삠이나 접질림이 에너지 전송 기법으로도 빨리 치유되지 않으면 내과의사에 의한 X레이와 더 자세한 진단이 필요할 수도 있다.

만성통증증후군

만성통증 문제는 에너지 전송과 앞에서 언급된 다른 두개천골 관련 기법들의 결합에 잘 반응한다. 가끔 심한 경우에 두개천골요법과 에너지 낭포 풀어 주기, 체성 감성 풀어 주기, 치료적 연상 및 대화와 침술을 결합한다.

관절염

여러 유형의 관절염은 전체적이고 종합적인 치료법에 잘 반응한다. 흔히 침술, 영양과 전통적 수기(manipulation)를 일반적 프로그램으로 사용한다. 가족 구성원이 CV-4 기법을 가정에서 매일 환자에게 사용할 때 좋은 반응이 나타나는 것을 보아 왔다. 이 기법은 보호자가 쉽게 배울 수 있다. 하루에 15분 정도 소요된다. CV-4 기법은 면역 체계와 체내로부터 유독 폐기물의 제거를 증진시킨다. 이것은 모두에게 유용하다.

정서 불안

일부 정서 불안은 두개천골요법에 매우 잘 반응한다. 우울증은 보통 세 가지 두개천골 감압요법으로 완화된다. 하나는 등 하부에 그리고 다른 두 방법은 머리의 특정 부위에 적용된다. 치료의 특정성 때문에 이것은 두개천골요법을 공부하고 상당한 전문적 손 기술을 취득한 요법사의 손에 달려 있다. 불안은 특정한 형태가 있는 것 같지 않다. 스틸포인트 기법(CV-4)은 일시적으로 일어나는 불안을 해소하는 데 매우 유용하지만 고질적 원인은 해결되어야 한다. CV-4 기법은 정제를 먹는 것에 비유될 수 있다. 일시적 통증 완화는 되지만 문제를 해결해 주지는 못한다. 체성 감성 풀어 주기로 불안의 근원에 다다르는 경우가 흔하다.

척추측만증

척추측만증을 일으킬 수 있는 원인은 많다. 어떤 것은 두개천골요법에 순응하지만 어떤 것은 그렇지 않다. 반응을 예측하기 전에 원인을 발견해야 한다. 두개천골요법에서 사용된 기법과 그와 관련된 치료법들은 척추를 구부러지게 한 원인을 발견하는 데 훌륭한 수단을 제공한다. 원인이 밝혀지면 적절한 치료법이 고려될 수 있다.

귀 질병

만성적 중이염은 두개천골요법에 잘 반응한다. 이명耳鳴은 상당히 잘 반응한다. 결과를 예측하는 것은 다른 귀의 질병보다 어렵다.

간헐적 뇌빈혈(소규모 발작)

간헐적 뇌빈혈은 주기적 두개천골요법 치료에 매우 잘 반응한다. 기억상실, 실신(기절)과 착감증(신체 부위의 이상 감각)을 가진 환자에게 커다란 호전을 보아 왔다.

시력 장애

시력 및 시근육視筋肉 운동(통제) 문제는 두개천골요법에 잘 반응하지만 일부는 그렇지 않다. 그 원인에 따라 다르다. 안진증眼震症은 안구가 정지해 있지 않으려고 하는 상태다. 이러한 사례 중 25퍼센트의 성공을 거두었다. 사시斜視는 엇갈려서 보는 눈에 붙은 변종의 명칭이다. 문제의 원인이 시근육의 신경 통제에 있을 때 50퍼센트 이상의 전반적인 호전 결과를 얻는다.

녹내장의 원인은 매우 많아(어머니와 남편 등의 부정행위가 보고 싶지 않은 여인의 사례를 기억하라) 개별적으로 고찰해야 한다. 시력의 예민함을 회복하는 데 상당히 좋은 결과를 보아 왔다. 어떤 때는 현저하게 회복되지만 전혀 효과가 없을 때도 있다. 그것은 문제에 대한 원인에 달려 있다.

치료 에너지의 사용 25

이 장은 1997년 2월에 쓴 글로서, 1990년 초판의 최신판이다. 두 개천골 조직에 대한 연구는 1970년대 초기에 시작되었다. 세월이 흐름에 따라 이 조직에 대한 관련이 계속되고 깊어지면서 내 마음이 열리고 사고 과정이 혁신적으로 되었다. 이 장에서 내가 탐색하는 방향, 전적인 것은 아니지만 부분적으로나마 두개천골 조직과 그 진단 및 치료에 관해 적었다.

주요한 과제는 그렇게 많은 분야에서 동시적으로 연구하는 데 필요한 적응력이었다. 여러분을 각양각색의 광범위한 초점을 가진 사람으로 열리게 한 것은 훌륭한 교훈이었다. 거기에는 책임의 위임이 필요하며 다시 신뢰할 수 있는 능력을 요구한다. 처음 두개천골 조직을 경험한 이래 내 인생에 들어온 과정들을 통해 신뢰야말로 인생의 불안과 걱정에 대한 해답이라는 것을 알았다. 그것은 그렇게 많은 일들이 계속되는데도 밤에 잠잘 수 있도록 해주는 바로 그것이다. 신뢰가 없으면 걱정과 불면증을 쉽게 야기한다. 두개천골요법은 신뢰를 가르친다. 그것은 두개천골 조직을 믿고, 환자 또는 고객의 내부 지혜를 믿으며, 치료촉진자로 믿도록 가르친다. 두개천골요법과 체성 감성 풀어 주기는 여러분의 자아가 판단을 흐리는 시점을 깨닫게 한다. 거기에는 여러분의 자아가 사물을 정확히 볼 수 있는 능력을 갖추는 것이 필요하다. 이러한 여정에 관한 최초의 연대기가 발간된 이래 발생한, 놀라운 관찰과 사건 중 몇 가지를 함께 보고자 한다.

다수의 손/다수의 치료사에 의한 치료

치료에서 우리는 이것을 단순히 '다수의 손'에 의한 기법이라고 부른다. 이것은 같은 환자/고객을 동시에 치료하는 최소한 두 사람의 치료사가 있다는 것을 의미한다. 대개는 서너 명의 치료사가 팀을 이루어 한 사람의 환자/고객을 치료한다. 나는 10명이나 되는 치료사와 함께 한 사람을 치료한 적도 많다. 그러나 다수의 손이란 서너 명의 치료사, 다시 말하면 치료를 하는 여섯 개 또는 여덟 개의 손을 의미한다.

강의기법으로 활용하면서 다수의 손에 의한 치료에 빠져 들었다. 두개천골요법은 손을 사용하는 양식이다. 최선의 방법은, 치료를 할 때 학생들이 그들의 손을 환자의 몸에 대고 두개천골요법에 따라, 환자의 신체 변화를 그들이 느끼고 경험하는 것을 배울 수 있게 하는 것이라는 생각이 들었다. 이러한 상황은 학생의 기술 수준을 평가할 시간이 되었을 때 역전되었다. 학생의 노력에 대한 환자/고객의 체내반응을 관찰하는 동안 학생들에게 주어진 일련의 두개천골요법을 수행하도록 요구했다.

곧 이러한 상호작용은, 환자에 대한 내 치료를 보완해 줄 기법을 동시에 실행해 주도록 학생들에게 요구하기 시작한 수준으로 발전했다. 학생들이 단순히 관찰을 하는 것보다 기여를 할 때 치료가 훨씬 효율적이고 시간이 절약된다는 사실을 깨닫기 시작했다.

오늘날(1997년 초기) 다수의 손에 의한 치료는 고도의 기술을 가진 두개천골요법 개업의들이 여러 환자/고객을 거의 텔레파시로 함께 치료하는 수준에 이르렀다는 말은 거의 필요 없고, 치료팀의 각 구성원은 동일한 감각을 느끼며, 각 치료사의 작업은 거의 항상 전체적인 팀의 노력에 보완적이다. 대개 한 사람의 치료사는 '팀의 리더' 다. 이것은 치료 소견 문제가 발생하면 이 팀의 리더가 최종적인 결정권을 갖는다는 의미다. 다수의 손에 의한 치료현장에서 치료사들간에 의견이 일치하지 않는 경우는 극히 드물다. 치료법이나 판단에서 이견이 발생할 때 자기 주장들은 아주 분명하게 억제된다. 보통은 한두 마디면 발생된 문제를 해결하는 데 충분하다.

세월이 흐르면서 개업의들은 치료과정이 시작되기 전에 서로 안면이 있어야 할 필요가 전혀 없다는 사실 또한 분명해졌다. 이것은 종종 내 경험에서 사실로 입증되었다. 왜냐하면 나는 5~10명의 참여자 단체를 대상으로 개인 교습식 세미나를 개최하고 있기 때문이다. 이들 개개인은 서로 먼 지역 출신일 수도 있었다.

종종 소규모 단체는 심지어 국제적일 수도 있다. 언어 장벽이 있을 수 있으나 그렇게 중요한 것 같지 않다. 보통은 몇 분이 안 되어 다양한 경력과 환경을 가진 치료사들은 하나의 단위처럼 치료를 할 것이다. 그것은 가끔 내가 학교를 졸업하기 위해 재즈 피아노 연주자로 일하던 시절을 회상시킨다. 클럽에서 음악으로 손님을 맞이하거나 댄스곡을 연주하려고 할 때, 서너 사람은 악기를 풀고 '조율' 준비를 하면서 처음 서로 만나는 경우가 허다했다. 다음 4~6시간을 함께 연주했을 것이다. 밤이 끝날 무렵이면 보통 수년간 서로 알고 지내온 것 같았다. 대개 개시 음악을 반쯤 하다 보면 모두는 같은 음악적 파장을 타고 있었다. 그룹 중 한 사람이 처음 두세 곡이 끝날 때까지 그러한 파장을 타지 못하면 결코 나머지 사람들에게 받아들여지지 않거나 음악적 재능이나 취향 또한 그랬을 것이다. 이러한 일이 발생하면 그날 남은 밤은 조화를 이룰 수 없는 음악가를 감싸 감춰 주는 시간이 되었을 것이다.

이와 유사한 유대관계가 다수의 손에 의한 두개천골요법 치료에서 발현된다. 그러나 나는 두개천골요법 그룹의 유대가 더 강하고, 더 빨리 나타나며, 그룹의 나머지 사람과 '조율'하지 못하는 치료사의 수도 적고 두개천골요법 그룹 내의 '텔레파시적'이고, '열정적' 의사소통이 내가 참여한 음악 그룹보다 훨씬 강력하고 풍부하다고 믿는다.

왜 우리는 다수의 손에 집단치료작업을 하는가? 주요한 이유는 환자/고객들이 급수적으로 보다 빠르고 보다 효과적으로 치료되기 때문이다. 나는 예전에는, 그룹이 다수에 의한 치료로 이룰 수 있는 것을 나 혼자 하면서도 할 수 있다고 믿곤 했다. 나는 이제 더 이상 그것을 믿지 않는다. 나 혼자서는 아무리 오래 붙들어도 결코 성취할 수 없다고 확신하는 일들이 환자/고객들에게서 일어나는 것을 보아 왔기 때문이다.

다수의 손, 다수의 치료사에 의한 치료가 훨씬 효과적이라는 데는 두세 가지 이유가 있다. 그 중 하나는 개별적인 치료사 각자의 기술이 집단을 통해 두루 확산된다. 혼자 치료를 할 때보다 집단으로 치료할 때가 더 잘 깨닫고 기술이 증진된다.

치료사들이 '공통적 지식의 공동이용 시설'을 만들어 우리가 공동이용 시설 안에 있는 모든 지식을 소유하는 것과 같다. 따라서 기술 수준은 산술적으로 증가하는 것이 아니다. 그것은 로그급수적이지는 않더라도 최소한 기하급수적으로 증가한다. 집단의 에너지와 마음가짐에도 동일하다.

때로는 다수의 손에 의한 치료효과가 거의 기적에 가깝게 보인다. 동일한 환자/고객이 개별적 치료사로부터 한 사람이 치료한 후 곧 다른 사람에게 치료를 받는 경우 개별적 치료의 연이은 치료효과는 다수의 손에 의한 치료효과보다 훨씬 적을 것이라는 점을 나는 확신한다.

다수의 손에 의한 치료는 당장에는 비용이 많이 드는 것이 분명하지만 장기적으로는 이러한 형태의 치료가 훨씬 비용 절약이라는 것을 확신한다. 그것은 일상적인 치료법을 거부해 온 어렵고 만성적인 문제에 대한 궁극적인 이상이다.

두개천골요법-체성 감성 풀어 주기와 외상 후 압박 장애

내가 두개천골요법(CST)과 체성 감성 풀어 주기(SER)와 인연을 맺기 시작한 이래, 거의 악몽, 환각 재발, 집중 불능, 반복적으로 간섭하려는 생각, 실신 등으로 고생하는 환자/고객들에게서 정말 놀랍고 긍정적인 결과를 보기 시작했다. CST-SER 치료 기간 중 거의 예외 없이 이 사람들은 그들 몸에서 엄청난 양의 구속적 외부 에너지를 방출했다.

그들은 외상을 재경험하면서 가혹한 외상 발발 사건을 재경험하는 일이 아주 흔히 있었다. 때로는 외상을 한참 후에 회상했다. 회상은 그날 밤 꿈에 나타날 수도 있고 하루, 1주일, 한 달, 심지어는 1년 후에 총체적으로 또는 많은 조그만 단편들로 나타날 수도 있다. 대부분은 치료 기간 중 또는 하루 정도 지나 회상이 의식적 자각 속에 들어온다. 이러한 기억들이 가볍게 감성적 충격만 가해도 출현하는 경우가 아주 흔하다. 그것은 마치 신체 에너지 풀어 주기가 외상적 기억에서 엄청난 힘을 얻고 있는 것과 같다.

외상 발발 사건에 대한 기억은 환자/고객으로 하여금 사건에 대한 참기 어려운 회상을 맛보지 않게 해줄 의도를 가진 마음의 일부에 의해 전적으로 억압된 것이라는 이론을 세울 수도 있다. 그러나 억압의 대가는 크고, 악몽 등에서 입증된 바와 같이 억압이 완전히 효과적인 것은 아니었다.

에너지 풀어 주기와 외상 발발 사건의 의식 속으로 회상이 있은 후 증상들은 완화되었으며, 생활의 질과 성취 능력의 개선은 아주 놀랄 만했다. 내 경험으로 보면 환자들이 줄지어 나에게 왔다. 그들은 CST-SER 치료를 받고 짐에서 해방되었다. 여기서 외상의 경험이 환자 누구에게나 문제의 원인이 될 수 있다고 유도하는 것도, 암시하는 것도 아니라는 점을 강조해야 하겠다.

풀어 주기와 회상은 모두 내가 강요하지 않아도 환자들 스스로 내부에서 나왔다. 영상이 나타나기 시작할 때 '계속해요' '계속하세요' '제가 함께 있어요' 등과 같은 말을 해줌으로써 치료 과정을 격려할 뿐이었다. 나는 그들이 혼자가 아니며 잘해 내고 있다는 것을 알려 주고 싶었다.

CST-SER 과정이 아주 효과적인 것이 분명해진 후, 나는 그것을 고급과정의 CST 학생들에게 가르치기 시작했다. 강간 피해자, 사탄 숭배 희생자, 아동학대 피해자, 재앙적 사건의 생존자 등에 대해 성공적인 치료를 했다는 보고가 계속 쇄도했다.

이와 같은 시기에 외상후압박장애(PTSD)의 개념이 공식화되었다. 그리하여 진실한 심리정서적 또는 뇌기능장애로 받아들여졌다. 우리는 PTSD 환자들을 치료해 대단한 성공을 거둔 것이다.

통계를 좀더 조사해 보면, 250만 명이 넘는 미군들이 베트남 내전에 배치된 것으로 나타난다. 이들 중 약 50만 명이 격렬한 전투에 참여했다. 조사 당시 군인들 중 25만 명이 PTSD 증상을 체험한 것으로 추정되었다. 이 증상들에는 자주 반복되는 악몽, 다양한 자극으로 일어나는 반복적 환각의 재발, 정서적 느낌의 불능, 정서적 애정 형성 불능, 의심 및 망상증, 적대감 등이었다(때로는 통제불능의).

또한 폭력적 '방어' 행위에 관여하려고 하는 계속적인 준비태세로 발현되는 각성과민, 우울증, 성적 불능, 사회적 소외, 물품 낭비 및 중독 등이 포함된다. 이 모든 증상들과 함께 배우자 학대와 이혼율이 매우 높은 것은 물론이다. 1996년 현재, 베트남 행정청의 조사에 따르면 베트남 행정청 병원과 의원에 약 2만 6천여 명의 환자가 적극적으로 치료를 받고 있는 것으로 나타났다. 환자들은 30만 번 이상 진료를 받았다. 증상의 완화 그리고 사회 복귀, 즉 사회로의 재진입에 관한 결과는 미미했다.

앞에서 언급된 설명에서 여러분은 생생한 묘사와 책임을 볼 수 있다. 나는 CST-SER 치료 과정을 시험하기로 결심했다. PTSD 문제로 고생하던 베트남 참전병 한 사람과 연결되었다. 이번에는 그가 다섯 명의 다른 PTSD 환자를 설득해 참여시켰다. 그들 중 네 명은 수년 동안 베트남 행정청의 치료 프로그램에 참여했다. 다른 참여자는 임의로 치료를 받지 않았는데 고통은 심했다.

2주간의 집중 치료 프로그램을 마련했고 1993년 3월 시작했다. 여섯 명의 환자를 위해 18명의 치료사가 동원됐다. 매일 오전 10시에 치료를 시작해 적당한 시간까지 참전병들에게 CST-SER 치료를 했다. 보통 오후 5~6시 사이에 그날의 치료가 끝났다. 멀리서 치료에 참여하기 위해 온 여섯 명의 치료법사와 함께 참전병 여섯 명 모두를, 바다가 보이는 조그만 모텔에 투숙시켰다. 여기서 치료 과정을 상세하게 설명하지 않겠다. 그것은 다른 책에서도 가능하기 때문이다. 여섯 명 모두 아주 잘해 냈다는 말로 충분하다. 2주간의 프로그램을 시작할 때와 마칠 때까지 중립적인 자세였던 정신과의사는 참전병과 면담한 내용을 비디오에 담았다. 1년 동안 여섯 명 모두에게 성공적인 후속 치료를 했다.

그후 3년 동안 세 명과 주기적으로 계속 연락을 취했다. 참전병 중 네 명은 이제 소득이 있는 직장을 다니고 건강도 좋다. 한 명은 두개천골요법 세미나에 참석하고 귀가하던 중 교통사고로 사망했다. 그는 CST 개업의가 되어 다른 PTSD 참전병을 치료하기 위해 훈련을 받기로 결심했다. 그가 죽지 않았더라면 이 분야에서 신화적 존재가 되었을 것이다. 다른 참전병은 가끔씩 알코올 중독으로 흥청망청 보낸다. 그러나 프로그램 치료를 받은 후로는 더 이상 다른 약물을 사용한 적이 없으며 자살을 기도해 본 적도 없다. 치료 프로그램 전에 그는 세 번 자살 기도를 한 기록이 있으며 산발적인 헤로인 복용과 함께 주기적으로 코카인을 사용했다.

최악의 PTSD 중의 하나를 치료하기 위한 양식으로서 CST-SER은 당당하게 예비시험을 통과했다. 현재 더 많은 치료 프로그램과 관심 있는 치료사들을 위한 훈련 프로그램의 후원자를 찾으려고 열심히 노력하고 있다. 2주일간의 치료는 노동 집약적이다. CST-SER 기법으로 다수의 손에 의한 치료가 필수적이다. 모든 것은 전 과정을 매우 비싸 보이게 한다. 한편 나는 완전히 건강을 회복한 네 명의 참전병들이, 우리의 프로그램에 참여하기 전에 받았던 훨씬 비효율적인 치료에 들었던 비용이 얼마나 되었을 것인지 궁금하다. 프로그램 이후 비용이 들었다 해도 그렇게 많이 들지 않았다는 것을 안다. 우리는 이 프로그램을 실행하고 계속하기 위해 정말 지원이 필요하다.

부유浮遊 탱크

1984년 여름 어느 날, 친구 한 사람이 바다가 보이는 콘도 8층의 거실에 설치된 격리 탱크에서 치료하도록 나를 초대했다. 몇 년 전 의학박사 존 릴리의 글 중에서 격리 탱크에 관해 읽은 적이 있었다. 초대를 수락하고, 거꾸로 된 장화 장치를 신은 채 20분 동안 거꾸로 매달린 다음, 피부에 있는 기름과 땀을 제거하기 위해 전신 샤워를 했다. 그 다음 어쩌면 뚜껑이 있는 관처럼 생긴 탱크에 들어갔다. 나는 발을 들어 탱크의 옆으로 들어가면서 나의 발로 물의 부력을 접했을 때 느낀 이상한 감각을 결코 잊을 수 없다. 나는 문자 그대로 발을 밀어 탱크의 밑바닥에 닿아야 했다. 그것은 50퍼센트 정도의 엡섬염(마그네슘 황산염) 용액이었기 때문에 부력이 있었다.

친구는 나에게 물 위에 등을 대고 누워 편하게 있되, 눈을 상할 염려가 있기 때문에 물이 눈에 들어가지 않도록 주의하라는 점을 분명히 했다. 나는 엡손염수 한두 방울이라도 입에 들어가면 그렇게 좋은 맛이 나지 않는다는 사실 역시 발견했다. 그것은 놀라웠다. 물 위에 누웠다.

즉시 나는 몸 안에서 무중력상태에서 오는 자유를 느꼈으며, 침대나 소파, 바닥 등에 누워 다른 자세를 취하기 위해 미끄러지려고 할 때, 피부가 느낄 수밖에 없는 마찰이 없는 것을 느꼈다. 나는 즉각적으로 근육이 이완되기 시작하는 것을 느낄 수 있었다. 이 근육 중 많은 것은 서 있거나 앉아 있거나 누워 있거나 걷거나 롤러스케이트를 타거나 춤을 출 때와 마찬가지로 의식수준으로 눈치챌 수 없도록 하면서 중력의 균형을 유지하기 위해 끊임없이 노력하는 근육이었다.

그때 친구는 탱크 뚜껑을 닫았다. 암흑이 계속되었다. 약간 물을 튀기거나 목소리로 내는 소리를 제외하고는 아무런 소리도 없었다. 무중력상태로 들어갔을 때 위장이 계속 꿈틀거리는 소리를 아주 잘 알아챌 수 있었다. 숨소리를 들었으며 조금 후에는 심장박동도 들었다.

'자기 자신'과 신체 부위와 기능을 알게 되자 깊은 이완의 '변화된 상태'가 되었다. 이러한 상태로 단순히 있기 시작하면서 내 방정식에 시간 개념은 더 이상 없었다. 어떤 때는 내 몸이 마치 골반이나 다리가 꼬리를 이쪽 저쪽으로 흔들어대는 물고기의 하부 조직인 것처럼, 물고기 같은 움직임을 시작했다. 이러한 움직임은 기분이 좋고 편했다. 내 몸 안의 신경생리학자가 이러한 움직임을 '상호 신경 전파'의 표출과 연관시켰다.

원리는 이러하다. 즉, 몸통이 어떤 시발점을 지나 한쪽으로 굽으면 다른 쪽 몸통 근육이 수축된다. 그렇게 함으로써 신경 충격이 몸통이 굽은 쪽에서 다른 곳으로 전환되며 그 근육들은 이완된다. 이제 몸통을 측면이 굽은 시발점을 통과할 때까지 반대 방향으로 굽힌다. 그때 신경 충격은 다시 반대쪽으로 전환되며 근육 수축과 그 방향으로 측면 굽힘을 유발한다. 측면 대 측면 운동이 매우 느리고 느슨하게 계속되었다. 몸을 굽힐 때마다 내 몸통 근육을 훨씬 이완시키는 것 같았다. 몇 번은 내 척추골이 척추 정골 수기를 할 때 들을 수 있는 것처럼 크게 터지는 듯한 소리가 들렸다. 그것은 놀라운 경험이었다. 곧 친구가 뚜껑을 열었고 나는 탱크 밖으로 나왔다. 중력과 시야와 소리가 있는 세계로 돌아왔다. 나는 1시간 20분 동안 격리 탱크 안에 있었다. 내 몸이 느슨해지고 유연해진 것을 느꼈다. 그러나 나와서 걸으며 샤워를 하고 옷을 입으면서 중력과의 분투가 다시 시작되자 옛날의 압박이 모습을 다시 드러내는 것 같았다.

이것이 두개천골요법과 무슨 관계가 있는가? 무엇보다도 진정한 두개천골요법은 종종 우리의 몸 안에 위와 같은 이완된 감각을 느끼게 해준다. 이 요법은 환자/고객에게 매우 이완되고 치료에 적기라고 믿어지는 상당히 변화된 의식상태를 만들어 준다. 커다란 의문이 오래 전에 내 마음속에 일었다. 1990년에 들어서 심각하게 그 문제를 고려할 만한 시간과 자원을 갖게 되었다. 두개천골요법과 부유 탱크 경험을 결합하면 어떤 결과가 될까?

약간의 쇼핑을 한 후 내 주문대로 탱크를 제작해 줄 회사를 찾았다. 나는 환자/고객을 물 위에 눕히고 치료사 여섯 명까지 환자를 치료할 공간이 있는 작업장을 탱크 내부에 설치하고 싶었다. 너비 6피트에 길이 10피트의 탱크를 제작했다. 그리고 수위를 30인치까지 조절했다. 그것은 우리가 원한대로 방음과 차광이 되도록 제작되었다. 엡솜염 용액은 약 50퍼센트의 농도로 유지되었다. 물의 온도는 화씨 96도로 계속 유지되었다. 물은 매일 오존으로 여과되고 처리되었다.

우리는 몇 사람의 발작, 머리 부상과 척수 부상 환자를 치료했다. 모두 약간은 마비 증세가 있었다. 뇌나 척수 문제로 고통을 받는 마비환자들의 상태는 경련, 부상, 고혈압, 그리고 불용 근육에 원인이 있다는 것이 내 느낌이었다. 우리의 의도는 부유 탱크에 있는 동안 두개천골 조직을 치료하는 것이었다. 이것은 실제로 중력과 마찰이 없는 환경에서 근육, 관절, 인대, 근막筋膜 등을 치료할 수 있게 해주었다.

우리의 결과는 매우 고무적이었다. 일부 마비상태는 뇌와 척수가 호전된다고 하더라도 말초적 근육골격에 의해 스스로 계속되는 것이 사실이다. 환자가 탱크에 떠 있는 상태에서 중력의 영향하에서는 결코 발견하지 못할 매우 섬세한 '문제 유발' 부위를 발견할 수 있었다. 이 부위들을 발견하고 그 안의 경련을 풀어 주었을 때 보통 환자의 기능이 현저히 개선되고 아픔이 덜해지는 것을 보았다.

또한 관상동맥 측관수술 후에 복부와 가슴에, 그리고 측관수술을 위한 재료로 사용하기 위해 혈관을 떼어 낸 다리와 서혜부鼠蹊部에 수술 후 유착이 발생한 환자(고객)들을 치료했다.

이러한 유착이 발생한 경우 유착 지점의 위치를 정확히 밝혀 물의 부력을 치료 도구로 사용함으로써 그것들을 풀어 줄 수 있었다. 복부 내의 유착을 풀어 주기 위해 탱크 바닥에 있는 환자(고객)의 골반을 강하게 쥐는 경우가 아주 흔하게 있었다. 용해액의 부력이 내부 기관으로 하여금 몸 안에 있기는 하지만 수면 쪽으로 떠오르게 하려는 것 같다. 그때 부력을 내부적으로 작용된 견인으로 이용했다. 몸의 위치를 정확히 취하게 함으로써 유착이 풀리는 것이 임상 결과로 나타났다.

탐험이 진전됨에 따라 소리와 빛으로부터 격리를 점점 덜 사용하게 되었고 결국에는 전혀 사용하지 않았다. 두개천골요법은 소리와 빛의 격리에 의한 것보다 효과적으로 이완상태를 조성했다. 격리된 모양에서 풀어 주기는 치료사에게 더 효과적인 치료를 가능하게 해주었다.

탱크로 최근 약간 악화시키는 문제를 경험했다. 따라서 현재로서는 탱크가 없는 상태다. 그것이 없어진 것을 몹시 안타깝게 생각하고 있으며 새로운 탱크를 설계한다. 최대의 결과를 얻기 위해 종종 한 사람의 환자(고객)에게 대여섯 사람의 치료사를 붙이기 때문에 좀더 큰 규모가 될 것이다. 좀더 많이 움직일 수 있도록 해주는 역량이 중요하다는 것을 발견했다.

치료 중 '자유로운 풀어 주기' 과정에서는 상당한 기간 동안 경련성 마비를 갖는 환자(고객)들이 효험을 얻는다. 부유 탱크의 격리 모양으로 성가시게 하지 않을 것이다. 실제로 도움을 주는 것은 방정식에서 중력이 고려 대상이 되지 않게 해주는 따뜻한 엡솜염수에서 작업하는 다수의 손을 가진 훌륭한 팀이다. 또한 용해액에 있는 많은 마그네슘 이온이 긍정적인 효과를 내는 것이 아닌가 하는 강한 생각을 갖는다.

다수의 손에 의한 치료처럼 부유 탱크를 사용하는 비용은 더 많이 들지만 결과는 훨씬 양호하고 더 빠르다. 따라서 그후로는 환자(고객)의 건강관리 비용이 훨씬 덜 들게 된다.

집중하기

그라운딩(grounding)은 많은 뜻을 갖는다. 신체치료 분야에서 그라운딩은 보통 쓸데 없이 밀려오는 생각들을 마음속에서 떨쳐 버리고 에너지를 집중해 동조시키는 순간을 갖는 것을 의미한다. 그것은 여러분 앞에 있는 환자/고객에게 막 하려고 하는 것에 집중하는 것을 의미한다.

여기서 나는 '신체' 자체가 아닌 '인체'를 가리키는 것으로 사용한다. 물리학과 전기학에서 그라운딩은 다른 뜻을 갖지만 약간은 유사하다. 그것은 전하電荷를 땅에 접지시키기 위해 전선과 같은 전도체를 사용하는 것을 뜻한다. 이것은 피뢰침의 원리와 같은 것이다. 나는 두 종류의 그라운딩을 어떤 환자에게 사용하리라고는 상상도 못 했다. 치료실로 들어가면서 첫 유형의 그라운딩을 하기 위해서는 항상 몇 초가 걸린다. 전기물리학적 용어의 의미에서 이러한 환자들을 그라운딩하리라고는 상상하지 못했다.

이야기는 이러하다. 약 5년 전 순회법원 판사가 나에게 왔다. 그는 고치기 어려운 두통으로 고생했다. 나는 몇 번이고 전신 진단을 했다. 결과 항상 척수와 척추골에서 과잉 에너지를 찾아냈다. 그 이상 문제 되는 곳을 알아낼 수 없었다. 그리고 그것은 전형적인 운동에 대한 제약인 것 같았다. 그것은 모두 파괴되고 과잉활동적인 느낌이었다. 이전에 이와 같은 에너지를 느낀 유일한 경험은 220볼트 전선에 감전사고를 당한 청년에게서였다. 그는 며칠 동안 혼수상태로 1주일 정도 입원했다. 나는 그를 미시간 주립대학에서 연구작업을 할 때 보았다. 그의 에너지 역시 파괴되고 과잉활동적이었다. 전신에서 그런 것 같았다. 판사에게 그랬던 것처럼 문제의 위치를 거의 찾아낼 수 없었다.

내 기억으로는 첫 번째 청년과 판사 사이에 두 사람 더 감전사고 환자가 있었다. 그들의 과잉에너지를 내 자신의 몸을 통해 배출시키려고 노력하면서 꽤 잘해 냈다. 두 경우 모두, 주로 관절염 통증에 대한 증상의 개선이 50~75퍼센트 정도 이루어졌다. 그러나 이것이 매우 비효율적인 치료방법이라는 것을 직관적으로 알았다. 역시 그러한 치료법은 나를 탈진시켰다. 치료에 뒤이어 몇 시간 동안 많은 고통과 통증이 생겼다.

판사는 감전사고를 당한 것이 아니었다. 에너지는 본질적으로 미골에서 머리 정상까지의 선상에 있었다. 두통 완화에 관해서 아무런 도움도 주지 못했다. 그때 그는 "두통이 엄습할 때 전광이 내 꼬리에서 머리로 스쳐가는 전기 충격과 같은 느낌이 들었다. 그리고 언제 그러한 일이 벌어질지 전혀 모른다"라고 마법적인 말을 했다.

직관을 믿는다. 무언가 나에게 전기물리학적 의미에서 그를 그라운딩하라고 말해 주었다. 당시 그에게 극심한 두통이 있었다. 나는 그의 엄지 발가락을 싱크대 아래에 있는 배수 파이프에 동선으로 연결했다. 몇 분이 안 되어 두통이 가라앉기 시작했다. 이와 동시에 내가 느낀, 과잉활동적 에너지가 진정되었다. 진단하기 어려웠던 그의 두개천골 조직이 정상화되는 것 같다. 통증 완화는 대략 36시간 밖에 지속되지 못하고 다시 두통이 시작되었다. 전선 그라운딩(접지)을 다시 사용해 효과를 보았다.

판사는 멀리서 살았다. 문제의 원인이 무엇인지 전혀 몰랐으나 문자 그대로 자신을 접지시킴으로써 상황을 통제할 수 있다는 점을 발견해 냈다. 그는 4피트 길이에 0.5인치 굵기의 동 파이프를 구입해 포장 용도가 아닌, 땅을 짚는 지팡이로 사용했다. 약 6개월 후 소식을 들었는데 여전히 잘해 내고 있다고 했다.

판사의 사례 이후 두 사람의 두통환자를 접지방법을 통해 성공적으로 치료했다. 이제 중요한 부분이 나온다. '반사적 교감신경 근위축증'이라는 의학적 상태가 있다. 그것은 가혹하고 참을 수 없는 통증과 동의어이다. 효과적인 치료는 없다. 이러한 가혹한 통증을 가진 40세의 여성이 멀리서 찾아왔다. 그녀는 동료 중 한 사람인 리사 스퀘어 박사가 보았는데, 리사와 나는 그후 결혼했다.

리사는 환자가 몸에 손이 닿는 것을 싫어하므로 이 환자에 대해 물어보라고 했다. 치료과정에서 환자에게 손을 댈 수 없다면 소용이 없다. 나는 환자에게 손대지 않고 신체 에너지 분야만 감지하면서 진단했다. 에너지는 매우 뜨겁고 강력했으며 내 손이 3~4인치 거리를 두면 통증으로 비명을 질렀다. 옷을 입는 것이 커다란 통증을 주었다(프랑스에서 간뇌의 시상視床 발작에 이은 유사한 통증을 가진 환자를 본 적이 있었다). 이 여성은 교통사고에서 다친 왼쪽 팔을 수술한 후 통증이 일어났다. 수술 후 수주일 동안 통증은 강도를 더해 갔다.

전선으로 그라운딩해야 하겠다고 생각했다. 10분도 안 되어 비명을 듣지 않고 그녀를 만질 수 있었다. 전신 통증치료를 위해 침술을 행하고 그녀의 고통에 기초해 다음 단계로 이동했다.

요컨대, 동선 그라운딩과 침술의 사용으로 문제의 원인이 왼쪽의 목과 등 상부의 접합 부분에서 팔로부터 주요 교감신경절에, 신경 충격이 비정상적으로 높게 유입되는 데에서 발생한다는 결론을 내렸다. 이것은 방사상 신경절이라고 한다. 전체 통증 지각조직이 과도하게 활성화되었다.

2주간 매일 치료를 받은 후 상당히 양호한 상태로 집에 갔다. 남편은 집 주변에 머물 수 있도록 30피트짜리 전선으로 싱크대 배수구에 그녀를 그라운딩시켰다. 약 6주 후 추가치료를 받기 위해 돌아왔으며 그때 이후로 두 번 더 방문했다. 각 방문은 2주간이었다.

이 글을 쓸 때 그녀가 옆에 있다. 그녀는 왼쪽 팔, 왼쪽 손과 어깨의 수술 부위에 통증이 있다. 그곳말고는 통증이 없다. 전신에 걸친 반사적 교감신경 근위축증이 재발할 위험이 사라지도록 그녀의 왼 팔에서 완전히 통증을 없애고 움직일 수 있게 하고 싶다. 우리와 두 번째 치료를 받은 이후로는 접지 전선을 사용하지 않았다. 이제 주요 관심은 신체조직이 자유롭게 움직일 수 있도록 회복시켜 주는 것이다.

이 환자 이후 그라운딩에 잘 반응하는 반사적 교감신경근위축증 환자가 두 사람 더 있었다. 다른 사람에게는 그것이 필요 없었다. 신경조직이 전위電位를 발생시키는 점을 감안하면 어느 정도 일리가 있다. 전위를 너무 많이 만들어 과잉분을 처리할 수단이 없다면 그 중 일부가 통증 감각기관을 자극할 것이다. 그라운딩함으로써 간단하게 과잉전위를 배출한 다음, 과잉생산의 원인을 탐색하고 치료한다.

다이버가 현기증을 느낄 때

다이버가 현기증을 느끼면 다른 직업을 찾기 시작해야 할 시점이다. 그것은 세계 정상급 다이버 사이에서 전승된 교훈이다. 그들의 훈련과 실제 경기에서 몸이 필연적으로 느끼는 엄청난 수치의 현저한 압력 변화를 감안하면, 균형유지 장치가 혼란을 일으킬 수도 있다는 것은 타당해 보인다. 결국 압력의 변화는 귀로 들어가 매우 섬세한 평형조직이 위치한 이실耳室 내부에 머문다.

매리 알렌 클라크는, 조지아 주 애틀랜타 하계올림픽 10미터 다이빙 부분에서 동메달을 획득했다. 1995년 9월 중순, 어플레저 연구소의 건강망(HeathPlex) 임상 서비스에서 그녀를 처음 보았을 때, 그녀는 선수로서 다음 올림픽 경기에 참여하는 것을 거의 포기하려고 했다.

그녀는 심각한 현기증으로 발전되어 있었기 때문에 그 이전 약 1년 동안 훈련할 수 없었다. 증세가 매우 나빠서 다이빙을 그만두기 전에는 가끔씩 물에 들어갈 때 당황해했다. 얼마나 당황스러웠던지 수면 위로 올라가는 대신 그 밑바닥으로 수영하는 경우도 있었다. 그녀는 이 증상을 치료하기 위해 "안 가 본 곳이 없고 안해 본 짓이 없었다. 그러나 아무것도 도움이 되지 못했다"고 할 정도였다. 해결책은 전혀 없었던 것 같았다. 다이빙을 할 때마다 더 악화되었던 것 같았다. 그래서 그녀와 코치는 다이빙을 그만두기로 결정했다.

첫 치료에서 매리 알렌은 광범하고 다양하게 건강관리 치료를 받은 경험을 길게 이야기했다. 그러나 한 귀로 듣고 한 귀로 흘렸다. 문제의 원인을 발견하고 싶을 때는 신선하게 출발해야 한다. 다른 사람/의사의 의견에 영향받게 할 수는 없다. 그들이 진정한 해결책을 찾았더라면 여러분 앞의 환자가 여러분을 찾을 필요가 없을 것이다.

그녀 몸 전체 조직의 유동성을 진단하기 위해 내 손을 사용해 전신 진단을 마쳤다. 나는 제한된 부위를 찾았다. 찾는 과정에서 그녀의 증상에 개의치 않았다. 나는 그녀의 몸통 안에서 신체에 대한 외상적 타격에 의해 발생되었을 가능성이 매우 높은 몇 개의 중요한 에너지 낭포를 발견했다. 나는 아주 쉽게 에너지 낭포를 풀어 주었다.

그녀는 새로운 다이빙을 배우는 동안 연습과정에서 등, 복부, 옆구리 등을 흔하게 물에 부딪힌 것을 확인해 주었다. 그녀가 물에 충돌하는 속도는 시속 35마일이었다. 여러분이 몇 피트 위에서 복부를 부딪치며 수면으로 떨어져 본 적이 있다면, 상대적으로 평형한 신체 부위가 물에 부딪힐 때 그 물이 얼마나 충격적이었는지 기억할 것이다. 매리 알렌은 훈련 중 매일 50번씩 다이빙하는 경우가 종종 있었다고 말했다. 따라서 그녀는 매일 50번씩 시속 35마일로 물에 부딪혔으며 훈련 시간의 10퍼센트 정도를 부당하게 물과 부딪힌 셈이다. 또한 그녀는 다이빙마다 15~16피트 정도 물 속으로 들어갔다. 그것은 전신에 대한, 특히 귀가 열려 있는 머리에 대해서는 큰 압력 변화다. 나는 이것이 의학적 관심이 평형장치의 입구로서 그녀의 귀에 집중된 이유였다고 생각한다.

첫 치료에서 몸통 에너지 낭포를 해소했다. 다음 치료에서 전신 감정이 그녀의 왼쪽 무릎으로 향했다. 그녀는 배우고 있던 새로운 다이빙의 일부였던 다양한 몸뒤틀기 등을 연습하던 중 트램펄린 사고에서 무릎을 심하게 삐었다. 그녀는 무릎 부상에 별로 주의를 기울이지 않았다.

그녀가 통증이 나타나는 것을 부인하는 데 숙달됐기 때문에 이처럼 행동할 수 있지 않았을까 하고 생각한다. 문제가 발전되면서 무릎 부상이 그녀의 골반과 등 하부에 의해 보상되도록 했다는 것이 명백해졌다. 골반이 왼쪽으로 당겨져 있었다. 척추는 그 대가로 뒤틀려 머리가 목 위에 비정상적으로 위치해 있도록 한 원인이 되었다. 주로 오른쪽 후두골과 측두골에서 발견된 문제와 후유증 치료에 초점을 맞추었다. 그러자 호전되기 시작했다. 나는 그녀를 매주 보았으며 10월 말까지 그녀는 약간의 신체조절 운동을 재개했으나 아직 고도 다이빙은 할 수 없었다.

매번 치료를 시작하면서 그날 그녀의 신체적 제약과 에너지 형태가 제시해 주는 부위를 치료할 수 있도록 전신 진단을 실시했다. 곧 그녀의 증상들은 두 개의 하위 범주, 즉 현기증과 가벼운 상기上氣 (headedness)로 나누어질 수 있는 것이 분명해졌다. 그녀의 오른쪽 측두골에 특정 방향으로 손을 사용해 아주 가벼운 압력을 가함으로써 현기증을 복원할 수 있었다. 그녀의 천골을 일정 방향으로 움직임으로써 오른쪽 측두골이 동일한 움직임을 하게 하고 현기증을 일으키게 할 수 있었다. 가벼운 상기上氣는 그녀의 머리를 맨 위 경추 오른쪽으로 구부림으로써 복원할 수 있었다. 또한 그녀의 골반을 움직여 더욱 왼쪽 무릎 문제와 관련된 보상적 형태로 만들었을 때, 그리고 그녀의 요추를 일정한 방법으로 회전시켰을 때 이러한 증상을 유발할 수 있었다.

이제 상황이 저절로 명백해졌기 때문에 우리 두 사람은 매우 고무되었다. 문제를 완전히 치료한 것은 바로 두개천골요법, 에너지 낭포 풀어 주기, 무릎 정골 수기, 척추 정골 수기, 골반 균형 재조정, 근막 풀어 주기를 직접 사용한 것이다. 1995년 12월 말까지는 전면적 훈련계획을 재개할 수 있었으며 올림픽 경기를 보았다면 알 수 있겠지만 훌륭한 경기를 해 동메달을 땄다.

매리 알렌과 나, 모두는 우리가 매번 치료를 시작하면서 전신진단을 하고 거기서 얻은 실마리를 따르지 않았더라면 그녀의 문제는 해결되지 않았다는 것을 안다. 전신진단은 수행자가 진단을 하는 동안 환자와 고객에 대해 이전에 알았던 것은 모두 차치하는 것이 필요하다. 전신진단을 하면서 우리가 찾고자 하는 단서와 암시는 극히 미묘하다. 환자와 고객에 대한 이전의 편견과 경험은 진단자들로 하여금 이전의 경험을 토대로 그들이 발견하고자 기대한 것을 느낀다는 상상을 하게 한다. 내 경험으로는 치료 때마다 새로운 경험이며 치료마다 처음 맞는 환자인 양 대하고 싶다. 그런 식으로 새로운 문제의 요령들을 찾아 나아간다.

모든 살아 있는 것들은 역동적 변화의 상태에 있다는 것을 기억하라. 건강관리에서 범하는 가장 큰 오류는, 이전의 상황과 어제 한 사람에게 들어맞은 것이 오늘도 마찬가지라는 가정에 기초하는 때가 가끔 있다는 것이다. 기타의 오류는 다른 사람들이 이전에 발견한 것을 받아들이는 것, 그리고 '명백한 것'을 받아들이는 것에 기초하며, 이것은 매리 알렌의 사례에서 그대로 드러났다.

그의 등에 음악을

크래프톤은 1996년 초 지역의 팝스 오케스트라의 지휘자 자리를 수락했다. 그는 38세의 젊은이였다. 그는 매일같이 등 위아래에 상당히 심한 통증을 견뎌냈다. 그것은 오랫동안 계속되어 왔다. 플로리다에 오기 전에 신시내티 오케스트라를 지휘했다. 신시내티에서 몇 년간 치료한 바 있던 물리치료사는 그를 나에게 보냈다. 크래프톤은 신시내티에서 일시적인 통증 완화는 얻었지만 영구적 진전은 없었다.

1996년 5월, 크래프톤을 처음 보았다. 단지 한 번 치료를 했다. 그가 전화해서 몇 주 동안은 상당한 진전이 있었으나 한 달도 못 되어 통증이 맹렬하게 재발됐다고 했다. 일정을 잘 맞출 수 없었다. 나는 일정이 꽉 차 있었고, 그는 여행을 많이 하는 편이었다. 그가 돌아오지 않았기 때문에 내가 도와 주었던 것인지 정말 확신이 없었다. 바로 그때 12월에 그가 전화해서 팝스 오케스트라 연주가 있는 날 밤의 티켓을 내게 보내왔고 나는 리사와 함께 갔다. 그는 첫 휴식시간 동안 자기를 만날 수 있도록 우리를 무대 뒤로 초대했다. 그는 만나는 동안 시간이 하나의 문제였으며, 여행이 또 다른 하나였다. 돈은 세 번째 요인이었지만, 잠시 상태가 꽤 양호했기 때문에 다시 돌아와 나를 만나고 싶지 않은 것이 진심이었다고 고백했다.

이처럼 친절하고 예술적인 사람이 사연을 이야기하는 것을 들으면서 한 가지 생각이 머리를 스쳤다. 그것은 내가 가르치던 암스테르담에서 또 다른 의사와 수행한 약간의 실험과 관련이 있었다. 오랫동안 어떤 소리의 파장과 진동에 대한 조직의 잠재적 반향에 관해 생각하는 중이었다. 내 직관으로는 어떤 음조가 인체에서 공명적 조직 반응을 일으킬 수 있는지 여부를 조사하는 데 첼로가 적절한 음질과 음량을 갖는다고 느꼈다.

네덜란드 친구 의사인 얀 반 딕스혼은 심장병 전문의다. 그는 고전 첼로를 연주하기도 했다. 몇몇 친구들과 자원자들에게 우리의 실험을 시도했다. 얀이 반음계로 첼로를 연주할 때 나는 어떤 음조가 두개천골 조직의 박동활동의 진폭과 특질에 미치는 영향을 느낄 수 있을 뿐 아니라, 피험자의 몸에서 조직 압박과 에너지 형태의 변화를 느낄 수 있었다. 집에 돌아왔을 때 다른 할 일이 많았고 유능한 첼리스트를 구할 수도 없었기 때문에 그 생각은 뒤로 물러났다.

크래프톤의 말을 들으면서 깨달았다. 이것은 그가 등 통증 치료를 위해 시도할 수 있다는 것을 의미했다. 나는 첼리스트를 집으로 데려올 수 있는지 물었다. 집에서 우리는 어떤 음조가 등 통증을 완화시켜 주기 위해 사용될 수 있는지 그 가능성을 탐색할 수 있었다.

크래프톤이 리즈라는 훌륭한 첼리스트와 함께 우리 집으로 온 것은 사건에 대한 설명을 쓰기 약 2주일 전이었다. 악기 소리는 정말 아름답고 맑았다. 음계를 올렸다내렸다 할 때 크래프톤의 등 조직을 내 손으로 탐지하면서 확인하기 위해 '활 모양 만들기(arcing)' 치료를 했다. 활 모양 만들기는 몸에서, 보통은 발에서 멀리 떨어져서 행한다. 실행하면서 진단자는 에너지가 몸을 통해 진동하면서 방출하는 것을 감지하고, 어느 부위가 조화를 이루지 못하는지 알 수 있다. 이러한 조직들이 원기왕성하게 재편성되면 활 모양 만들기 형태는 사라진다.

긴 이야기를 짧게 이야기하자면, 직접적인 촉진과 활 모양 만들기가 개방음 G와 B가 연주될 때 근육 이완에 긍정적인 효과가 있다고 입증했다. 개방음 G(G선에 손가락을 대지 않은 상태)는 등 위와 아래의 문제에 가장 효과적이었다. B음은 등 위에만 효과적이었다. 리즈가 음조 연주를 계속할 때 크래프톤은 근육조직이 이완되고 고통이 사라지는 것을 느꼈다. 그래서 첼리스트에게 '치료적' 음조를 매일 연주하게 해 등 근육 압박이 보다 수용 가능한 형태로 다시 잡혀지는 결과를 얻을 수 있는지 여부를 알 수 있게 했다. 이 치료법은 통증 제거와 재편성을 가능하게 하는 것이 목적이다.

이제 또 다른 매우 흥미 있는 관찰에 대해 알아보자. 협화음 A가 등 근육을 팽팽하게 해 통증이 시작되고, 리즈가 A음을 연주하는 동안 계속 통증이 커지게 한다는 것을 발견했다. 이제까지 여러분이 A 음은 전체 오케스트라가 조율할 때 연주되는 음조라고 생각했을지도 모른다. 모든 것이 어떻게 잘 될 것인지 지켜보겠지만, 크래프톤의 경우 다른 음조의 오케스트라 협화음을 갖는 것이 아닌가 생각한다. 이것은 정말로 연구할 여지를 남긴다. 그렇지 않은가?

돌고래와 함께 치료를

처음 돌고래와 가까워진 것은 1954년이었다. 솔직히 그것들이 돌고래(dolphin)였는지, 작은 고래(porpoise)였는지 자신이 없다. 그러나 그것들은 매우 가까운 종족이어서 종별이 그렇게 중요하다고는 생각하지 않는다. 내가 만난 조련사는 그놈을 돌퍼스나 포핀스라고 했다. 목적을 위해 그놈을 돌고래라고 할 뿐이다.

어쨌든 1954년 중반부터 1956년 9월까지, 나는 플로리다 주 파나마시에 본부를 둔 미국 해안경비대의 공중 · 해안 구조 연안 감시선을 타고 '의사'로 일하는 즐거움을 가졌다. 우리는 30일 중 10일을 멕시코만 순찰했다. 항구에 있던 20일 내내 30분 또는 2시간의 비상대기 중 구조작업을 요청받았다. 밝혀진 대로 최소한 시간의 절반을 만灣에 나가 있었다. 너무 많은 돌고래가 끊임없이 우리를 따라왔다. 가끔씩 놈은 보통 시속 10~15마일로 순항할 때 배의 선체에 등을 문질러댔다. 그놈들은 수영을 하며 서로 소용돌이 회전을 했다.

고요한 날 오후 4시경 해안에서 대략 50~100마일쯤 떨어져 있을 때, '선장'은 가끔씩 확성기에 대고 '수영 구조'라고 포고했다. 우리 배는 길이가 125피트인 소형이었고 갑판의 측면이 수면 위에서 3~4피트밖에 안 됐기 때문에, 포고가 내렸을 때 한쪽으로 다이빙하거나 뛰어내리는 것은 큰 문제가 아니었다.

나는 디트로이트에서 자랐다. 디트로이트 주변의 작은·호수들과 자갈 웅덩이뿐 아니라 디트로이트 강과 성 클래어 호수에서 수영했다.

나는 책에서 읽거나 영화에서 본 것을 제외하고는 바닷물에 대해 몰랐다. 이 포고를 처음 들었을 때, 기관포 하사관이 우리의 20밀리미터 포에 배치된 것에 주목했다(우리의 가장 큰 포가 40밀리미터였기 때문에 이것은 '대포'였으며, '막강한 대포'로 간주되었다. 이 당시 해안경비대는 전투장비를 갖추지 않고 있었다). 나는 왜 그렇게 높은 데 올라가 있는지 물었다. 그의 대답은 '주변에 몰려올지도 모르는 상어에 대해 수영자를 보호하기 위함'이었다. 나는 상징적인 방어에 불과하다고 생각했다. 그럼에도 불구하고 40명의 승선자 중 절반이 물에 뛰어들었다(수영 구조가 진행되는 동안 배는 정박되거나 표류됐다). 그들이 물에 뛰어들자마자 곧바로 돌고래가 둘러싸는 것을 알았다.

어디선가 상어들이 돌고래를 두려워한다고 들은 적이 있다. 강인한 평판을 가진 '기백 있는' 디트로이트 출신자인 나 역시 물에 뛰어들었다. 그때 아주 이상한 일이 벌어졌다. 거의 즉각적으로 두 마리의 돌고래에게 '호위를 받고' 있었다. 만에 들어갈 때 매우 두려

윘지만 자존심이 걸린 문제였기 때문에 그렇게 했다. 그것은 돌고래들이 두려움을 감지하고 나를 동정하는 것과 같았다. 두 마리의 돌고래가 내 좌우에 있어 두려움이 즉시 사라지는 것을 느꼈다.

우리가 물에 뛰어들자, 그 멋진 돌고래들이 곁에 있었던 것이다. 그것은 마치 그놈이 수영 구조 포고를 듣고 우리가 안전하다는 것을 확실하게 해주기로 결심한 것 같았다.

만의 한가운데에서 어선에 타라는 요구를 받은 일도 있었다. 보통 노를 사용하는 작은 배로 이 일을 했다. 이처럼 노를 저어 원정을 갈 때에도 돌고래들은 항상 우리와 함께 있었다. 내가 해안경비대 연안 감시선 카티간에 승선한 2년 동안 적어도 75~100회 멕시코 만까지 수영 구조를 나갔다. 약 50회는 거친 바다에서 우리의 배와 다른 어선 사이를 노가 달린 작은 배로 가는 모험에 참여했다. 돌고래 호위를 받지 않았다. 그들이 주위에 있으면 안전감을 느낄 뿐이었다.

1964년 나는 플로리다 서안 클리어워터 비치에 개인적으로 정골요법 의료시술원을 열었다. 거기서 11년을 보냈다. 그 중 4년은 멕시코 만 바닷가의 집에서 보냈다. 나머지 시간은 바닷가에서 5~10분 거리에서 살았다. 수영을 하고 작은 배로 항해도 하면서 만에서 지내면서 휴양했다.

그 시절 돌고래들과 수없이 다정하게 만났다. 나는 그놈들의 우정과 사랑을 받아들이는 법을 배웠다.

고래들은 수영을 하거나 항해를 하는 동안 나를 해치울 수도 있었다. 그러나 훈련을 받지는 않았어도, 항상 장난기 있기는 했으나, 매우 주의가 깊었다. 그놈들은 자기들보다 내가 얼마나 연약한지를 알았다. 또한 고래는 바다가 나의 고향이 아니라는 것을 이해했으며, 육지 사람으로서 내 요구를 존중했고, 바다가 나에게 가한 제약을 이해했다. 나는 직관적으로 내가 만난 돌고래 각각의 영혼 속에 다른 사람을 '치료'하고 우리의 필요와 고통을 이해할 수 있는, 매우 현명하고 강력한 능력을 갖는 것을 알기 시작했다. 또한 나는 우리가 인간으로서 사랑과 배려를 받을 만큼 고귀한 일을 한 적이 없음에도, 돌고래들이 인간에게 상당한 애정을 갖는 것을 이해했다.

씨앗은 뿌려졌다. 나는 내 생애의 어느 시점에 건강관리 훈련에서 한 마리, 또는 그 이상의 돌고래와의 효과적 관계를 발전시킬 기회가 있을 것이라는 희망을 갖기 시작했다. 이러한 일이 어떻게 또는 언제 일어날 것인지는 몰랐지만, 내 뇌리 어디엔가 깊이 박혀 있었다. 그때 나는 미시간 주립대학으로 옮겨와 돌고래에 대한 생각은 접게 되었다. 다행스럽게도 그 지연은 일시적인 것이었다. 이 지연은 이 놀라운 것들과 함께 치료를 할 수 있는 준비가 더 완전한 수준까지 배우고 성장할 수 있는 시간을 나에게 줌으로써 목적에 도움이 되었다.

지금 돌고래들과 치료 이야기에 들어가기 전에, 돌고래들과 많은 시간을 보내고 경험한 바 있었던 티모시 윌리가 저녁을 먹으며 나에게 들려 준 경험과 관련해 돌고래들의 '지혜'를 이해하는 것이 도움이 되리라고 생각한다. 티모시는 《데이터 팩터(The Deta Factor)》라는 책에서 경험과 의견을 썼다.

티모시는 몇 가지 저술을 하며 몇 달 동안 플로리다 주 사라소타 근처 걸프 해변에서 머물렀다. 그는 돌고래에게 매력을 느끼고 매일 저녁 해지기 직전에 걸프에서 수영하면서 돌고래와 교감하기 시작했다. 그는 수영을 하는 동안 곤경에 빠지면 돌고래들이 그를 구조하러 올 것이라고 생각했다. 그러한 생각에 빠져들어 시험해 보기로 했다. 그는 걸프 멀리로 수영해 나아가 가라앉은 척했다. 돌고래 몇 마리가 그 주변을 맴돌았지만 그를 돕지는 않았다. 그는 물에 빠진 척하는 것을 돌고래들이 안다고 이해했다.

다음날 밤, 그는 여러 가지 멍청하고 무모하고 용기 있고 결단성 있고 망상적인 행동을 했다. 그는 더 이상 멀리는 수영할 수 없을 때까지 걸프로 수영해 나아갔다. 이번에는 정말 물 속으로 가라앉고 있었다. 돌고래들은 그것을 알았다. 세 마리가 구조하러 와서 수심이 얕은 곳으로 그를 데려갔다. 한 마리는 그의 바로 밑이나 뒤에 있었다. 돌고래는 계속 위치를 바꿨다. 두 마리는 등지느러미를 그의 손 양쪽에 내밀고 수심이 약 3피트인 곳까지 '끌고' 간 다음 거기서 그가 서서 바닷가로 걸어갈 수 있다고 확인한 후 세 마리 모두 떠났다.

이 이야기를 결코 잊지 못할 것이다. 우리가 그들과 함께 물에서 단계적으로 작업을 한다면 어떤 일이 벌어질 수 있을지 직관을 확인하는 데 도움이 되었다.

1996년 9월, 1년의 협상 끝에 플로리다 주 글래시키에 있는 돌고래 연구센터에서 돌고래들과 함께 물에서 환자를 치료하는 프로그램을 시작했다. 치료 중 치료사들이 설 수 있도록 3~4피트 정도의 수심에 있었다. 환자들은 돌고래들과 치료사들이 몸에 접근하는 것을 최소한으로 차단해 주는 부유 기구의 도움을 받아 수면 위에 떠 있었다. 환자들은 중증장애인이었다. 장애의 원인은 질병이나 부상의 결과였다. 치료사는 환자의 머리에, 한 사람은 발에, 한 사람은 골반에 있었다. 그들은 모두 CST와 SER에 정통한 기술을 가졌다.

전형적인 CST-SER 다수의 손에 의한 치료가 수행되었다. 돌고래들이 참여하는 것은 선택에 따랐다. 환자의 한쪽을 돌고래가 접근할 수 있도록 일부러 개방해 두었다.

돌고래들이 이 통로를 이용할 때도 있었고 그렇지 않을 때도 있었다. 항상 돌고래에게 적당한 때에 참여해 달라고 초대하는 의사를 표시했다. 실제 치료와 관련해 돌고래의 행동을 지시하려고 하지 않았다. 조련사들이 가끔씩 지시하는 경우도 있었으나 돌고래를 어느 환자에게 배정할 것인지에 관련된 경우에 한했다. 이러한 지시들은 최소화되었고 돌고래들이 스스로 선택할 수 있도록 허용되는 경우가 흔했다. 치료사들은 묵묵히 이러한 선택의 자유를 장려했다. 또한 치료사들에게 돌고래들이 지식과 기술면에서 최소한 그들과 동등하며 우수하다는 자세를 견지하도록 고집했다. 이러한 자세는 곧 돌고래들에게 감지됐고 돌고래들은 치료과정에서 매우 창조적이었다.

돌고래들은 하던 대로 물에 있는 환자와 치료사 집단의 주변을 맴돌았다. 몇 번 선회를 한 후 돌고래들 중 하나가 매우 부드럽게 접근해 코(부리)를 치료사나 환자에게 갖다댔다. 우리는 돌고래에게 매우 강력한 에너지를 느꼈다. 이러한 일이 5~10회 일어난 다음 돌고래는 빠져 나갔다. 이러한 과정에 뒤이어 부두에서 환자를 치료하고 나서 돌고래와 또 다른 치료를 물에서 했다.

치료 결과는 종종 매우 놀라웠다. 골반이 구부러지고 오른쪽 다리가 짧은 젊은 여성이 치료되었다. 나는 골반을 만졌고 조수 치료사 중 한 사람은 환자의 머리를, 다른 한 사람은 그녀의 발을 만졌다. 치료 과정에서 목표는 부상을 당한 골반을 약간 풀어 주고 뇌의 중앙 통제장치를 교정하는 일이었다. 돌고래들은 우리와 함께 하면서도 결코 환자를 건드리지 않았다.

돌고래는 조수 치료사들(물론 한 번에 한 사람씩)의 견갑골肩胛骨 사이의 등에 대여섯 번 정도 부리를 댔다. 돌고래의 접촉 시간은 매번 1분 이내였다. 이렇게 돌고래가 매번 접촉하는 동안 환자의 몸을 통해 크지만 유쾌한 진동을 느꼈다. 또한 돌고래가 조수 치료사들 중 한 사람을 접촉할 때마다 나는 환자의 골반이 풀어지며 부드러워지는 것을 느꼈다.

물에서 나오자마자 우리는 다리 길이의 차이!를 재측정했다. 돌고래 치료 전에 오른쪽 다리는 왼쪽 다리보다 약 3인치 정도 더 길었다. 치료 후에 다리 길이의 차이는 약 1인치에 불과했다. 돌고래 치료 기간 중과 그후에 환자는 통증을 덜 느꼈다. 또 다른 소녀는 치료를 받은 후 마비된 오른팔을 사용해 사다리를 타고 작은 늪에서 빠져 나왔다.

지금까지 보고 참여해 온 것에서 느낀 것이지만, 돌고래와의 탐험 작업을 계속하고 싶다. 이 시점에서 우리는 이러한 작업을 많은 지역에서 동시에 수행할 수 있도록 문을 활짝 열어놓는다. 여러분이 후원에 관심이 있다면 팩스나 우편을 통해 연락 주기 바란다. 도와줄 수 있는 것이 무엇인지에 대한 짧은 설명이 포함되어 있으면 좋겠다.

이러한 돌고래 연구 과제에서 추가적 보너스로 돌고래들과 물 속에 참여했던 우리 CST 개업의 모두(23명의 치료사가 참여했다)는 물 속의 치료장치에서 돌고래와 교감을 가짐으로써 어쩌면 무의식적으로 기술 수준이 한층 향상되었다고 말했다. 나는 치료기술 수준이 분명히 향상된 것을 안다. 돌고래들에게 창조적 선택을 허용하고 장려하면, 강력한 치료 촉진자가 될 뿐 아니라 엄청나게 효과적인 스승이 된다고 하는 말로서 내 입장을 분명히 하고 싶다.

두개천골요법, 산부인과 및 소아과

미시간 주립대학 교수 요원에 참여하기 위해 플로리다 주 클리어워터 비치에 있던, 개인적 치료원을 떠날 때 처음 놀란 것은, 제네시 카운티의 특수교육국장에게서 비롯되었다. 그는 미시간 주 공립학교에 다니는 아이 20명 중 한 명(5퍼센트) 정도가 뭔지 모를 뇌기능 장애로 고생한다고 말했다.

그의 추산이 전적으로 정확한 것이든 아니든, 미시간 공립학교 조직에 많은 뇌기능 장애아들이 있을 가능성에 눈을 돌리게 한다. 그가 정확에 가깝다면, 그리고 미시간 주가 비교적 전형적인 주라면 전국에 걸쳐 이런저런 형태로 뇌기능 장애아가 얼마나 많을 것인지 상상해 보라. 이전에 이 책에서 뇌기능 장애의 많은 유형을 열거한 바 있다.

내가 아이들의 두개천골 조직과 그 기능 수준에 대해 연구하면서 보낸 한두 해 동안, 이들의 절반 정도는 두개천골요법에 의해 상당히 도움을 받을 수 있다고 확신하게 되었다. 또한 상당한 비율(아마 50퍼센트 정도)의 CST 치료 대상자들은 분만 후 첫 주 내에 두개천골 조직 문제를 효과적으로 치료받을 수 있었으며, 그렇게 함으로써 그들이 성장하면서 뇌기능 장애 때문에 생긴 문제들을 회피할 수도 있었다는 사실을 확신했다.

몇몇 뇌기능 장애 문제는 태아가 어머니의 자궁에 있을 때, 혹은 분만 과정에서 또는 분만 직후에 겪은 역경에서 파생된 것이 분명해졌다. 70년대 말 병원 분만의 경우에는 분만실이나 신생아 간호실에서, 그리고 가정 분만인 경우에는 물론 산파나 다른 건강관리 전문가에 의해 두개천골 진단과 치료를 활용하자는 캠페인을 벌이기 시작했다.

CST가 임신 중인 어머니에게 사용된다면 많은 생리적 압박이 완화될 수 있다. 또한 근육, 연결조직과 뼈의 적응이 용이할 수 있다. CST를 SER과 연결해 사용함으로써 임신과 관련된 많은 정서적 문제가 해결될 수 있다. 내 느낌으로는 어머니의 정서는 자궁에서 태아에게 '흡수'된다. 감정이 어머니의 것이었고 자궁에서 태아가 감정을 받아들인 것이라는 자각이 일어나면서 부당한 정서적 문제를 가진 많은 아이와 어른들을 치료했다.

정서적 문제에는 임신에 대해 어머니가 느꼈던 죄책감 또는 아이를 원하지 않았던 아버지에 대한 분노 등이 종종 포함된다. 출산할 때까지 어머니는 일시적인 상황이나 오해에 야기될 수도 있는 죄책감이나 분노를 해결했을지도 모른다. 그러나 감정이 간간이 진행되는 동안에 태아는 그 감정을 흡수해 간직했다. 이러한 감정들은 분만 전에 어머니와 태아 모두에게서, 또는 분만 직후에는 어머니와 아이에게서 풀어질 수 있다. 그렇게 하는 과정에서 수년에 걸친 죄책감과 분노 등을 피하게 될 수도 있다.

2, 3년 동안 병원 관계자와, 최근에는 병원의 관리자로부터 진통실, 분만실과 신생아 간호실에서 CST와 SER의 사용에 관해 몇 가지 질문을 해 왔다. 이것이 시행된다면 유아의 다양한 뇌기능 장애와 더불어 급성 복통, 사시, 뇌성마비, 간질발작 문제, 호흡기관 문제, 감각 및 운동근육 결함 등이 줄어들 것이라고 확신한다. 또한 나는 CST 치료를 받은 아이들 세대가 학교에 들어갈 때쯤이면, 학습장애와 언어장애 아이들의 비율이 줄어들 것이라고 확신한다.

CST와 SER의 전통적 산부인과와 소아과의 도입 가능성을 토대로, 임산부와 유아들을 치료하는 데에 CST-SER 개업의를 위한 특수훈련 프로그램을 시작했다. 병원이 공식화하면 많은 병원이 이를 따라 산부인과와 소아과 부문에서 이 양식을 사용하게 될 것이라고 느꼈다.

현재 많은 곳에서 비공식적으로 이들을 사용한다. 이제 공식화할 때다. 학비를 보조하기 위해 춤곡 악단과 함께 연주하던 시절이 생각난다. 몇 곡이 연주되는 동안 내내 무대가 텅 빈 경우가 흔했다. 한 커플이 춤을 추는 무대에 나오면 몇 초도 안 되어 갑자기 무대가 가득 찼다.

이 시점에서 나는 임산부들이 임신을 둘러싸고, 불완전한 임신의 후유효과와 관련해 CST와 SER과 함께한 경험들을 전형적으로 보여주는 두 통의 편지를 나누고자 한다.

첫 편지는 물리치료사이자 두개천골요법의 개업의인 팜 마커트에게서 온 것이다. 팜은 실명으로 자신이 쓴 대로 활자화하도록 권했다.

두 번째 편지는 내가 편집했으며 그녀의 사생활 보호를 위해 익명으로 했다. 두 편지 모두 자신의 경험을 기술한 것이다.

어플레저 박사님,

두개천골요법에 대한 박사님의 선구적 업적에 감사드리기 위해 이 글을 씁니다. 그것은 제 인생에서 개인적으로나 직업적으로 정말 특별했습니다. 제 개인적인 경험을 박사님과 같이 나누고자 합니다.

90년대 초에 남편과 저는 가정을 꾸미기를 원했습니다. 비록 12세 때 난소낭과 난관 제거수술을 받기는 했지만, 의사는 제가 임신에 문제가 있으리라고는 생각지 않았습니다. 2, 3년 동안 임신하려고 애쓰면서 부정적으로 의료 진단 결과가 나왔고, 두개골치료를 받기로 했습니다. 골반 횡격막 풀어 주기를 하는 동안 수술 자국 부위에 제약이 발견되어 풀렸습니다. 그러한 치료에 뒤이어 생리통이 줄어들었고 더 이상 통증 의약처방이 필요 없었습니다. 그 다음 달에 어떤 방해도 받지 않고 아이를 가졌습니다.

임신 중에 저는 하루 종일 '아침 입덧'으로 시달렸습니다. 다행스럽게도 두개천골 과정에 다녔고 두세 번 치료를 받았습니다. 아침 입덧이 즉시 사라졌습니다. 과정을 마친 후에 불행히도 증상이 다시 나타나기도 했지만, 좀더 치료를 받았더라면 고통이 완화되어 완전히 재발하지 않았을 수도 있었다고 생각합니다. 치료받기 전에 그렇게 끔찍스러웠던 느낌이 치료 후에는 얼마나 좋은 느낌이었는지를 생각하면 놀랍습니다. 아침 입덧이 치료받기 이전 수준으로 돌아가지 않았던 것을 감사합니다.

임신이 진행되면서 오른쪽 좌골신경통과 함께 오른쪽 요추천골통증과 더불어 끊임없는 오른쪽 두통이 번지기 시작했습니다. 전업 물리치료사로서 일하지만 상태는 점점 더 어려워졌습니다.

이번에는 박사님의 연구소에 내려가서 세 번 치료를 받았습니다. 치료가 끝날 때쯤 저는 다른 사람이 되었습니다. 두통과 요추천골통증, 좌골신경통이 모두 사라졌고 전혀 재발하지 않은 점을 전하게 되어 기쁩니다. 자궁이 돌지 않는 것을 느낄 수 있었습니다. 자궁이 정상적인 위치로 자리잡아 가는 것 같았습니다. 공공 종합병원이 개방되어 분만을 쉽게 해주었으며 효과가 있었습니다. 42주의 임신기간을 거쳐 9파운드 5온스 아이를, 흡입관이나 핀셋 등을 사용하지 않고 자연분만할 수 있었습니다. 두개골요법이 없었더라면 그러한 일이 일어날 수 없었다고 진심으로 확신합니다.

작년에 두 번째 임신을 하는 축복을 받았습니다. 이번에는 아이를 가지려고 노력한 첫 번째 시도에서 임신을 했습니다.

쌍둥이를 임신하고 40주에 이르러 두 아이 모두 정상적인 크기로 건강하게 태어났습니다. 저는 아들이 자라 성장하기 시작하면서 한쪽 눈이 정상궤도에 있지 않고 다른 쪽 눈을 따른다는 것을 알아차렸습니다. 태어난 지 한 달 되었을 때 두개골진단을 하고 아기의 눈과 두개골 신경을 포함한, 주변의 여러 구조에 영향을 미치는 우측측두골에 커다란 손상이 있는 것을 발견했습니다. 약간의 치료로 그 부위가 풀어졌으며 짧은 시간 안에 눈이 교정됐습니다. 이제 두 눈 모두 정상입니다. 저는 이러한 문제가 인생의 초기단계에서 치료되지 않았더라면 수술이 필요할지도 모를 커다란 문제를 야기하지 않았을까 하고 생각합니다.

이것들은 가족과 제가 두개천골요법에서 얻은 유익한 체험에 불과합니다. 제가 그 모든 명세를 대려고 한다면 목록은 계속될 것입니다. 건강관리 개혁이 지상과제가 된 마당에 저는 진심으로 두개천골요법이 건강관리 체계를 혁신하는 데에 일조를 한다고 확실히 느낍니다.

바라건대, 보험회사들이 비용을 줄이고 과다지출을 절감함으로써 두개천골요법을 임신 중인 부녀들에 대한 저비용치료 수단으로 심각하게 고려했으면 합니다. 그것은 확실히 오늘날 제 인생을 훨씬 더 편안하고 즐겁게 합니다. 전통적 의료가 개입하는 사례를 줄임으로써 고통을 줄이고 비용을 절감시켰습니다.

정말 감사합니다.

파멜라 디 마커트(물리치료사)

두 번째 편지는 거기에 기술된 바와 같이 훨씬 다른 유형의 문제를 기술한다. 이 편지를 쓴 사람 역시 두개천골요법을 실행한다. 나는 사생활 보호를 위해 편지의 편집을 허락받았다.

존 박사님,

제가 놀라운 경험을 한 것은 두개천골요법 고급반 강의에서였습니다. 1주일 강좌의 마지막 토론에서 잠을 완전히 빼앗긴 사람처럼 침착하지 못했던 기억이 납니다. 앉아서 다른 사람들의 경험을 주의 깊게 들으려고 하는 동안 복부에 통증과 경련을 느꼈던 기억이 납니다.

낙태로 끝나 버린, 대학시절의 임신을 다시 하게 해준 나의 SER에 대해 이야기하려고 기다렸습니다. 결국 우리의 SER 토론은 끝났고 방으로 돌아와 화장실에 갔습니다. 생리기간은 5일이었는데 이제 막 끝나 가고 있었습니다. 화장실에 들어섰을 때 큰 핏덩어리를 쏟았습니다. 정상적인 핏덩어리 같지 않았습니다. 당시 22년 전에 낙태했어야 할 '태아'로구나 하는 생각이 스쳐 갔습니다.

물론 저는 세 아이를 출산한 바 있으며, 그 22년 전 낙태수술에 따른 유산이었습니다. 이처럼 마침내 낙태했다는 느낌이 저에게 계속 남아 있었습니다. 이제 저는 생리기간 중 등과 발에 그다지 통증이 없으며 이것은 저의 SER 경험 덕분이라는 것을 알고 있습니다. 생리기간 중 나머지 통증은 11파운드의 아이를 자연분만하면서 얻어진 것입니다. 다음에는 그 통증을 치료할 것입니다. 그렇게 생생하고 물리적인 방법으로, 결국 그 낙태를 끝마쳤던 '현실'을 경험할 수 있었던 것이 놀랍기만

합니다.

　감사합니다.

　이 주제를 마감하기 전에 신생아가 분만 과정에서 겪게 될 몇 가지 경험에 대한 설명을 삽입하고자 한다. 이 부분을 읽어 가면서 여러분이 신생아가 되려고 노력해 주길 바란다. 이제 외상으로 기록된 탄생 경험의 후유증이, 전부는 아니라 하더라도 두개천골요법과 체성 감성 풀어 주기에 의해, 초기에 중화될 수 있다는 사실에 주의를 기울여 보자. 지금이야말로 가능하면, 인생의 초기에 치료 양식의 편익을 우리의 아이들에게 제공해야 할 때다.

　신생 유아와의 작업은 성인과 함께 할 때보다 치료사에게 더 많은 것이 요구된다. 치료사에게 더 큰 자신감과 함께 더 많은 의사결정이 요구된다. 신생아가 치료사에게 전달하는 메시지는 보통 진정한 조화가 이루어질 때까지 보다 섬세하다. 따라서 치료사는 그들의 감수성과 지각 기술에 민감해야 하며, 조화와 신뢰를 가져야 한다.

　신생아가 산통, 분만 과정과 분만 후 견뎌야 할 외상적 결과들을 생각해 보라. 산통을 겪는 동안 자궁은 압착된다. 태아의 머리는 산도産道를 확장시키기 위한 '파성퇴破城槌'로 사용될 수 있다. 파성퇴 경험은 막과 그 내부 액체에 의해 완화될 수 있다. 이러한 액체(막 구조)는 태아의 머리가 산도로 밀려 나올 때 확장 과정에서 태아의 머리에 가해지는 힘의 충격을 어느 정도 완충시켜 주는 역할을 한다. 그러나 '양수'가 자연적으로 터지거나 막이 산파에 의해 억지로 파열되면 어떤 일이 벌어질까? 저런! '완충 작용'은 멀어지고 태아의 머리는 더 많은 힘의 예봉을 받게 된다.

이제 보통의 경우 산도 안에서, 그러나 가끔씩 고강도 핀셋 분만이 수행될 경우에는 자궁까지 거슬러 올라가, 딱딱하고 곧게 펴진 핀셋이 머리에 사용될 때, 태아의 육체뿐 아니라 의식에 필연적으로 미칠 충격을 생각해 보자. 핀셋이 사용될 때 핀셋이 태아의 머리에 대칭적으로 놓이게 될까, 아니면 대각선으로 놓일까? 후자가 사실이라면 이러한 핀셋은 심각한 두개골 측면 압박(접형골 기저 연골결합)을 야기할 것이 확실하다. 정확하든 부정확하든 핀셋이 사용되면 나머지 몸체를 자궁에서 빠져나오게 하기 위해 항상 머리를 당긴다. 약간의 비틀림이 계속되는 경우도 흔하다.

'너무 협소한' 산도에 가해지는 몸의 저항에 대항하기 위한 당김 또는 비틀림의 힘이 흔히 목에 집중된다. 목과 머리에 가해지는 힘의 크기는 핀셋 수술자가 산도의 크기와의 관계에서 태아의 몸의 크기에 반비례해 가하는 힘에 의해 결정된다.

여러분이 태아의 입장에 있다고 생각해 보라. 어떤 느낌이겠는가? 누군가가, 무엇인가가 여러분의 목을 비틀거나 부수려고 하는 느낌이지 않을까? 두려운가? 에너지 낭포로 발전되지 않을까?

그것은 오히려 낫다. 누군가가 이제 막 나오는 머리 정수리 위에 '두개모'를 씌울 때 아무것도 모르는 태아로서 어떤 느낌이 들지 생각해 보라. 그 다음 그들이 진공흡입기를 켜고 어머니의 자궁에서 끌어내기 위해 여러분을 당기기 시작한다. 누군가가 머리의 부드러운 장소를 통해 뇌를 빨아내는 듯한 느낌이지 않을까? 혈액, 임파액, 뇌척수액, 신경, 연한 연결조직, 그리고 심지어 연골들이 여러분의 두개골 맨 위 정상으로 빨려 들어가는 느낌이 들지 않을까? 어떤 느낌일까. 여러분이 죽으려고 하는 느낌이 아닐까? 에너지 몸체가 진공흡입기에 빨려 들어가고 있지 않은가? 모든 것이 갖추어진, 따뜻하고 물기가 있고 보다 안전한 자궁에서 차갑고 건조하고 거칠고 밝은 바깥세상으로 두려운 탄생을 이미 경험하는 '믿음을 갖고 있는' 태아에게 체성 감성적, 생리적, 구조적, 에너지적으로 어떠한 영향을 미치는가?

제왕절개(C-절개)는 어떠한가? 태아의 머리는 이런저런 이유로 반응이 없는 산도를 확장시키기 위해 오랫동안 헛수고를 하면서 골반에 밀려 끼여 있을 수 있다. 아니면 태아의 엉덩이가 출산 통로의 내부 입구에 끼여 있을 수도 있다. 어떻게 출산을 시킬까? 가끔씩 미부尾部분만이 이루어진다. 이 과정에서 다리가 골절되고 허리가 탈골되는 경우가 종종 있다. 제왕절개가 이루어지는 경우가 더 흔하다.

머리가 낀 경우 종종 코르크 마개가 병에서 빠져 나오듯이 '펑' 하는 소리와 함께 골반으로부터 당겨내야 한다. 끼여 있던 머리가 산모의 골반에서 펑 하면서 빠져 나올 때 발생하는 갑작스러운 힘의 감압을 상상해 보라. 말이 났으니 말이지 양수로 가득 찬 자궁에 절개가 재빨리 이루어질 때, 태아의 머리와 몸이 감당할 수밖에 없는 힘의 급속한 감압을 상상해 보라. 가끔씩 이러한 액이 절개 부위로부터 공중으로 2~3인치 분출되는 때도 있다.

분출은 1초여 동안 계속된다. 그것은 태아에 대한 매우 빠른 감압이다. 그것이 여러분의 막에 손상을 입히지는 않을까? 그것이 모세혈관으로 하여금 어떤 적혈구를 파괴해 주변 조직들에게 버려지도록 하지는 않을까?

우리 모두는 분해된 적혈구가 담즙산염을 생산한다는 것을 안다. 담즙산염은 조직에 자극적이며 섬유증을 유발시킬 것이다. 막들에 섬유증이 발생하면 더욱 경직되어 뇌의 성장을 쉽게 조절할 수 없다. 뇌가 성장해 제약적 압박에 대한 매우 복잡한 회로망을 발전시키고자 할 때 잘 되지 않는다. 여러분이 갑작스러운 감압을 경험한다면 어떤 느낌이 들겠는가?

다이버가 너무 빨리 감압되면 몸을 굽힌다. 문제를 치료하기 위해 감압실에 들어가야 할 때도 있다. 신생아들은 '그것을 견뎌내야' 한다.

여러분(태아)이 바깥으로 나오면 춥고, 빛이 눈부시며, 누군가가 엉덩이를 치며 여러분에게 울음을 터트리며 숨을 쉬라고 이야기할 것이다. 그리고 누군가가 입 안에, 목구멍 약간 아래까지 무언가를 밀어넣을 것이다. 그것은 아픔을 주며 위험하기까지 하다. 이 사람들 중 하나가 여러분을 죽이고 싶은 것인가?

산과적産科的 상황에서 CST-SER을 사용해 온 우리는 유아가 분만 후 처음 며칠 동안 치료를 받으면, 이러한 외상적 상황이 교정되고 중화되거나 최소한 영향이 줄어들 수 있다는 것을 안다. 따라서 지금 임산부와 태아, 분만과 신생아 치료에 관심을 가진 CST-SER 개업의들에게 훈련을 제공하고 있다.

뇌가 말을 한다

〈뇌가 말을 한다〉는 개발한 새로운 세미나 제목이다. 그것은 기회가 주어지는 한 훨씬 발전을 계속할 것이다. '뇌가 말을 한다'에 대한 씨앗은 1970년대 말과 1980년대 초 뇌기능 장애아들을 위해 우리의 진료소가 운영되고 있던 동안 뿌려졌다.

고통을 받는 아이들의 많은 부모(특히 어머니)가 지니고 있던 엄청난 죄책감을 처음 알게 된 것은 바로 이 기간이었다. 많은 부모들은 아이의 뇌성마비, 자폐성, 간질발작, 독서장애 등에 대해 책임이 있다고 느꼈다. 그들의 죄책감과 관련된 고통을 완화 또는 해결해 주기 위한 노력의 일환으로, 부모들을 위해 신경 조직과 그 전개의 복잡성을 다룬 정보 소책자를 개발했다. 뇌와 척수, 그리고 어느 쪽 부모도 통제할 수 없고 결과적으로 아이의 문제와 관련될 수 있는 사건들에 특별히 초점을 맞췄다.

1993년 거의 모든 유형의 뇌기능장애에 관계된 부모들, 피보호자와 치료사들을 위한 지침서 역할을 힌 《뇌는 태어난다(A Brain Is Born)》라는 제목의 두 부분으로 된 비디오를 제작하도록 권유를 받았다. 이 비디오에서 나는 잉태로부터 유아기 초기까지 뇌와 척수의 발전을 설명했다. 나는 이러한 발전과 기능적 성숙기에 잘못될 수 있는 여러 사례를 화제로 삼았다.

이 비디오는 정보로 가득했다. 마지막 제작에 뒤이어 비디오를 재검토하면서, 비디오에 딸려 이를 훨씬 명료하게 해줄 소책자가 도움이 될 것이라는 사실이 분명해졌다. 한 가지 사실에 다른 것이 붙고 '소책자'가 380쪽에 이르렀다. 출판사는 책자가 그 두께 때문에 너무 부담스럽지 않도록 하기 위해 대형판을 사용했다. 나는 연구하고 이 책자 원고를 집필하고 재집필하는 데 3년이 걸렸다. 책의 제목을 《뇌는 태어난다》라고 붙였다. 그것은 사랑의 결실이다. 나는 가능한 한 간단하게 썼다. 이 책자는 정자와 난자의 형성, 수정 과정, 자궁 내의 뇌와 척수의 발전, 마지막 출산 등을 다루면서 여러 학문 분야의 경계를 넘나들었다. 책자는 잘못될 수 있는 것이 무엇이고, 그 시기가 언제이며, 불운의 결과로 볼 수 있는 것이 무엇이고, 그것에 대해 어떤 조치를 할 수 있는지에 대해 초점을 맞춘다. 또한 발전과정의 복잡성을 고려할 때 많은 일들이 제대로 작동된 기적에 대해 각별한 주의를 기울인다.

내가 연구하고 책을 집필하면서 많은 뇌 구조와 그 부위에 주어진 기능과 관련해 권위자들 사이에 다양한 의견 불일치가 있다는 사실이 분명해졌다. 또한 뇌기능, 기능장애 등과 관련된 많은 미지의 세계가 있다. 다양한 전문기술 분야에 있는 광범위한 권위자들에 의해 제시된 상반된 개념들을 파악하면서, 나는 '바로 이것이다'라는 탄성이 나왔다. 왜 근원에 가지 않았을까? 치료를 하면서 심장, 간, 신장, 폐 등과 같은 많은 내부 기관과 '대화'한다. 또한 외상적 사건의 잔존 효과, 이러한 사건들이 뼈, 관절, 근육 등에서와 같이 육체적이든, 아니면 사랑하는 사람의 상실, 신체 학대, 약물 남용 등과 같은 정서적 사건이든, 또는 영적인 문제이든 이들 효과와 대화한다. 물론 우리가 실제로 환자의 간과 대화한 적이 있다는 것을 증명할 수 없다. 그러나 대화하는 동안 간기능 장애의 원인이 밝혀지고 해결책이 얻어진다면, 그리고 치료 후에 간기능이 훨씬 호전된다면, 우리가 실제로 간과 그 의식에게 말을 건넨 적이 있는지 여부가 그렇게 중요하지 않다(실제적 관점에서). 우리가 간과 실제로 소통관계를 설정할 수 있다면 뇌의 여러 부위와 똑같은 관계를 왜 맺을 수 없겠는가?

'바로 이것이다' 라는 자각이 있고 난 직후, 나는 첫 번째 실제적인 임상경험을 했다. 이미 환자(고객)들의 뇌가 치료사들에게 '말을 할 수' 있다는 것을 보여주는 몇 가지 경험을 한 바 있다. 동료들과 함께 뇌의 특정 부위와 대화할 수 있는 가능성을 탐색하기 시작했다.

그때 머리에 타박상을 입고 단기간의 기억을 심각하게 상실한 환자가 왔다. 그녀는 다른 쪽에 있는 선반에서 책을 가져오기 위해 20피트 넓이의 방을 가로질러 걷고 있으면서도 그 과정에서 어떤 책을 원했고 왜 그랬는지 잊어버렸다. 그녀는 방금 점심을 먹은 사실을 잊어버리고 한 시간도 못 되어 또 다른 점심을 먹기도 했다. 소위 기억상실이나 망각이라 할 수 있는 많은 사례와 경험을 했지만 40대 중반의 여성은 최근의 어떤 일도 기억하지 못했다.

나는 그녀를 이완상태와 변화된 의식상태로 옮겨 놓기 위해 두개천골요법을 썼다. 계속 관찰을 했더라면 그녀의 뇌파는 지배적으로 알파와 베타였을 것이라고 확신한다. 그때 나는 다정하게 대화를 시작하며, 곧바로 그녀의 뇌가 나와 이야기할 용의가 있는지 물었다.

그녀의 내부에서 나온 목소리가 "그렇소"라고 말했다. '서로 친숙해진' 대화 후에 나는 그녀의 뇌에게 문제를 갖는 특정한 부위가 있는지, 그리고 그것이 단기적 기억상실의 원인인지 물었다. 뇌가 응답하기를 해마海馬(기억해야 할 사실들 또는 사건들의 우선 순위 구분에서 중요한 역할을 하는 것으로 이해되는 뇌 구조)에게 말해 보라고 했다.

나는 '해마'에게 나와 대화할 것인지 물었다. 다른 소리로 들리는 내부 목소리가 나에게 말을 할 수 있으면 매우 행복할 것이라고 대답했다. 몇 마디 대화 후에 나는 해마로부터 사고가 발생했을 때 갑자기 흡수한 힘 때문에 '충격받은' 상태에 빠져 있었다는 것을 알았다. 더 많은 질문을 한 결과 해마에 파괴된 잔존 에너지가 여전히 남아 있어 이것 때문에 환자가 회상하고자 하는 정보를 할당하고 회수하는 능력이 방해를 받는 것을 이해하게 되었다.

해마 그 자체는 이러한 정보를 보유하지 않았다. 심지어 매우 단기간의 기억들이 뇌의 특정 부위로부터 간직되고 되살아났다. 그때 나는 '흥을 돋워 주는' 에너지를 해마를 통해 전송함으로써 해마 내부의 에너지를 재구성하는 데 도움을 줄 수 있다는 사실을 알게 되었다.

재구성 노력이 성공한다면 단기적 기억 능력을 즉각 회복시킬 수 있을 것이다. 치료에 따라 피드백과 지침을 줌으로써 해마의 에너지를 재구성했다. 치료를 마칠 때쯤 환자는 내가 구두로 불러 준 숫자들을 나에게 반복해 말할 수 있었다. 그녀는 1분 후 열 번 중 단지 네 번의 실수만으로 일련의 8자리 숫자를 다시 되풀이해 말했다. 이것은 치료한 지 한 시간도 안 되어 나타난 진전이었다.

뇌가 말을 한다는 강습회는 참가자들이 환자와 고객에 대해 유사한 치료를 행하는 데 필요한 기술을 개발하고 사용할 수 있도록 도움을 주는 데 그 목적이 있다.

'뇌는 태어난다' 에서 나는 30개가 넘는 여러 뇌 구조(부위)를 설명했다. 세미나에서 참가자들은 치료법 학습을 시작하는 데에 이것들 중 일부를 중점적으로 사용한다. 대화의 결과 이러한 구조(부위)들에 대해 이해가 부족하거나 정보가 거의 없거나 많은 의견 불일치가 있는 것을 보여준다.

세미나의 경험으로부터 정보를 수집하면서 별개의 독자적인 근원에서 경험이 발생되는 것을 보기 시작할 것이다. 개별적인 대화 경험에서 얻은 기능적 유사성들이 축적될 때, 이것들을 타당성 있는 것으로 간주할 것이며, 뇌와 척수의 다양한 기능과 적응력을 많은 구성요소와 함께 더 잘 이해하게 될 것이다. 근원으로부터 이러한 정보를 얻는 것은 정말 재미있는 일이다.

체성 감성 풀어 주기와 정신

나는 심리요법과 최면요법에 20여 년의 경험을 가진 임상심리학 박사에게, 심리요법사나 상담역으로서 반드시 훈련받지 않은 치료사들의 체성 감성 풀어 주기의 효용성에 대해 논평해 줄 것을 요청한 적이 있다.

러셀 에이 버언 2세 박사가 바로 그 심리학자다. 그는 SER 치료를 잘 알고 있으며, 그것이 CST, SER과 신체 치료훈련을 받았으나 심리학과 관련된 어떤 교과목에 대해서도 공식적인 훈련을 거의 받지 않거나 전혀 받은 바 없는 많은 치료사들에 의해 사용되는 것을 보아 왔다. 그는 일부 일상적인 말에 의한 도움을 받으며 손으로만 하는 치료로 감성이 신체적으로 그리고 에너지적으로 풀어지는 것을 보아 왔다. 그의 논평은 다음과 같다.

우리는 다행스럽게도 영국의 정골의사 존 페이지가 저술한 '어떻게 SER은 심리요법이 아닌가'에 대한 짧은 설명을 전재할 수 있도록 허락을 받았다. 그의 평론은 버언 박사를 따르고 있다.

러셀 에이 번 박사가 본 심리학과 체성 감성 풀어 주기

존으로부터 심리학과 체성 감성 풀어 주기의 관계에 대한 몇 마디 논평을 요청받고 이에 응하게 되어 기쁨과 함께 전율을 느낀다. 임상심리학자로서 나는 상담과 심리요법 분야에서 어떤 전문가가 무슨 치료를 해야 하는가에 관련된 논쟁을 잘 알고 있다. 다양한 정신건강 전문분야, 즉 심리학, 정신의학, 사회적 치료와 상담 등에 종사하는 많은 사람들 사이에서 많은 시간과 저술을 통해 전문적 자질과 직업 수행의 한계 또는 범위의 문제에 관해 논쟁해 왔다. 그것은 많은 사람이 특정한 학문적 학위나 자격을 자질이 갖추어진 것과 동일시하고 싶어하는 것과 같다.

나는 다음 몇 페이지에서 여러 문제들을 탐색하고자 한다.

나는 그 문제들이 논란의 여지가 훨씬 덜하고 전문가와 비전문가 모두에 의해서 쉽게 답할 수 있는 것으로 믿는다. 첫째로 고려할 문제는 많은 경우의 중대한 신체적 부상이나 질병에 감성적 요소가 있다는 것을 믿는지 여부다.

사람들은 이 문제에 대해 긍정적으로 응답할 것이며, 다시 두 번째 질문을 떠오르게 한다. 이러한 감성적 요소의 인정과 표현이 치료와 회복에 중요한 것인가? 내가 질문한 거의 모든 사람들이 '그렇다' 라고 응답한다.

감성이 우리의 건강과 행복에서 중요한 역할을 한다는 것은 사람들에게 아주 자연스러운 것으로 보인다.

이제 현학적이라는 위험을 무릅쓰고 두 가지 추가적인 문제를 제기하고자 한다. 이 문제 역시 간단하고 직선적인 것인데 건강관리에 대한 치료법의 본질에 영향을 미친다.

첫째, 사람이 감성적 또는 심리적 원인의 결과로서 육체적 고통을 경험하는 것이 가능한가?

둘째로, 감성들이 신체를 통해 풀어질 수 있는가? 다시 내가 이 문제를 비전문가와 전문가들에게 제기했을 때, 압도적인 응답은 '물론 그렇다. 누가 그렇지 않다고 생각할까?' 와 같은 것이었다.

사고와 감성이 육체에 영향을 미친다는 생각은 우리와 조상들에게 수천 년은 아니더라도 수백 년 동안 그들 문화의 일부가 되어 왔다. 오늘날 언론 매체에서 우리는 마음(몸)의 의사소통에 대해, 그리고 부상, 병, 또는 질환과 같은 문제를 치료함에 있어서 전체적 인간 (whole person)에 대한 반응의 중요성에 대해 수없이 언급되는 것을 발견할 수 있다.

사고와 감성이 신체에 대해 미치는 영향은 두 가지 간단한 사례의 일상적인 인간의 반응에서 아주 쉽게 나타난다. 당혹스러운 상황에서 얼굴이 붉어지는 행위와 영화에서 감동적인 장면을 볼 때 울음이 나오는 행위가 그것이다. 각각의 경우 생각이나 사고가 사람의 마음에 영향을 주면 얼마 안 되어 신체가 반응한다.

첫 번째는 높은 혈압이 볼 또는 목구멍에 위치하는 일시적 상태다.

두 번째는 눈물이 나오거나 목구멍에 독특한 '덩어리'가 생기는 것이다. 이들 각 반응은 사고-신체에 직접적으로 생리적인 변화를 일으키는 마음의 내부 과정에 대한 반응이다.

이제 체성 감성 풀어 주기와 심리요법에 관한 논의로 돌아가기로 한다. 정신건강 상담과 심리요법은 신체적 또는 감성적 외상에 의해 인생이 영향을 받아온 사람들 또는 인생의 진보가 감성적 또는 이와 관련된 갈등에 의해 방해를 받아온 사람들을 도와 주는 훌륭한 치료 양식이다. 물론 심리요법에는 다양한 치료법과 '유파'들이 있다. 그러나 우리가 알다시피 상담자들과 심리요법사들은 이론적 성향과 관계 없이 문제를 가진 사람들에게 우선적으로 지원, 통찰력과 이해를 제공한다. 이러한 도움은 본질적으로 말, 특별한 목적과 목표를 달성하기 위한 특정한 대화와 문답을 사용함으로써 수행된다.

언어의 힘, 의식뿐 아니라 시각의 변화를 촉진시킬 수 있도록 말과 영상을 사용하는 능력을 굳게 믿는다. 실제로 언어가 매우 효과적인 치료 매개물이라는 점을 믿는다. 따라서 심리요법과 체성 감성 풀어 주기를 매우 친숙하게 아는 심리학자로서 두개천골요법을 행하는 사람들의 치료 현장에서 연상과 대화를 사용하는 것을 전적으로 지지한다.

우리가 아는 바와 같이 언어와 사고가 감성에 영향을 미치고 감성은 신체에 영향을 미치기 때문에, 특히 감성이 신체적 고통과 질병의 유지와 지속에 관련이 있을 때 그 감성을 존중해 임의로 표출을 촉진시키는 것은 전적으로 일리가 있다. 바로 내 친구들의 체성 감성 풀어 주기와 치료적 연상 및 대화가 두개천골요법 시술 과정에서 훌륭한 효과를 발휘하도록 해주는 것들이다.

한두 가지 사례가 어플레저에 의해 훈련을 받은 두개천골요법사들이 수행하는 SER 치료의 효용성과 개별적 특성을 보여주는 데 도움이 될 것이다.

첫 사례는 어플레저 연구소의 건강 총 임상 서비스에서 복합적 화학적 감수성(MCS, Multiple Chemical Sensitivities)을 가진 사람들을 위한 지원단체 회합에 참여하는 동안 두개천골요법을 배운 40대 중반의 여성과 관련이 된다.

이러한 환자의 특수한 증상들은 산만하고 불규칙적이었다. 거푸집이나 돼지풀과 같은 환경이나 가공 우유나 소맥 제품과 같은 특별한 음식군 내부에서 길항抗 작용이 있는 것을 흔히 확인할 수 있는 알레르기 환자들과는 달리, 많은 MCS 환자들은 그 원인 물질을 격리시키는 것은 물론이고 이를 확인하는 것도 매우 어려운 환경 때문에 극히 민감하다.

이 환자의 경우가 그러했다. 그녀의 증상은 3년 동안 점점 악화되었다. 실제로 그녀는 좀처럼 집을 떠나는 일 없이, 노출을 줄이기 위해 하루에 서너 번씩 옷을 갈아입으며, 일반적으로 매우 좁고 고립된 생활을 하면서 일상 활동을 심각히 제한할 필요가 있었다. 그녀의 건강은 강도 높은 제한적 다이어트로 점차 손상되고 있었다. 우울증과 좌절의 정도는 그녀를 비참하게 했다.

여섯 번의 두개천골요법 치료를 받은 후, 그녀는 전보다 자주 평안한 외출을 시작했다. 그녀의 에너지 수준이 개선된 것을 발견했다. 그러나 그녀는 우울증을 계속 느꼈으며, 자신에게 '반응' ―MCS의 결과로 그녀가 경험한 신체적, 정서적 고통과 인식적 감각상실에 대해 사용한 용어다 ― 을 유발할지도 모르는 새로운 행동에 빠지는 것을 몹시 염려했다.

이러한 반응들을 전혀 예측할 수 없는 상황에서 그녀는 자신을 사로잡을 잠재적 위협과 환경에 대한 경계 태세로 긴장하게 되었다. 이것이 그녀의 감수성을 줄이려는 목적에 역기능적인, 거의 항상적 각성상태를 만드는 원인이 되고 있었다.

이러한 만성적 생리적 각성과 심리적 긴장상태와 관련된 SER이 일어난 것은 그녀의 열 번째 치료 기간 중이었다. 그녀에게는 이러한 과도 각성상태를 유지하는 것이 자신을 잠재적 위해에서 보호할 수 있도록 경계하도록 함으로써 그녀의 건강에 필수적인 것으로 보였다. 그러나 치료 과정에서 그녀는 만성적 각성의 존재가 필요하기도 하고 불쾌하다고도 했다.

그녀가 이러한 과도 각성상태의 부정적 영향을 최소화하면서 어떻게 그 상태의 건강 유용성을 높일 수 있는지 생각해 보라는 요청을 받았을 때, 두려움과 긴장이 치료 에너지로 변화하는 것을 상상할 수 있었다. 그때 그 에너지를 그녀의 가슴, 얼굴, 목구멍 부위(그녀가 전형적으로 압박을 느꼈던 부위)로부터 추가적 지원의 존재와 치료에서 이득을 얻을 수 있는 부위로 이동할 수 있었다. 그녀는 이러한 치료 에너지를 많은 시간에 걸쳐 폐, 눈, 손과 위에 전송할 수 있었다.

그녀가 감수성 반응을 나타내던 경우 중 하나의 시점에 전형적으로 반응한 신체 부위를 향해 치료 에너지를 전송함으로써 반응의 밀도와 더불어 그 빈도를 훨씬 줄일 수 있었다. 그녀가 주변에 대한 경계를 계속해 늦추지 않으면서도 화학적 감수성을 제거하는 동안, 각성상태 중 그녀가 느낀 감성적 갈등에 대한 인식, 그리고 전반적 건강에 도움이 되는 새로운 방식으로 그녀의 생리적 과정을 연관시키면서 경험한, 통제감각의 증대와 신체간의 힘이 그녀의 신체적 안락감과 생활의 질을 향상시키는 데 중대한 기여를 했다.

두 번째 사례는, 20대 후반의 여성과 관계가 있다. 이 여성은 정간호사로 고용되어 있었으며, 자전거를 타다가 자동차와 충돌한 결과 두뇌폐쇄 외상적 뇌 부상을 입어 의과대학에 다녔다. 그녀는 사고가

난 지 9개월 후 어플레저 연구소의 건강 총 서비스에 오기 전에 고향 병원에서 일상적인 환자 재활 프로그램을 마친 바 있었다.

처음 보았을 때 그녀는 피로, 기억상실, 말더듬, 우울증과 무관심증—두뇌폐쇄 부상 환자들이 경험할 수 있는 전형적인 무수한 증상들을 보였다. 그녀는 달라진 일상 활동에 적응하고 계속되는 언어 문제에 대해서도 그녀에게 도움이 될 상담을 받고 있었다. 모든 징후로 보아 그녀는 과거 능력을 되찾기 위한 동기를 갖고 의식적으로 열심히 노력하는 재활 환자였다.

그녀의 적응 과정과 미래에 대한 희망 및 기대에 관련된 친숙한 질문이 이루어진 것은 네 번째 치료 과정에서였다. 그녀는 과거의 자기는 진정한 자기가 아니라고 흐느끼면서 분노와 슬픔을 표출했다. 그녀는 신체에 의한 배신감을 느끼면서 자기는 예전의 자기가 될 수 없을 것이라고 흐느꼈다.

물론 이러한 감정들은 정도의 신체적 외상과 능력 상실을 경험해 본 사람에게는 극히 당연하다. 그러나 치료받기 전에 그녀는 상실감, 실망감과 좌절감을 적극적으로 표현할 수 없었다. 실제로 그녀는 '온전한 자기'의 상실에 대한 비애를 느끼는 것이 허락되지 않았으며, 비애와 슬픈 감정을 억제하는 데 소비된 정서적 에너지는 엄청났다. 그녀는 이러한 정서들의 표현을 억제하기 위한 노력으로 극한 상태의 신체적 압박을 유지해 온 것 같았다. 결과적으로 이러한 신체적 압박은 그녀의 정상적인 언어 양식을 방해했다. 거기다가 그녀의 '과거의 자기'에 대한 몰두와 과거에 대한 망상에 가까운 집착이 그녀의 우울증을 가속화시켰고, 회복을 향한 그녀의 활동을 방해했다.

잃어버린 자아에 대한 비애를 자유롭게 풀 수 있도록 해주자 그녀는 신체적 압박을 입, 턱, 목구멍, 흉곽 사이를 통해 발산했다. 치료 기간의 마지막에 그녀와 동행자는, 그녀의 언어가 즉시 개선된 점에 다같이 놀랐다. 그녀는 전보다 말을 더듬거리는 횟수가 줄었으며, 생각이 더 자유롭게 흘러나왔다. 몇 차례의 치료 기간을 통해 그녀는 언어, 지각과 기분에서 모두 진전을 계속했다.

방문을 마친 후 그녀는 과거의 자기에게 작별을 고하는 방법을 발견했으며, 새로운 자기를 알게 되기 시작하는 과정에서 용기를 얻고 있다고 말했다.

그녀가 두개천골요법과 체성 감성 풀어 주기에서 얻은 것은 분명히 신체적이고 심리적인 것이었다. 이전의 억압된 비애와 슬픔의 상태에 뿌리박혀 있던 장벽들이 없어지고 난 후, 그녀는, 훨씬 많아진 신체적 행복과 부활된 낙관주의의 상태로 진전되었다.

두 가지 사례에서 신체적, 정서적 제약이 있었다. 이러한 간섭들이 풀릴 때 이것들은 탐지 가능한 신체 에너지로 나타났다. 신체적 외상 전후에 보이는 신체적 에너지 존재의 타당성은 상식적인 논리에 따른다. 좀더 놀라운 것은 신체적 에너지가 질병과 부상의 정서적 측면에 반응한다는 것을 깨닫게 된 것이다. 그러나 이들 논평의 서두에서 언급한 바와 같이, 감성이 신체에 영향을 미칠 수 있는 방식은 심오하다. 신체의 반응체계는 본질적으로 에너지적(즉, 생화학적, 전자기적 그리고 진동적)이기 때문에 감성 풀어 주기에는 감지된 에너지 풀어 주기가 수반된다는 것은 전적으로 타당하다.

첫 번째 사례에서 이러한 에너지의 지각은 환자의 가슴의 특정부위에서 감지된 체온 상승과 결합되었다. 열은 그녀의 흉골 바로 위에서 대략 60초 동안 발산되었다. 그에 뒤이어 매우 깊고긴 한숨소리가 나왔다. 그것은 마치 그녀의 신체 상부 안을 가득 메워 간직한, 엄청나게 부담스럽던 에너지를 방출하는 것 같았다.

두 번째 사례에서는 환자의 목과 어깨 안의 경련과 같은 진동이, 치료사의 손을 환자의 몸으로부터 밀어 떨어지게 하는 자력을 느낌과 동시에 발생했다. 이러한 뚜렷한 에너지 현상은 20~30초 동안 지속되었으며, 첫 번째 환자의 사례와 마찬가지로 깊은 한숨소리가 나오는 것이 들렸다.

존이 다른 곳에서 쓴 것처럼, 이러한 에너지 낭포 풀어 주기는 각 환자의 신체·마음·정신 복합체 내에서 재편성을 가능하게 해주는 것 같다. 한때 이러한 에너지 낭포를 억제하는 데 필요했던 개인적 자원들이, 기능장애 현상을 보존하는 데는 더 이상 필요가 없다. 이처럼 환자의 치료는 보다 타당한 방법으로 진전될 수 있다.

체성 감성 풀어 주기와 치료적 연상 및 대화를 두개천골요법 치료법과 결합함으로써 얻게 되는 이득은 의문의 여지가 없다. 신체, 마음, 정신은 우리의 충분한 잠재력의 실현 증진에 관한 한 하나이며, 이들 중 어느 하나의 건강이 다른 것의 건강에 영향을 미친다는 것은 확실해졌다.

버지니아 대학의 박사과정 지도교수 폴 월터 박사는, 수년 전에 '우리가 되어야 할 모습으로 우리는 언제나 되어 가고 있다'고 가르쳤다. 개인적 성장 과정에 대한 배려는 두개천골요법과 체성 감성 풀어 주기 원리의 특징이다. 더구나 존 어플레저의 사고의 발전적 과정에 대한 인식과 대체 패러다임은, 그것들이 제시하는 혁신과 함께 그를 우리 대부분의 전문직에 종사하는 사람과 구별시켜 준다. 실제로 어플레저 박사와 같은 개인들이 건강과 행복을 향한, 우리의 충분한 잠재력을 실현해 생전에 우리가 될 수 있는 모든 것이 되려고 하는 개인적 여정에서 각자에게 도움이 될 수 있도록 계획된 건강관리 기법을 계속 연구하는 것은 우리 모두에게 이득이 된다.

SER이 어떻게 심리요법이 아닌가에 대한 존 페이지 정골의학 박사의 견해

SER은 신체적 접촉, 신체적 과정과 관련된다. 그것은 본질적으로 사고 과정, 자각과 관련된 물리요법이다. 심리학은 신체적 접촉이나 과정을 전혀 필요로 하지 않는다. 심리요법은 미리 정해진 도구들을 사용해 이전에 확인된 작업에 자신을 적용한다.

SER은 이상적으로는 미리 준비된 것이 아닌, 모험을 함께 하는 것이며 예기치 못했던 것에서 번창한다.

SER은 많은 방법들을 융통성 있게 사용하게 하고, 새로운 방법들을 계속해 창출하며, 자각적이고 유연한 촉매 역할자에게 재능을 선물한다. 심리요법은 학식 있는 전문가가 지휘한다.

SER은 촉매 역할자에 의해 도움을 받으며 기술의 일부는 그것이 무엇인지 알 필요가 없다.

심리요법에는 체계, 전통, 기법과 전문분야가 있다. 이처럼 여기에는 재생 요법사(Rebirther), 과거 인생 요법사(Past Life therapist) 등이 있다. 환자는 외부 전문가에게 도움을 구하는 위급한, 능력을 상실한 사람이다. 환자에게는 심리요법사의 신념 체계를 지지함으로써 그들과 함께 치료하거나 조화하려고 하는 유혹이 있을 수 있다.

SER은 그와 같은 체계가 없다. 심리요법은 일회용 반창고처럼 대중적으로 사용될 수 있다. SER은 원인을 풀어 주는 데 그 목적이 있다.

심리요법은 물리요법이 시술될 때와 마찬가지로 한 사람에 의해 다른 사람에게 행해진다. SER은 스스로 다른 사람들의 도움을 받아서 이루어진다.

SER은 자동적으로 일어날 수 있다.

26 질문과 해답

임신과 산부인과

Q 지금 임신 중인데 두개천골요법 치료를 받아도 안전한가요?

A 그렇습니다. 안전하며 오히려 바람직합니다. 두개천골요법은 신체의 많은 정상적 적응과정을 가동시키고 강화시키기 때문입니다. 임신 중에는 이러한 과정들이 효과적으로 작동될 필요가 있습니다. 두개천골요법은 그 과정에 분명히 도움이 될 수 있습니다.

Q 두개천골요법이 분만을 유도할 수 있다고 들었습니다. 조기분만을 유도하나요?

A 두개천골요법은 정상적인 생리적 과정을 도와 줍니다. 정확히

시술되면 결코 신체가 하고자 원하는 것에 역행하지 않을 것입니다. 따라서 임신에 문제가 있거나 신체가 자연적으로 낙태를 원하지 않는 이상 결코 조기분만을 유도하지 않습니다.

Q 분만이 더 이상 진전이 없는 것 같은데 두개천골요법이 도움이 되나요?

A 그렇습니다. 두개천골요법은 종종 궁지에 빠진 분만에 에너지를 불어넣는 매개수단이 되는 것으로 보입니다. 이러한 일은 다른 많은 기계장치에 의해서 발생할 수도 있지만 어느 것이 이론적으로 옳은 것인지는 그렇게 중요하지 않습니다. 두개천골요법 시술 후에 빠른 자연분만이 뒤따르는 경우가 종종 있습니다.

신생아와 유아

Q 신생아는 얼마나 빨리 두개천골요법 치료를 받을 수 있나요?

A 두개천골요법사의 기술에 달린 것이지만 분만 후 수분 내에도 최초의 치료가 가능합니다. 신생아가 어릴수록 치료사의 기술은 정교해야 합니다. 분만 당시 두개천골 조직의 활동은 섬세하지만 자궁 밖에 있는 시간이 지나면서 점점 분명해집니다. 신생아의 상태를 확인하기 위해 두개천골요법사는 신생아의 두개천골 박동을 감지할

수 있어야 합니다. 따라서 어떤 치료사에게는 분만 후 한 시간이 적절한 치료 시기가 될 수 있습니다. 경험이 적고 감각 시술이 미숙한 치료사에게는 하루, 1주일, 한 달 혹은 1년을 기다릴 필요가 있을지도 모릅니다.

Q 왜 신생아를 치료해야 할까요?

A 두개천골요법은 두개천골 조직의 문제를 즉각적으로, 그리고 영구적으로 교정할 수 있습니다. 이러한 문제들이 교정되면 급성 복통, 호흡기관 문제, 비정상적 과잉 활동, 독서장애, 발작증세, 산만한 아이 증후군과 알레르기 등으로 발전되는 것을 피할 수 있습니다. 아직 입증되지는 않았지만 나는 두개천골요법이 뇌성마비, 척추측만, 살면서 나중에 치과교정이 필요한 치과 문제 등, 많은 사례를 저지할 수 있다고 믿습니다. 더구나 아이의 일반적 건강이 증진된다는 것을 보여주고 있습니다.

출산 후 산모

Q 두개천골요법은 산모에게 어떤 도움을 줄 수 있나요?

A 여러 방법이 있습니다.

1 호르몬 균형의 원상회복에 도움이 됩니다.

2. 산후 우울증 완화에 도움이 됩니다.

3. 정상적 골반 기능을 회복시켜 많은 산후 문제 등을 해결해 줍니다.

Q 두 번째 분만 후 고혈압 문제가 생겼습니다. 두개천골요법이 도움이 될 수 있나요?

A 어떤 이유로 생긴 고혈압이든 몇 번만 두개천골요법 치료를 받으면 정상으로 돌아오는 경우가 흔합니다.

Q 임신 중 늘어난 체중을 줄이는 데도 도움이 되나요?

A 내분비체계를 정상화하고 체액을 유통시키는 것이 체중을 줄여 준다면 대답은 그렇습니다.

어린이

Q 아이들에게 어떤 문제에 두개천골요법이 도움되나요?

A 이것은 매우 광범위한 질문입니다. 내 자신의 개인적 경험을 바탕으로 답해 보겠습니다.

1. 알레르기

호흡기관 : 두개천골요법이 체성 감성 풀어 주기와 결합될 때 아주 명백하게 도움이 됩니다.

음식물 : 두개골의 구조적 문제가 발견되고 풀어지면 두개천골요법이 역시 도움이 됩니다. 음식물 알레르기에는 두개천골요법이 반드시 영향을 미친다고는 할 수 없는 다른 원인들이 있습니다.

2. 급성복통, 소화 및 배설 문제 : 종양이나 다른 중대한 병리학적 문제에 그 원인이 있지 않는 한 75퍼센트 정도가 두개천골요법으로 치료됩니다.

3. 심리적 문제 : 두개천골요법은 치료사가 매우 빨리 신뢰와 친근 관계를 발전시키는 데 도움을 줍니다. 이러한 방법으로 감성적 문제들이 발견될 수 있습니다. 한편, 두개천골 문제가 교정되었을 때 여러 '심리적' 문제가 사라지는 것을 보았습니다. 이러한 문제들은 정서적인 것에 원인이 있는 것이 아닙니다. 심리적인 것으로 보이기는 하지만 이들 문제는 생리적 두개천골 조직의 기능장애에 기인한 것입니다.

4. 과잉 활동성 아동들의 문제 : 정서적인 데에 원인이 있지 않으면 두개천골요법으로 매우 효과적으로 치료됩니다. 내 경험으로는 과잉 활동성 아이의 문제는 50~60퍼센트가 두개천골 조직에 그 원인이 있습니다.

5. 학습장애 및 독서장애 : 과잉 활동성 아동들의 경우와 마찬가지로 문제의 원인이 두개천골 조직에 있을 때 치료는 매우 효과적입니

다. 치료율은 대략 50~60퍼센트입니다.

6. **다운증후군** : 매우 어려운 질문입니다. 내가 말할 수 있는 것은 두개천골요법 치료를 받은 다운증후군 아동들이 행복해지고 전통적기대를 뛰어넘는 경우가 종종 있었다는 것입니다.

7. **정신 지체아** : '지체된' 아동이 두개천골요법에 극적으로 반응하는지는 '지체'의 원인 여하에 달려 있습니다. 특정한 경우에는 놀랄만큼 적극적인 결과를 경험했습니다. 다른 경우에는 치료 후 건강이 좋아지기는 했지만 반드시 총명해지지는 않았습니다.

8. **뇌성마비** : 내 경험은 경련성 환자와 함께해 온 것입니다. 아이들은 모두 호전되었습니다— 어떤 아이는 매우 극적으로, 어떤 아이는 약간 호전되었습니다. 이 경우에도 그것은 마비의 원인에 달려 있습니다. 때로는 경련이 완화됐지만 이완성마비는 그대로 남은 경우도 있습니다. 이완된 것은 경련을 일으키는 것보다 안락하기 때문에 이것은 그런대로 가치가 있습니다.

9. **간질 발작** : 간질 발작 장애아에 대한 반응은 발작의 원인에 전적으로 달려 있습니다. 많은 아이들이 두개천골요법이 실행될 때 아무런 약물의 도움 없이도 발작을 멈추는 것을 보아 왔습니다. 발작의 원인이 깊은 뇌기능 장애에 있는 어떤 아이에게는 전혀 반응하지 않습니다. 대부분의 경우에는 발작이 멈추고 약물 복용량이 줄어들게 됩니다.

10. **자폐증** : 70년대 말 자폐아에 대해 3년간 집중적으로 연구했습니다. 애정 표현과 사회적 상호교류에서 자기 파괴적 행동이 상당히

개선되는 것을 보았습니다. 이러한 개선은 보통 두개천골요법을 중단한 후 3~6개월도 못 되어 다시 악화되었습니다. 부모가 자기 아이를 치료할 수 있는 방법을 배우는 것이 이상적인 방법이며 더 많은 연구가 필요한 분야입니다.

Q 두개천골요법은 정상아에게도 어떤 도움을 주나요?

A 나는 두개천골요법이, 오늘날 우리가 접할 수 있는 강력하고 효과적인 건강증진 치료 프로그램이라는 강한 느낌을 가졌습니다. 따라서 내 학문적 시각에 따르면 대답은 그렇습니다.

Q 두개천골요법이 홍역, 볼거리, 수두 등과 같은 아이의 질병에도 사용될 수 있다고 들었는데요.

A 내 경험으로는 두개천골요법이 이러한 상황의 대부분의 경우 열을 떨어뜨리고 위기를 완화시켜 주는 데 사용될 수 있습니다. 나는 이 요법이 신체의 방어력이 보다 잘 발휘될 수 있도록 면역체계를 강화시키고 자율신경체계를 작동시킨다고 생각합니다.

Q 척추측만에 대해서는 어떤가요?

A 일부 척추측만의 경우 그 원인은 두개천골에 있습니다. 그러나

척수관을 따라 내려가는 경막관 안에 꼬임(비틀림)이 있는 경우가 흔하며 인생의 초기에 발견될 수 있습니다. 척추가 가능한 한 오래 비틀림을 버텨 주지만, 때로는 사춘기 전에 또는 성인 초기에 척추가 꼬인 경막에 대응해 꼬이기 시작하는 경우도 있습니다. 이것이 척추측만의 시발입니다. 종종 초기에 발견되면 두개천골요법을 사용해 교정될 수 있으며 척추측만이 사라집니다.

Q 두개천골요법이 치과교정에 어떻게 작용하나요?

A 실제로 아주 잘 치료됩니다. 이 요법이 치과교정 과정을 단축시켜 주는 경우가 종종 있습니다. 어떤 경우에는 전혀 교정을 할 필요가 없도록 해줍니다. 나는 모든 아이들이 치과교정을 시작하기 전에 두개천골요법 시술을 받도록 권합니다.

Q 사시를 가진 아이들에게도 도움이 되나요?

A 문제의 원인이 시신경에 영향을 미치는 경막압박에 있을 때 그 결과는 탁월하며 극적입니다. 나는 여러 아이들에게 두개천골요법을 사용해 눈 수술을 면하게 도와 준 바 있습니다.

성인

Q 저는 실제로 질병이 없지만 궁금합니다. 저도 두개천골요법을 받을 수 있나요?

A 당연합니다. 우리는 정말 여러분의 건강상태가 아무리 양호하다 하더라도 두개천골요법 시술을 정기적으로 받으면 여러분이 할 수 있는 가장 좋은 건강증진 활동의 일부라는 것을 믿습니다. 여러분이 가능하다고 생각하는 것보다 훨씬 더 건강함을 느낀다는 것을 발견할지도 모릅니다.

Q 두통에는 두개천골요법이 어떤 도움이 되나요?

A 두통은 우리가 두개천골요법과 그 파생 기법으로 치료하는 흔한 질병입니다. 나는 우리에게 제시한 두통의 유형이 어떠하든간에 80~90퍼센트 성공적이라고 말하고 싶습니다.

Q 만성적 등 통증에는 어떤가요?

A 다시 한 번 말하지만 두개천골요법이 디스크 파열을 포함한 등 통증에 시술될 때 성공률은 현저합니다. 우리는 내부('핵')로부터 해결합니다. '핵'이 교정되면 외부(지엽적 문제)는 스스로 교정되거나

재래식 치료에 잘 순응하게 됩니다.

Q 플로리다 주에 있는 당신의 진료소에서 집중적 특수 프로그램들을 제공한다고 들었습니다. 그것들은 무엇이며 어떻게 운영되나요?

A 플로리다 주의 팜비치 가든에 있는 어플레저 연구소는 건강총진료소를 통해 1–2주 동안 집중 프로그램을 많이 제공합니다. 다루는 상태들 중에는 다음과 같은 것이 있습니다. 뇌와 척수 기능장애, 학습장애, 외상 후 압박, 자폐증, 통증, 암 회복, 치료사 재교육 등입니다. 각 프로그램은 어플레저 연구소 건강총진료소 직원과 숙련된 방문 치료사들로 구성된, 엄선된 임상의사들로 팀을 이루는 것을 특징으로 합니다.

두개천골요법과 체성 감성 풀어 주기를 포함한 다양한 보조 기법에 의지해, 임상의사들은 개인의 특정한 건강 관심을 다루는 데 필요한 다수의 손에 의한 치료에서 함께 작업하고 있습니다. 이러한 프로그램들은 현재 어디에서나 접할 수 있는 혁신적인 건강관리를 받을 수 있는 특별한 기회를 제공합니다. 더 알고 싶은 분은, 전화번호 561–622–4706으로 진료소에 전화할 수 있습니다.

Q 이러한 치료법이 그렇게 좋은 것이라면 왜 재래의 건강관리 체계에 편입되지 않나요?

Ⓐ 변화에는 시간이 필요합니다. 점점 많은 평가가 우리가 가는 길에 내려지고 있으나 우리는 많은 독단에 직면해 달려가고 있습니다. 독단은 최소한 다음과 같습니다.

1. 두개골은 움직이지 않는다.
2. 마음은 신체를 통제할 수 없다.
3. 모든 기억은 뇌 속에 있다.
4. 환자와 치료사 사이의 에너지 전송은 터무니없는 것이다.
5. 신경조직 부상은 영구적이다 등등.

이처럼 고루하지만 확고한 믿음에 비추어 볼 때 인정받은 수준은 괄목할 만큼 높은 것입니다.

Ⓠ **우울증에는 어떤 도움을 줄 수 있나요?**

Ⓐ 특정한 유형의 우울증의 경우, 두개천골요법은 우리가 접할 수 있는 가장 효과적인 치료라고 생각합니다. 다른 경우에는 체성 감성 풀어 주기와 치료적 연상 및 대화와 결합될 때 그 결과는 훌륭합니다.

Ⓠ **PMS에는 어떤 도움을 줄 수 있나요?**

Ⓐ 우리는 환자의 문제들을 완전히 근절시킬 수 있습니다. 두개천골요법이 골반의 기관을 보다 효율적으로 기능하도록 도와 줄 수 있고 도움을 주고 있습니다. 또한 내분비 조직, 이 경우에는 뇌하수체, 부신副腎 및 난소성 기능을 개선할 수 있습니다.

Ⓠ 만성적 체액 분비정지에 대해서는 어떠한가요? 도움이 되고 있나요?

Ⓐ 두개천골요법은 전신에 걸친 체액 유동성을 높일 수 있습니다. 따라서 체액 분비정지의 원인이 심장 문제, 신장 문제, 무기물 불균형 또는 그 어떤 원인이라 할지라도 도움이 됩니다. 원인이 계속된다면 정기적으로 치료를 받아야 합니다. 여기서 가족이나 연인을 가르쳐 매일같이 환자를 치료할 수 있도록 하고 싶습니다.

Ⓠ 관절염에 대한 연속적 기록은 어떠한가요?

Ⓐ 관절염에는 여러 종류가 있습니다. 가장 흔한 것은 골관절염입니다. 최악은 류머티즘성 관절염을 일으킵니다. 두 유형의 관절염 모두 두개천골요법에 순응하고 반응합니다. 이 경우에도 역시 우리는 가족들이 매일같이 환자를 치료하는 법을 가르치고 싶습니다. 이러한 치료법은 최선의 반응을 나타냅니다.

Q 혼수상태의 환자에게도 흥미로운 결과가 나온다고 들었습니다.

A 그렇습니다. 환자들의 숫자는 많지 않지만 내가 치료한 몇몇 환자에게 그 결과는 좋은 것으로부터 극적인 것에 걸쳐 분포되어 있습니다. 일부 고급 과정 학생들로부터도 유사한 결과가 보고됩니다. 우리는 이러한 분야에서 더 많은 치료를 할 기회가 있기를 바랍니다.

Q 두개천골요법·두개골 정골 요법·두개골 장애 척추지압법 및 천골-후두골 요법의 차이점은 무엇인가요?

A 위에 언급한 다른 치료법에서는 뼈를 움직이는 것이 주요 대상입니다. 두개천골요법에서 뼈는 더 깊은 곳에 있는 막과 액의 조직을 조정하기 위해 사용됩니다. 따라서 뼈의 움직임은 두개천골요법에서 치료를 하게 해주는 객체입니다. 공평하게도 다른 형태의 두개골 치료에서 두개천골요법의 개념들을 사용했고, 이제 더 깊숙하게 보면서 치료하기 시작합니다.
또 다른 주요한 차이점은 두개천골요법에서는 훨씬 부드러운 손길이 사용된다는 점입니다. 환자의 내부적 힘과 에너지는 두개천골 조직을 교정하고 치료하는 데 필요한 만큼만 사용되는 경우가 자주 있습니다.

두개골 치료에서 치료사는 전통적인 정골요법과 척추지압 요법에서 모두 실행되는 것과 같은 '교정'의 힘을 환자에게 가하는 일이 흔히 있습니다. 이러한 기법은 치료사로 하여금 보다 많은 실수를 하게 하고 치료과정에서 더 많은 외상을 초래하게 됩니다.

Q 어떤 사람에게는 치료 후 더 악화되는 느낌이 드는 이유는 무엇인가요?

A 치료 후 불쾌감이 생기는 이유는 여러 가지가 있습니다. 그 중 하나는, 그들의 신체 조직이 풀어질 때 이전의 외상 또는 부상을 경험하고 있는 것입니다. 이것은 며칠이고 걸릴 수 있습니다. 또 다른 이유는 '마비' 부위가 '희생'을 되찾아 보다 민감하게 되기 때문입니다. 또한 신체가 기능장애에 적응되어 왔기 때문에 발생하기도 합니다. 문제의 핵심에 가까이 접근하면서 그러한 적응을 제거할 때 억눌려 있던 통증이 표면으로 부상합니다.

또한 우리는 통증이 지각작용이라는 점을 고려해야 합니다. 문제를 교정하고자 하는 희망이 환자 전면에 표출될 때, 무의식적으로 문제 전부가 해결되기 전에 치료가 멈추지 않도록 통증이 악화하게 됩니다. 훌륭한 치료를 받았는데도 증상이 악화되는 데는 개별적인 많은 이유가 있습니다.

우리는 치료사가 일을 망쳐놓을 가능성도 간과할 수 없습니다. 이것이 고통스러운 반응을 유발할 수 있습니다. 이러한 바보짓은 보통

과도한 힘의 적용 또는 환자의 신체를 치료사가 옳다고 생각하는 것을 행하게 함으로써 발생합니다. '신체를 따라, 신체를 이끌려고 하지 말라'는 강론을 강조합니다.

Q 조직 또는 세포 기억이란 무엇인가요?

A 정확히는 알 수 없지만 치료과정에서 발생된 상황을 지켜본 바로는 개별적 조직들과 세포들이 그들이 겪은 경험들에 대해 회상하고 있는 것과 같습니다.

Q 다리를 들어올림으로써 무엇이 잘못된 것인지 어떻게 알 수 있나요?

A 우리는 비정상적 에너지 형태의 근원에 초점을 맞추기 위해, 신체 내의 매우 미묘한 에너지 활동을 지각하는 방법을 사용합니다. 또한 우리는 조직들의 저항이 동일한지 아니면 균형을 잃는지 알아보기 위해 매우 부드럽게 다리를 끌어당깁니다. 이러한 유형의 진단을 전신에 걸쳐 행합니다. 다리를 들어올리는 것은 늑골, 어깨나 머리를 만질 때보다 더 분명하게 나타나기 때문에 다리에서 훨씬 잘 알아차릴 수 있습니다. 그러나 우리는 많은 신체 부위에 본질적으로는 같은 유형의 진단을 했습니다.

Q 그렇게 가벼운 손길로 어떤 치료가 가능한가요?

A 내가 이전에 말한 바와 같이 두개천골요법에서 우리는 환자의 신체가 교정될 수 있도록 매우 열심히 노력하고 있습니다. 우리 치료사들은 환자의 신체가 자연적으로 교정되려고 하는 성향에 도움을 주고 있습니다. 우리가 조금만 더 힘을 사용해도 그 침입에 대항한 환자의 신체적 방어를 불러일으킬 수 있습니다. 환자의 신체가 치료사에 대항해 자신을 방어하기 시작할 때 환자의 신체 조직들이 현상을 유지하기 위해 경직됩니다. 이러한 상황에 직면했을 때 치료사가 할 수 있는 일은 다음과 같습니다.

1. 환자의 저항을 극복하기 위해 더 많은 힘을 가한다.
2. 두개천골요법에서 한 것처럼 손길을 더 가볍게 해 환자의 조직을 이완시키고 환자의 자기 교정 장치가 효과적으로 기능하기에 족한 만큼만 힘을 가해 치료적 풀어 주기를 달성한다.

   다시 한 번 우리는 두개천골요법을 다른 두개골요법과 구별시켜 주는 차이점을 접하게 됩니다. 이러한 차이점이야말로 비의사들로 하여금 두개천골요법을 매우 안전하고 유용하게 해 줍니다. 그것은 요리책과 같이 시술될 수 있으며 여전히 탁월한 결과를 얻고 있습니다.

Q 두개천골요법 치료를 받은 바 있으며 그 기법에 놀라고 있습니다. 통증은 어깨에서 발생되었는데 치료사는 천골과 골반을 교정해 치료했습니다. 어떻게 이러한 일이 일어날 수 있나요?

A 이러한 일이 가능한 데는 여러 가지 가능한 방법이 있습니다. 먼저, 두개천골 조직은 척수관을 따라 뻗어 있는 경막관을 통해 천골과 골반을 목과 머리에 연결시켜 줍니다. 꼬리 끝에 있는 이 막에 대한 비정상적 압박은 머리 끝에서 쉽게 나타날 수 있습니다. 이 경우에는 비정상적 막 압박은 어깨로 뻗어 신경근을 덮고 있는 막의 슬리브관을 끌어당기고 있었습니다. 이러한 당김이 신경근이 지나가는 곳에, 이 경우에는 어깨에 통증을 느끼게 한 것이었습니다.

또 다른 가능성은 모든 근육, 뼈, 기관 등을 감싸는 연결 조직(근막)의 머리에서 꼬리까지의 연속성과 관련되어 있습니다. 골반의 뒤틀림은 두개천골 조직 밖의 근막과 신경들을 타고 어깨로 올라갈 수 있습니다.

또 다른 가능성은 천골이 뒤틀려 그 보상적 방법으로 척추 전체로 그 뒤틀림이 올라가게 되는 것입니다. 신경근이 목 하부의 척추골 사이에 있는 척수관을 빠져 나가는 입구에 약간 내성이 줄어들면 어깨로 뻗은 신경이 고통을 받을 수도 있습니다. 어느 경우에나 천골과 골반에 있는 비정상적 상태가 교정되면 위로 목에 미치는 영향이 제거되고 고통은 사라집니다.

그렇게 먼 곳에 있는 원인을 찾아내는 데는 훌륭한 치료사를 필요로 합니다. 두개천골요법을 가르치면서 우리는 많은 시간과 노력을 전신 진단을 가르치는 데 쏟고 있습니다. 이러한 기법은 통증에서 그렇게 멀리 떨어져 있어도 그 숨은 원인을 발견합니다.

Q 치아에 아무런 이상이 없는데도 TMJ 문제가 발생하는 것은 무엇 때문인가요?

A 내 경험으로는 TMJ 문제는 두개천골 조직 또는 근육─뼈─관절 조직의 기능장애에서 비롯된 영향 또는 결과인 경우가 아주 많았습니다. 나는 TMJ 문제가 둔부 근육에서 발생된 사례 하나를 여러분에게 설명한 바 있습니다. 여러분은 전인적 인간입니다. 그래서 여러분의 모든 부위는 모든 다른 부위와 연결되어 있습니다.

통증이나 증상이 있는 부위로 하여금 우리를 잘못된 방향으로 이끌게 할 수는 없습니다. 원인을 찾으십시오. 그 원인은 분명히 위장되어 있을지 모릅니다. 거의 어디서나 자리잡고 있을 수도 있지만 이것을 발견하는 것이 즐거움의 한 부분입니다.

Q 두개천골요법은 우리와 같이 점점 늙고 몸이 말을 듣지 않으며, 허약해지면서 기억을 잃어 가는 사람들에게도 도움이 되나요?

A 대답은 '그렇습니다' 입니다. 나는 80대에 접어든 사람들을 정기적으로 치료해 왔습니다. 이들은 점점 활력을 얻고 유연해집니다.

더 많은 에너지를 얻으며 지적 능력과 기억력의 향상을 보여줍니다. 이 요법은 체액 분비 정지를 극복하고 감기, 유행성 감기 등에 대한 저항력을 증진시키는 데 도움을 줍니다.

Q 노인들은 두개천골요법을 어떻게 사용하는 것이 최선일까요?

A 이상적으로는 연로한 환자들이 한 달에 한 번 유능한 두개천골 요법사로부터 치료받는 것을 권하고 싶습니다. 이에 덧붙여, 가족 구성원들이 제한적인 두개천골요법을 노인들에게 1주일에 최소한 세 번씩 시술할 수 있도록, 이들이 아주 간단한 기법을 훈련받는 것을 권유합니다.

나는 때때로 노인들에게 서로를 치료할 수 있도록 성공적으로 가르친 바 있습니다. 이것은 치료하는 사람의 자존감을 놀라우리만큼 드높여 줍니다. 덧붙이자면, 소규모 발작 환자에 대해 특정한, 그리고 매우 배우기 쉬운 두개천골요법을 통해 우리가 얻은 성공은 탁월했습니다.

Q 두개천골요법사로부터 치료받을 수 있는 방법은 무엇인가요?

A 플로리다 주의 팜비치 가든에 있는 우리 어플레저 연구소, 건

강촘임상서비스에는 고급 자격을 갖춘 사람이 여러 사람 있습니다. 여러분을 만나 우리의 치료법을 소개할 수 있다면 기쁠 것입니다. 여러분은 전화번호 561-622-4706으로 그들과 연락할 수 있습니다. 또한 우리는 두개천골요법에 대한 대학원 과정을 이수한 유자격 건강관리 개업의들의 졸업생 명부를 제공합니다. 여러분은 어플레저 연구소에서 이 명부를 제공받을 수 있으며 전화번호는 1-800-233-5880이고 국내 전화번호는 561-622-4334입니다.

Q 연구소 외부의 사람들에 대한 증명서는 어떤 것이 있나요?

A 추천에 대한 법 문제가 파생될 수 있기 때문에 조심스럽습니다. 우리는 고급과정을 훌륭하게 이수한 사람들에게 여러분을 안내할 것입니다. 우리가 요구하는 구비요건은, 그들이 건강관리 직업에서 법적으로 두개천골요법을 시술할 수 있도록 허용된 면허를 가져야 한다는 것뿐입니다. 우리는 두개천골요법을 시술함에 있어서 훌륭한 기술을 보여준 바 있는 사람에게 여러분을 안내할 것입니다.

그들은 내과의사일 수도 있고 정골요법의사, 치과의사, 척추지압요법사, 정 간호사, 물리요법사, 작업요법사, 안마요법사, 신체 시술사, 또 다른 형태의 신체 요법사 또는 침술사일 수도 있습니다.

우리에게는 심지어 우리 식의 치료를 해 오면서 손놀림이 매우 능숙하게 된 심리요법사도 몇 사람 있습니다. 중요한 문제는 그들의 손놀림 기술입니다. 우리는 그들의 다른 증명서에 대해서도 이야기할 것이며, 두개천골요법을 위해 만나는 데 적합한 사람을 찾는 것은 여러분이 결정해야 합니다.

Q 두개천골요법에 대해서 보험이 지급되나요?

A 내가 여러분에게 할 수 있는 최선의 답변은 치료사의 증명서와 보상의 정도와 범위에 달려 있다는 것입니다. 우리는 보험회사로부터 두개천골요법에 대해 점점 많은 인정을 받습니다. 변화는 간밤 사이에 일어나는 것은 아닙니다. 우리가 하는 일은 전혀 새로운 것입니다. 궁극적으로는 치료 결과가 승인을 얻게 해주는 매개 수단이 될 것입니다.

Q 어플레저 연구소의 활동을 지원할 수 있는 방법은 무엇인가요?

A 어플레저 재단은 집중치료를 필요로 하는 많은 환자들에게 재정적인 원조를 제공함과 더불어, 새로운 기법에 대한 계속적인 연구와 개발을 담당하는 우리의 비영리 부문입니다. 이 재단은 내국세법 501(c) (3)조의 적용을 받는 자선단체입니다. 세액 공제가 가능한 기부금은 다음 주소로 보낼 수 있습니다.

- The Upledger Foundation
- 11211 Prosperity Farms Road
- Palm Beach Gardens, FL 33410-3487

마치면서

이 책이 어느 정도 여러분의 눈을 뜨게 해주었기를 바란다. 또한 여러분이 자신의 능력을 되찾기를 바란다. 결국 우리 모두는 서로 치료를 하는 데 도울 수 있는 능력을 갖고 태어났다. 그런데도 그것을 할 수 없다고 생각해 왔다. 노력하면 할 수 있다.

두개천골요법, 조직 기억, 에너지 낭포 풀어 주기, 에너지 전송, 체성 감성 풀어 주기, 치료적 연상 및 대화는 모두 건강과 치료에서 극히 자연스러운 기법이다. 무리 없이 상식적으로 시술되면 그것들 중 어떤 것도 부작용의 위험이 전혀 없다. 완벽할 수 있는 치료법이란 거의 없다.

존 어플레저(John E. Upledger) 박사(정골의학박사, 이학박사)는 미국 정골의학회 공인회원, 영국 정골의학회 회원인 이학박사다. 그의 전공들에는 정골의학 수기, 두개천골요법, 신체감정 풀어 주기, 침술과 예방의학이 포함된다. 어플레저 박사는 정골의사의 경력을 통해 새로운 치료법의 혁신적이고 주도적 선구자로서 인정을 받아 왔다. 특히 그의 두개천골요법 개발은 그에게 국제적 명성을 얻게 해

주었다.

많은 경험이 개인적 임상실습을 통해 축적된 것이기는 하지만, 어플레저 박사는 1975~1983년 동안 미시간 주립대학에서 생체역학의 임상연구원 및 교수로서 재직했다. 이 시절에 두개천골 조직의 존재와 영향을 조사하는 실험을 하면서 해부학자, 생리학자, 생물물리학자, 생물공학자 팀을 관리했다. 과학적 연구 결과, 두개천골 조직의 기능과 종전에 이해가 부족한 뇌와 척수의 기능장애를 진단하고 치료하는 일에 그것을 활용할 수 있다는 것이 해명되었다.

어플레저 박사가 두개천골요법을 개발하고 정교하게 한 것도 이 시절이었으며, 오늘날 이 요법은 어플레저 연구소의 교육 프로그램을 통해 정골의사, 내과의사, 정신과의사, 치과의사, 간호사, 척추지압요법사, 물리요법사, 작업요법사, 안마요법사 등을 포함한 다양한 집단의 건강관리 전문가들에게 교수되고 있다.

어플레저 박사의 저술로는 《두개천골요법》, 《두개천골요법 II》, 《경막을 넘어서》, 《체성 감정 풀어 주기와 이를 넘어서》, 《뇌는 태어난다》 등이 있다.

부 록

CST의 10단계 테크닉

스틸포인트는 뇌의 능력을 증진시키고 잃어버린 당신의 미소를 되찾게 한다. 손의 감미로운 치료를 통해 유도되는 스틸포인트는 인체의 가장 깊은 뇌 속에서 우러나는 고요함이요, 건강을 향해 힘차게 노력하는 자기치료 능력의 배가이다. 우리 모두가 알고 있는 것처럼 인체의 모든 생리작용을 통제하고 조절하는 뇌는 우리의 감정까지도 조절하고 있다. 그러니까 뇌의 건강은, 몸의 건강이요 마음의 건강이 되는 것이다.

두개골 요법은 현대의학의 맹점을 극복하는 유일한 대체의학이 될 것이다. 원인 불명의 통증 신드롬이며 질환의 원인을 설명하고 그 치료법까지 제시해 준다. 미국을 포함한 의료 선진국에서 두개골 요법은 이미 다양한 분야의 사람들로부터 사랑을 받고 있다. 의료 전문인들과 물리치료사, 그리고 피부관리사, 심지어 일반인들에 의해서도 매우 섬세하고 안전한 신비로운 요법이다.

제1단계 : 발足을 통한 두개천골 리듬 촉진

이 요법은 누구나 배워서 사용할 수 있는 테크닉이다. 두개천골계 움직

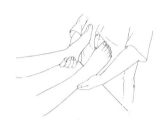

발에서의 스틸포인트를 위한 손의 자세

임을 부드럽게 조절하는 법을 배우는 가장 쉬운 길은 발을 먼저 이용하는 방법이다. 두 손으로 발뒤꿈치를 감싸 주며 두개천골계에 율동적인 움직임이 되풀이되면서 발생하는 외회전外回轉(두개천골 움직임의 굴곡 과정), 그리고 내회전內回轉(두개천골의 신전 과정) 과정을 되풀이하면서 조절된다.

움직임이 대칭적인가, 발의 외회전이 더 쉽게 되는가, 아니면 내회전이 더 쉽게 되는가. 신전될 때, 즉 내회전될 때는 안으로 더 집어넣어 주고 굴곡될 때는, 밖으로 나가려고 하면 밖으로 못 나가게 잡아 주고 안으로 들어가려고 하면 따라 들어가게 몇 차례를 하고 약 15초~3분 정도를 기다리면 호전되는 현상을 느낄 수가 있다.

천장골, 체성 기능 장애를 자연스럽게 교정한다. 때로는 시술 중 퍽 하는 소리가 들리면서 호흡이 안정되고 모든 근육의 긴장이 사라질 것이다. 좌우 움직임이 대칭을 이루면 더 이상의 치료는 필요 없다.

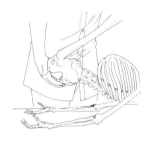

천골을 견인하는 방향

제2단계 : 천골을 이용한 두개천골 리듬 촉진

천골 스틸포인트를 유발시키는 또 다른 방법은, 클라이언트의 꼬리뼈 삼각 부분에 시술자의 손바닥을 올려놓는다. 그런 다음에 꼬리뼈가 시술자의 셋째손가

락과 넷째손가락 사이에 있게 한다. 시술
자의 손가락 끝은 반드시 천골 바닥(천골
저) 위에 있게 한다.

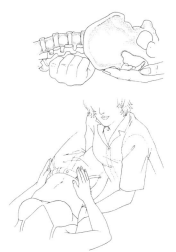

　다른 한 손을 클라이언트의 요추 밑에
놓아 제번 요추와 상부를 고정시킨다. 요
추를 고정시키는 동안 천골을 미방(아랫
방향, 내 손 방향)으로 가볍게 끌어당긴다.
천골저가 벌어지거나 팽창되면 잡고 못
가게 유도하고 느슨해지면 따라들어가야
한다.

　이런 동작을 2분 내지 3분 정도 하게
되면 열감과 함께 활성화되면서 이완되

천골에서의 스틸포인트를 위한 손의 자세

는 호전 현상을 손 전체를 통해 느낄 수가 있다. 부드러운 힘은 클라이언트
의 몸에서 저항을 일으키지 않지만, 강한 힘은 시술자가 실행하는 힘에 저
항하며 보통 성공하지 못한다. 중요한 것은 아주 가볍고도 부드럽게 잡는
것이다. 디스크나 요통 자폐증에 효과적이다.(5분 정도의 힘)

제3단계 : 횡경막 풀어 주기
골반횡경막 풀어 주기

　테크닉 : 한 손은 천골 밑에 넣어 요추 5번 부위에 손바닥과 직각이 되도
록 한다. 이 손은 전후방 압박을 가할 때 단단하게 지지하는 버팀대 역할을
하고 다른 한 손은 클라이언트의 상부치골 바로 위를 잡는다. 접촉된 손은
압박을 가하면서 밑으로 압박을 서서히 증가시키면 정상적으로 대칭적 골

반횡경막의 긴장감을 해소할 수 있다.

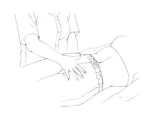

골반횡경막 풀어 주기

골반횡경막은 골반의 내장을 받치고 있으며, 항문관, 요도, 질의 골반횡경막을 가로지르고 항문을 위로 끌어당기며 수축시킨다. 미골근은 미골과 천골첨을 전방으로 끌어당기기 때문에 이로 인해 두개천골계에 굴곡을 발생시키는 요인이 된다. 요도 외 질의 통로를 제공하며 골반횡경막의 과긴장과 불균형적 긴장이 성공적으로 치유될 수 있다. 그럼으로써 골반이 계속적으로 자가치유하는 데 필요한 최소한의 힘을 유지시켜야 한다. 비정상적 긴장이 풀리며 부드러워지는 느낌이 느껴질 때에 테크닉은 끝난다. 두개골 움직임의 증폭과 균형을 즉각적으로 호전시킬 수가 있다.

호흡기 횡경막 풀어 주기

호흡기 횡경막은 근육이 수축할 때 중심건을 아래쪽으로 끌어당겨서 흉부 내의 압력을 감소시키며 흉부 내의 용량을 증가시킨다. 동시에 복부 내의 압력은 증가되고 복부 내의 용량은 감소되며 호흡기 횡경막이 수축됨으로 인해 만성횡경막 과긴장이 되고 간담계와 기타 관련된 복부장기의 염증으로 발전될 수 있다.

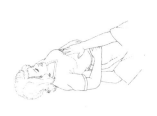

호흡기 횡경막 풀어 주기

횡경막의 기능장애는 정상 호흡활동을 방해할 뿐 아니라, 두개천골계의 기능과 뇌척수액의 운동성 감소, 우울증, 전체적 불쾌감으로 인한 피곤한 느낌, 독성물질의 축적으로 많은 문제를 야기시킨다. 특히 이 호흡기 횡경막 풀어 주기는 급체했을 때 효과가 크다.

테크닉 : 시술자의 한 손은 클라이언트의 흉요추부위 밑에 넣고 흉추 12번과 상부요추의 손바닥이 접촉되게 한다. 다른 손은 상복부검상돌기, 전하방 늑골연을 모두 감싸야 한다. 접촉한 손은 전방에서 후방으로 압박을 가한다. 매우 가볍게 압박하기 시작해 움직임이 느껴지기 시작할 때까지 서서히 압력을 증가시킨다. 횡경막의 자율적인 움직임이 짧은 시간에 부드러운 느낌과 열감을 느낀다. 이 테크닉은 두개골 테크닉을 시도하기 전에 반드시 해야 하는 테크닉이다.

흉곽 입구 풀어 주기

흉곽 입구의 테크닉은 호흡기 횡경막과 골반횡경막에 사용되는 비슷한 테크닉을 포함하며 근막을 풀어 주는 운동성을 촉진하고, 척추 사이의 관절과 상부늑골 관절의 움직임을 활성화하기 위함이다. 이는 근막을 신장시키며 어떤 신경계 메카니즘에 의해 일반적 경추 근육 긴장을 감소시킨다. 먼저 경추와 흉추 연결 부위를 접촉한 시술자의 손을 받침대로 사용하여 측방으로 굴곡시킨다.

지나친 힘은 자가치유 능력을 감소시킨다. 5~10그램 정도의 압박이면 충분하다. 양손은 가볍게 작은 힘으로 누르면 부드러운 느낌이 온다. 그러면 천천히 중지하라. 테크닉이 끝난 것이다. 몸의 활성화를 느낄 것이며, 긴장이 풀렸을 것이다.

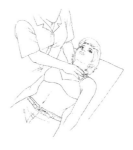

흉곽 입구 풀어 주기

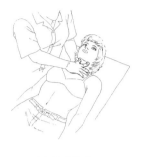

설골 풀어 주기

설골 풀어 주기

설골은 U자 형태의 뼈로 그 부위는 성인 남자로 말하면 사내를 상징하는 턱밑 볼록 튀어나온 부위다. 설골의 몸체는 전방으로 볼록하며 가로 5센티미터, 수직 길이는 2.5센티미터 이하이다.

한 손은 설골 부위를 끌어당기듯이 잡고 반대 손은 후두골 부위를 가볍게 잡아 지지대로 활용한다. 손이 저리는 현상이 경추신경들이 설골 부위를 통과하기 때문에 상완신경총이나 쇄골하동맥이 압박받기 때문이다. 어깨의 긴장현상도 바로 이런 문제에서 발생된다고 볼 수 있다. 경추 1번과 대후두공 사이에 모든 연조직을 이완시켜 주면 미세한 움직임과 함께 부드러운 느낌과 더불어 풀리는 현상이 일어나게 된다. 특히 이 부위는 TMJ(턱관절)에 관련된 문제들이 부드럽게 이완되면서 교정이 되는 것으로 매우 중요한 테크닉이라고 말할 수가 있다.

제4단계 : 두개저 풀어 주기

양손 엄지손가락만 빼고 손가락을 모아 높이 수직으로 모은다. 손가락은 칼날처럼 세워서 앞으로 오는 방향으로 하고 경추 1번과 후두골을 분리시키면 후두 부위의 경직된 현상이 이완된다. 매우 훌륭한 테크닉이며 생명력을 강하게 한다. 스트레스나 일반적인 다양한 종류의 문제들을 수정시킬 수 있는 테크닉이다.

손을 이용한 C. R. I.는 환추(atlas)상에서 후두골 과상돌기(occpital

condyle)의 압박을 해소하여 두개저 (cranial base)를 움직일 뿐 아니라 경정맥공(jugular foramen) 주위의 조직을 풀어 주어 두개관으로부터 경정맥을 통한 뇌척수액(cerebralspinal fluid)의 배출을 촉진시킨다. 두개골 내 뇌척수액의 정상적인 배출은 두개천골계의 움직임을 더욱 활발하게 한다. 또한 경정맥공을 통하여 설인신경(glossopharyngeal, C. N. Ⅸ), 미주신경(vagus, C.

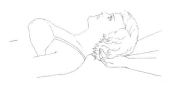

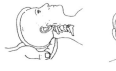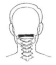

손을 이용한 두개저 C.R. I 테크닉

N. Ⅹ), 척수부신경(spinal accessory, C. N. ⅩⅠ)이 통과하므로 환추와 후두골 과상돌기의 압박 해소는 이들 신경기능에 유익한 영향을 유발하여 혀와 인·후두부의 기능을 향상시키고, 미주신경과 관련된 위장과 대장기능을 활성화시키며, 승모근, 흉쇄유돌근을 이완시켜 목과 어깨의 통증을 감소시킨다. 천천히 숨을 길게 들이쉬었다 내쉬기를 10회 정도 반복하여 몸을 이완시킨다.

약 5분 정도 지나면 머리 무게에 의해서 손가락 끝 피부조직이 깊숙이 눌려 들어가면서 주위의 조직이 이완되기 시작한다. 이때 다리를 펴 주는 것이 좋다. 약 5분 정도 지나면 손 주위의 조직이 완전히 이완되어 후두골과 환추의 압박이 풀어지며 떠 있는 듯한 느낌(floating)이 나타나고, 나른함과 함께 졸음이 올 수도 있다.

제5단계 : 전두골 들어올리기

전두골은 손바닥과 무지로 봉합이 열리지 않기 때문에 전두골에 긴장감과 저항이 생긴다. 몇 초에서 몇 분 정도 기다리면 불균형적 긴장이 성공적으로 치유될 수 있다.

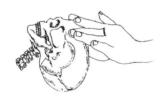
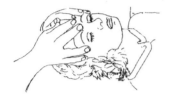

전두골 들어올리기

제6단계 : 두정골 들어올리기

양 손을 붙잡고 머리 두피 안쪽 방향을 압박한다. 매우 작은 힘으로 안쪽으로 밀어 주는 정도의 끌어당김이 필요하다. 엄지손가락을 제외한 네 손가락을 사용한다. 박동감을 느끼고 대후두공으로 전달되며 소뇌경이 풀어지며 클라이언트는 풀리는 느낌을 감지하면서 두정골이 머리 방향으로 더욱 떠 있는 것을 느끼게 될 것이다.

자신의 손과 손을 통한 느낌을 신뢰하는 것을 배우면서 불가능하게 보이는 것을 가능하게 만들 수 있다는 것을 발견하게 된다. 아주 자연스럽게 발생하도록 한다. 경험을 통해서 배우게 될 것이다. 다리에 이상이 있거나 중풍에 특별히 좋은 테크닉이다.

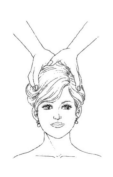

두정골 들어올리기

두정골 위에 가해지는 압박의 양은 5~10그램 정도이다. 두정골에만 집중되는 이런 부드러운 압박을 몇 분 동안 일

정하게 유지한다(일반적으로 약 3~5분 정
도면 충분하다).

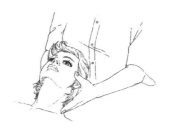

접형골 풀어 주기

제7단계 : 접형골 풀어 주기

눈의 양 끝에서 왼쪽으로 약 2센티미
터 후방에 있는 접형골을 들어올리고 후
두골은 두 손으로 부드럽게 감싸며 동시
에 양 손의 무지는 접형골 연조직에 접촉한다. 너무 세게 쥐지 말기 바란
다. 연조직의 느슨한 곳을 끌어당긴다. 비정상적인 제한을 기다리면 교정
이 된다. 15초~3분 정도가 적당하며, 열감과 부드러운 감각이 느껴질 때
멈추기 바란다. 이 테크닉은 자폐증, 치매, 파킨슨 병에 탁월한 효과를 가
져온다.

제8단계 : 측두골 풀어 주기

측두골 릴리즈

양 손의 검지, 중지, 약지를 사용해 한 손은 시계방향으로 다른 한 손은
시계 반대 방향으로 어긋나게 3회 정도 반복적으로 돌린다(한 동작에 10초
정도 시간을 두고 반복적으로 실시한다). 반드시 중립에 오도록 하고, 다시 양
손을 사용하여 시계 방향, 시계 반대 방향으로 3회 정도 시도한다. 반드시
중립에 오도록 하고 그런 다음에 서서히 손을 떼기 바란다. 우리 몸이 알아
서 하는 것이다. 다시 말해 스스로 치유 능력이 있다는 것이다. 이 테크닉
은 어지러움증, 이명현상 등에 활용하면 그 효과가 뛰어날 것이며 장수에
도 매우 도움이 되는 테크닉이다.

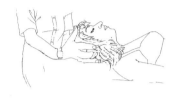

측두골 풀어 주기

귀당기기(이어풀)

귀를 잡아당기면서 엄지손가락이 귀뿌리 안쪽을 잡고 기다리면 많은 움직임이 감지되며 고유수용체가 많이 분포되어 균형감각을 이루고 균형감각이 깨어지면 TMJ압박이나 편두통이 생기게 된다.

자폐증, 다른 심각한 행동장애 어린이, 광범위한 연구를 통한 측두골의 내측 압박현상을 발견하게 되었다. 대칭적 모습이 결여되어 있다. 양쪽 측두골이 내측으로 압박되어 있을 때 문제점이 발생한다. 이런 문제점에 접근하기 위해 이어풀 테크닉에 대한 우리의 경험은 매우 긍정적인 결과를 가져온다. 그만큼 훌륭하고 놀라운 테크닉이다.

매우 가볍게, 그리고 점진적으로 증가시키면서 움직임의 반응이 나타날 때까지 견인을 한다. 만약 귀가 한 방향이나 다른 방향으로 회전하거나 미끄러지려 한다면 이런 움직임을 자연스럽게 따라간다. 어떤 움직임이라도 고의로 방해해서는 안 된다. 유연성을 유지해야 된다. 그러나 또 다른 방향의 변화가 존재한다면 그것에 순응해야 한다. 풀리는 현상이 감지될 때까지 부드럽게 견인력을 증가시켜 본다. '구하라, 그러면 찾을 것이다' 라는 말의 근거를 확신시켜 줄 것이다.

내측 압박을 발견하고 치료할 때 얻어지는 임상적 결과는 대단하다.

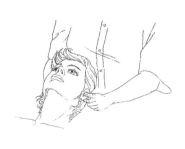

귀당기기

제9단계 : 하악골 풀어 주기

하악골 들어올리기(두방견인)와 하악골 내리기(미방견인)

하악골에서 두방을 향하는 견인력은 먼저 악관절을 양측으로 압박한다. 하악골을 두방으로 견인해 균형을 이룬 다음 하악골락에서 미방견인을 시행하게 된다. 미끄러지는 것을 방지하기 위해 클라이언트 피부 위에 접촉된 손가락으로 충분히 압박을 한다. 시술자의 손가락은 피부 위에서 움직이지 말아야 한다. 하악골

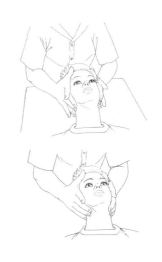

하악골 들어올리기와 하악골 내리기

각 위에 피부는 미방으로 움직인다. 늘어지는 부분을 끌어당긴 후 피부 위에 견인력이 하악골에 전해질 것이다.

하악골 미방견인은 악관절을 분리시킨다. 새로운 뇌척수액으로 바뀌며 열감과 함께 부드러움을 손을 통해 전달되는 것을 느낄 수 있을 것이다. 뇌척수액이 스스로 재분비될 때 메커니즘의 새로운 수평적 균형이 이루어지게 되는 것이다. 그리고 하악골과 측두골의 양쪽으로 흔들림은 정지될 것이다.

제10단계 : CV-4 테크닉

환자의 후두골에 테크닉을 적용함으로써 스틸포인트를 발생시키는 것을 전통적으로 CV-4테크닉이라고 부른다. CV-4는 제4실 압박을 뜻한다. 이 경우에 제4실이라는 것은 뇌실을 말한다. 제4뇌실을 압박하면 이 뇌실벽이

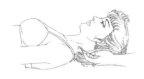

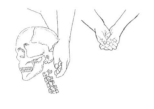

CV-4테크닉

나 뇌실 안에 있는 모든 생체 신경중추에 영향을 준다고 믿는다.

척수의 압력변화에 영향을 미치는 후두린의 능력을 두드러지게 감소시키게 된다. 그러므로 후두린의 움직임이 외부적으로 제한될 때 두개골 내 수력적 척추의 압력은 증가되며 모든 다른 가능한 경로로 방향을 돌린다. 이로 인해 CV-4테크닉은 뇌척수액의 움직임을 촉진하며 교환한다.

CV-4테크닉은 횡경막 활동과 호흡의 자율신경 조절에 영향을 준다. 그리고 교감신경계에 긴장도를 매우 현저하게 이완시키는 것이다. 이 테크닉은 클라이언트와 만성적 교감신경계에 과긴장 상태를 감소시키기 위해 자주 사용되는 테크닉이다. 또한 이 테크닉은 30분 내지 60분 사이에 열을 화씨 4도 정도 현저하게 감소시키게 된다.

인체의 모든 결합조직을 이완시키기 때문에 급성과 만성 근골격계 장애에 유익하다. 퇴행성 관절염, 대뇌우혈, 패우혈, 분만조절, 류머티스 관절염, 그리고 종속적 부종 감소에 효과적이다.

CV-4테크닉은 간단히 말해 조직과 뇌척수액의 움직임을 촉진시키고 자율신경 반응의 유연성을 복원시킴으로써 문제들을 해결할 수 있는 좋은 테크닉이다. 시술자는 양 무지가 V자 형태가 되게 두 손을 모운다. 양 무지를 붙여 만든 V자의 뾰족한 끝이 클라이언트의 제2경추, 제3경후 부위에 위치해야 한다. 클라이언트의 후두골이 두개천골계 순환의 신전 과정에서 좁아질 때 어제부는 이 움직임을 따라가야 한다.

클라이언트의 후두골이 두개골순환의 굴곡 과정에서 넓어지려 할 때 시술자는 이를 저지해야 한다. 시술자는 두 손을 움직이지 말고 두 손으로 압박을 가하지도 말아야 한다. 신전 과정에서 클라이언트의 후두골이 좁아질 때 두 손은 후두골의 좁아지는 움직임을 따라가면서 느슨해지는 것을 끌어당겨야 한다. 두개천골계 움직임이 굴곡 과정에서 후두골이 넓어지는 것을 다시 저지한다.

이런 과정을 두개골 리듬이 감소되며 혼란해지고 일시적이지만 완전히 중단될 때까지 계속한다. 두개골 리듬이 멈추었을 때 스틸포인트가 발생하는 것이다. 스틸포인트는 몇 초 또는 몇 분 동안 지속된다. 클라이언트의 호흡이 변화하고 인체에 감지할 수 있는 이완이 발생하게 되는 것이다.

이것은 CST테크닉에서 맨 마지막에 시술해야 하는 필수적 테크닉임을 기억하기 바란다.

이제 10단계의 모든 과정이 끝났다. 하나의 테크닉은 독립적으로 사용될 수 있지만, 여기에 제시한 10가지 테크닉을 순서대로 모두 하게 되면 놀라운 치유의 능력을 보게 될 것이다.(인체의 고유한 치료의 힘)

뇌출혈, 동맥류 등은 금기사항으로 이런 병력이 있는 사람한테는 시도하지 말기 바란다.

응용 프로그램

V-spread 테크닉

한 사람의 손을 통해 다른 사람의 신체로 인도될 수 있는 치료에너지에 대한 것이다. 치료에너지란 자연적인 전자(electromagnetic)를 말한다고 볼 수 있다. 이것은 매우 과학적 믿음을 주며 많은 임상적 실례들을 통해 사실로 받아들여진다.

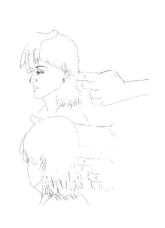

V-spread 위한 손의 자세

상태가 좋지 않거나 이상이 있는 또는 아픈 부위가 어디이든 그 부위에 손을 대고 다른 반대쪽에서 에너지 전송을 한다. 반드시 반대쪽에서 V-spread를 시도해야 한다. 에너지 전송은 마치 권총을 쏘듯 한 자세와 같은 것이다. 두세 번째 손가락과 엄지손가락으로 마치 V자 모양을 만들 듯한 손의 자세를 하면 된다.

만약 왼쪽 눈에 심한 통증이 생겼다고 하자. 그러면 아픈 눈을 향해서 눈을 통

과하겠다는 마음으로 손을 대고 있기만
하면 열감과 박동감이 나타나며 에너지
를 쏘겠다는 마음으로 V-spread를 시도
하면 서서히 통증이 사라지면서 진정될
것이다(15초~3분 혹은 15초~7분 정도 시술
한다).

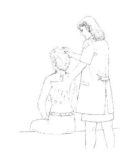

체성 감성 풀어 주기

체성 감성 풀어 주기(SER)

이 테크닉은 이미 알고 있는 손상을 다루게 된다. 손상이 발생한 시기가
그렇게 중요한 것은 아니다. 어떤 클라이언트가 5년 전에 입은 손상으로 주
기적으로 통증을 호소했다. 그런데 테크닉을 사용한 중에 그 손상된 부위
에서 활성화된 분절이 발견되었던 것이다.

시술자는 클라이언트를 앉히거나 선 자세 혹은 눕혀 놓고 치료를 시작한
다. 정확히 올바른 자세가 이루어졌을 때에 두개천골의 리듬은 갑자기 멈
추게 된다. 이것은 리듬이 중요한 탐지자로 사용되는 한 방법이 될 것이다.

체성 감성 풀어 주기에서 클라이언트의 진단과 치료로 구분하는 실제적
인 방법은 없다. 마찬가지로 시술자는 신체적 작용을 정신적 작용에서 분
리할 수가 없고 그런 까닭에 정신과 신체는 하나라는 것이다.

클라이언트의 신체 내부에 혹은 의식 속에 남아 있어서는 안 될 과거의
기억을 풀어 줄 것이라는 의도로 시술자는 고객에게 에너지를 넣기 시작한
다. 시술자의 손을 신체 위에 유지하고 그들이 이끄는 곳을 따르며, 두개천
골의 리듬에서 멈추는 지점을 멈추지 말아야 한다. 멈춤이 발생할 때 몸이
얼마나 심하게 벗어나든지 그 위치를 지켜야 한다.

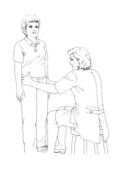

체성 감성 풀어 주기

두개천골의 리듬이 회복한 활기와 함께 다시 시작할 때까지 몸을 움직이게 하지 말아야 한다.

그리고 나서 리듬이 다시 멈출 때까지, 완전한 에너지 방출이 감지될 때까지 클라이언트의 몸의 움직임을 뒤쫓아야 한다. 클라이언트를 감정적으로 풀어 주기 위해 용기를 북돋워 줘야 한다. 두개천골의 리듬은 중요한 탐지자로 이용해야 한다.

클라이언트는 경계심을 갖지 않도록 주의를 요한다. 경계심이 덜한 고객일수록 더 빨리 작용하게 된다. 저항하기로 아예 작정을 한 클라이언트라면 시술을 그만둔다. 이 경우 아무리 시도해도 열리지 않을 것이다.

세상에는 현대의학으로도 설명할 수 없는 일들이 많다. 몸이 아프긴 한데 병명이 없는 경우도 그러하다. 모든 수단을 동원해 봐도 속시원한 대답과 치료를 받을 수가 없는 경험을 가진 분들이 많을 것이다. 이런 분들에게 SER은 필수적인 테크닉이라고 말할 수 있다.

외부에서 육체적인 충격, 물리적인 충격이거나 정신적인 충격, 감정적인 문제 혹은 퍽 하고 누가 때린 경우까지, 이런 충격이 우리 몸에 들어올 때 몸은 그 충격을 중화시킬 수 있다. 그러나 모두 중화시키지 못하고 몸에 남아 있는 충격의 흔적이 있게 마련이다. 이런 흔적들이 몸에 남아 돌아다닌다고 볼 수 있으며, 그런 흔적들을 불러내서 해소 방출시켜 버리는 것이다.

클라이언트의 이해와 협조도 절대적이다. 몸과 마음의 긍정적인 면을 장려할 필요가 있다. 우리는 에너지낭을 유지하고 있는 부위로부터 열의 방출을 느끼며, 사고로 인한 고통, 열, 격통, 분노, 분개의 재경험을 초래하게 될 것이다. 이것은 즉각적으로 발생할 수도 있고 몇 시간 혹은 며칠 후에 발생할 수도 있다.

클라이언트의 기억이 집중해야 하고 당시의 고통이나 감정을 억누르려고 하지 않아야 한다. 가능한 한 완전히 재경험하려고 노력해야 할 것이다.

시술자는 너무 많은 물리적 힘을 사용하지 말고 강력하게 해서는 안 된다. 과도한 힘은 클라이언트의 정서적, 신체적 힘을 방해할 뿐이다. 클라이언트들의 기분을 좋게 해야 하는 것이 궁극적인 목적이며, 그렇게 함으로써 치료 과정을 끝내게 되는 것이다.

경부에 대한 자세와 접촉 테크닉

한 손은 머리에 대고 다른 손은 목에 갖다댄다. 그리고 국소적 조직 긴장을 관찰한다. 머리의 위치를 조절하여 목의 근육들이 최대한으로 이완되고 부드럽게 해야 한다. 이러한 위치를 찾는데 처음 얼마간은 많은 실수를 범하게 될 것이며, 따라서 그만큼 노력을 필요로 한다.

정확한 위치, 다시 말해 정지되는 점을 찾은 다음 경추의 근육조직을 이완시키기 위해 부드럽게 촉진해야 한다.

결합조직에 관한 연구에서 결합조직들이 실제로 기억력을 소유한다는 사실을 실증하였다. 조직이 긴장하거나 압박

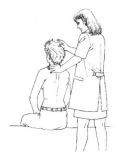

경부에 대한 자세와 접촉 테크닉

받은 위치가 발견될 때 긴장과 압박은 이런 조직들로부터 방출될 것이다. 흔히 교정이 되면 빠른 박동적 활동과 함께 관련된 부위로부터 열이 발생하는 것을 느끼게 된다. 치유과정이 끝나기 전에 자세를 바꾸면 안 되고 소요시간은 15초~10분 정도이다.

에너지 전송 테크닉

이 테크닉은 모든 살아 있는 인간은 전기적 의미에서 글자 그대로 전기를 발생하는 전지(battery), 발전기(generator), 그리고 축전기(capacitor)라는 사실에 근거를 두고 있다. 시술자의 피부는 시술자의 전기를 담고 있고, 전기적 건강과 기능(electrical health & function)을 방해할 수 있는 외부 환경의 전기적 현상으로부터 보호하는 절연체이다. 시술자의 피부를 다른 사람의 피부에 깊숙이 접촉할 때 두 절연체인 피부의 저항은 사라지는 것 같다. 결과적으로 두 축전기(시술자와 피시술자)는 증가되는 피부의 전도성에

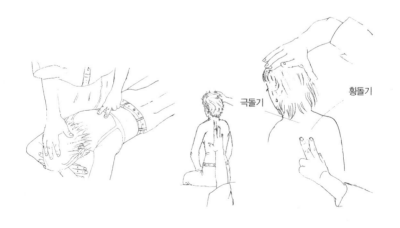

극돌기

횡돌기

에너지 전송 테크닉

의해 하나가 된다. 이 현상은 치료적인
목적으로 사용할 수 있다.

국부 감염, 삠, 접질림, 혹, 타박상

수세기 동안 어린아이들은 어머니에게
통증을 낫게 해달라고 요구해 왔다. 어머
니들이 본능적으로 행하는 매우 세련된
특정한 방법으로 극적인 효과가 나타나
는 것을 보아 왔다. 우리는 '에너지 전

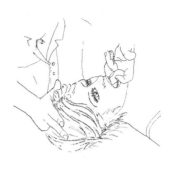

두정하부 제한을 풀어 주기 위한
에너지 전송 테크닉

송' 기법을 사용한다(이것 역시 건강관리 공유 강습회에서 가르친다).

기본적으로 에너지 전송 기법은 매우 간단한 것이다. 한 손을 타박상 부
분, 베인 부분, 덴 부분, 삔 부분, 접질린 부분, 감염 부분, 혹 부분 등과 반
대쪽 신체 부위 위에 댄다. 이 손의 손가락들을 문제가 있는 쪽으로 가리켜
거기에 에너지를 전송한다. 이들 손가락(하나, 둘 또는 세 개의 손가락)은 보통
그들이 만지는 피부 표면에 대체로 직각을 이룰 것이다. 이제 다른 손은 컵
모양을 만들어 문제 부위에 올려놓고 그 손끝을 문제 부위 주변에 대되, 직
접 대지는 않는다. 첫째 손에서 두 번째 손으로 힘이 전달되는 상상을 한
다. 에너지가 한 손에서 다른 손으로 전송될 때 부상 부위는 박동을 시작할
것이다. 몇 분이 지나면 박동은 감소하고 문제 부위는 부드러워지며 낫기
시작한다. 증상이 낫고 관련된 조직이 좋아질 때까지 매일 두세 번 이 과정
을 반복한다. 우리는 이러한 과정을 자연적 신체방어와 치료 과정을 강화
시켜 주는 증원군을 보내는 것으로 생각한다.

에너지 전송 기법은, 삐거나 접질려 발생한 심한 통증을 치료하기 위해

조직-압박균형기법(tissue-tension balancing techniques)과 연결해 아주 효과적으로 쓴다. 신체 부위는 부상을 당한 원래의 자세에서 풀리는 지점으로 거꾸로 움직인다. 이것은 영화를 거꾸로 돌려 보는 것과 같다. 부상이 풀어지는 자세에서 부상을 당한 에너지 원형이 분해됨에 따라 두개천골 율동이 멈추고 조직이 부드러워진다. 그런 다음 두개천골 율동은 다시 시작되고 정상으로 돌아간다.

두개천골 율동은 분명한 삠이나 접질림의 원인이 될 수 있는, 그렇게 드러나지 않은 다른 부상 부위를 발견하기 위해 몸 전체에 걸쳐 진단될 수도 있다. 증상은 항상 문제를 일으킨 부위에 나타나는 것은 아니다. 삠이나 접질림이 에너지 전송 기법으로도 빨리 치유되지 않으면 내과의사에 의한 X선과 더 자세한 진단이 필요할 수도 있다.

두개관 접촉법

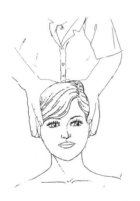

후두골에서 두개천골 움직임
촉진하기

촉진을 하면서 넓어졌다 서서히 좁아지는 율동적인 움직임이 분당 6~12회 정도 주기적으로 일어나는 것을 의식하게 된다. 후두골이 넓어지면서 후두골의 기저부는 전방으로 움직이며 넓어지는 운동은 두개천골계 순환운동의 굴곡 과정(flexion phase)이다. 후두골 운동의 굴곡 과정이 끝나면 순각적 이완 위치(relaxation position)인 중립으로 돌아오며 두개천골계 운동 순환의 신전 과정(extension phase)이 시작된다. 이러한 뼈들의 횡 넓이는 다소 좁아진다. 덧붙여, 순환 과정이 계속되면서 굴곡 과정과 신전 과정이 대칭성을 느끼기 시작할 수 있다. 이상적 상태는 완벽한 대칭적 움직임이다.

천골과 후두골 균형을 위한 테크닉

일반적으로 후두골은 경부 근육의 과긴장과 같은 두개골의 외적 힘에 의해 부적당한 긴장을 유발한다고 생각되었다. 역으로 후두골은 소뇌천막에 불균형적 긴장을 조성한다. 그러나 많은 경우에 소뇌천막의 한쪽 또는 다른 쪽의 불균형적 긴장은 재발되는 두개외 후두 체성 기능장애(estracranial occipital somatic dysfunction)를 유발한다.

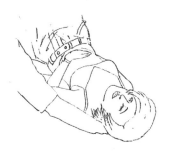

천골과 후두골 균형 잡기

후두골은 외부 근육에 의해 발생된 모든 비정상적 긴장으로부터 자유로워야 한다. 후두골은 환추에 의한 어떠한 제한으로부터도 자유롭게 부유해야 한다. 그러나 시술자는 만일에 필요한 경우를 대비하여 이 테크닉을 알고 있어야 한다. 이 테크닉은 횡정맥동에 효과적으로 작용한다.

두개천골 테라피(CST)

질병도 고통도 스트레스도 없는 세상, 인간에게 그것은 분명히 유토피아의 세계다. 그 세계로 가기 위한 인류의 노력은 끊임없이 진행되고 있다. 질병의 고통과 긴장의 스트레스는 분명 현대인들의 원치 않는 숙적이다. 그 가시밭길에서의 탈피를 통해 피안의 숲길로 인도될 수 있다면 좀 과장이 있고 버거울지라도 그 길을 멈추지 않을 것이다. 그런데 그 길이, 우리가 찾고 염원하던 그 길이 우리의 뇌라면 믿겠는가?

인간이 질병 없이 건강한 삶을 유지하기 위해서는 근본적으로 뇌의 기능이 원활하게 이루어져야 하다. 뇌는 인체에 필요한 다양한 종류의 호르몬과 같은 모든 화학물질들을 스스로 생산하여 질병들을 치료하고 건강을 유지, 관리할 수 있게 하는 것이다. 그러므로 인간은 건강한 음식을 적절하게 섭취하고 충분한 운동을 통해 뇌의 기능을 원활하게 하는 것이 건강한 삶을 위한 최선의 방법이라고 주장한다. 천재 아인슈타인과는 달리 우리는 뇌가 지닌 잠재적 기능의

10퍼센트밖에 활용하지 못하고 있다는 게 자못 아쉬울 뿐이다.

현대의학의 발전은 우리의 건강을 위해서 많은 것들을 약속하고 있다. 그러나 실제로 모든 질병의 20퍼센트만이 근본적 원인을 이해하고 치료법을 제공하고 있다. 다시 말해 나머지 80퍼센트의 질병들에 대한 원인을 이해하지 못하고 증상만을 치료하고 있는 것이다. 이런 사실 때문에 현대의학을 대증치료의학(allopathic medicine)이라고 구분한다. 이것은 증상을 다스리는 대증치료라는 뜻으로 단순히 질병의 증상을 치료한다는 의미다.

열이 나면 내려 주고 혈압이 올라가면 조절해 주고 통증이 발생하면 진통제를 투여하고…… 그러나 이런 형태의 약물 치료는 많은 합병증을 유발시키고 또 다른 건강문제들을 유발시키게 된다. 대표적인 예로서 과용되는 항생제를 통해 이제는 항생제로서 다스릴 수 없는 내인성을 가진 병균들이 발생하여 더 이상 치료할 수 없는 상황이다.

결과적으로 이런 균에 의해 감염되는 환자들은 사망할 수밖에 없다. 또한 지속적으로 사용되는 약물에 의해 간과 신장에 치명적인 문제들이 유발되며 많은 사례가 있다. 따라서 우리 역시 주위에서 많이 볼 수 있으며, 항상 건강에 관련한 뉴스에 신경을 곤두세운다. 현대의학이 오늘처럼 발전하였는데도 많은 환자들이 이런 문제점들을 똑바로 보고 대체의학에 대한 관심을 갖게 되는 근본적 이유다. 실제로 미국에선 이미 대체의학 치료를 받기 위해 찾아가는 환자수가 일반 의사를 찾아가는 환자수를 능가했다는 통계가 있다.

미국의 대표적 명문대학으로 손꼽히는 미시간 주립대학 의과대학 교수인 어플레저(Upledger) 박사는 뇌의 기능이 원활하게 이루어지기 위해서는 뇌를 담고 있는 22개의 두개골뼈의 움직임이 제한되지 않고 자유스럽게 움직여야 한다고 발표했다. 자유롭게 움직이는 두개골뼈는 뇌를 둘러싸고 있는 뇌척수액의 운행과 가능을 촉진시키며 뇌의 기능을 원활하게 유지한다는 것이다.

인체는 206개의 뼈로 구성되어 있으며, 각 뼈는 다른 뼈와 관절을 이루어 연결된다. 해부학자들은 이런 여러 종류의 관절들을 기능적으로 세 가지 종류의 관절로 나누는데, 첫째 움직임이 자유로운 가동관절, 둘째 움직임이 제한되어 있는 반관절, 셋째 움직임이 전혀 없는 부동관절로 나누어진다. 이에 따라 여러 조각의 뼈로 구성되어 있는 두개골은 전통적으로 움직임이 없는 전형적인 부동관절이라고 구별하고 있다.

1900년초 여러 학자들은 중추신경인 뇌를 보호하는 두개골에 움직임이 필요치 않은 곳이라면 두개골 사이에 왜 봉합이라고 하는 관절이 존재할까 의문을 갖고 연구하기 시작했다. 실제로 얼굴의 앞이마를 구성하는 전두골은 2개로 나누어져 있다. 그 사이를 전도봉합(Metopic)이라고 하는데 그 봉합은 신생아 때는 존재하나 성장하면서 사라지게 된다. 움직임이 필요치 않는 곳이기 때문이다.

그러나 나머지 부위의 두개골 관절은 특정한 질환이 발생하지 않는 한 평생 동안 움직이는 봉합관절로 남아 있게 된다. 이러한 사실을 두고 오랫동안 연구하던 자메트(De Jamette) 박사와 서더랜드

(Sutheerland)는 두개골 관절에서 발생하는 작은 움직임을 발견했다. 이 움직임은 뇌의 원활한 기능을 위해서는 절대적으로 필요한 것이라는 사실을 알았다. 만약 이 움직임에 이상 현상이 발생하게 되면 뇌의 기능은 서서히 저하되며 결과적으로 건강상태를 유지하는 인체의 항상성 균형을 잃게 되고 다양한 종류의 병들이 발생하는 원인이 된다고 발표하였다. 현재 두개골 관절의 움직임은 정밀한 진단기를 통해서도 증명되고 있다.

두개골 움직임의 기전과 움직임

움직임은 원활한 생명의 줄기와 같다. 22개로 이루어진 두개골은 미세한 움직임을 보여준다. 이 움직임에 대해 여러 학자들은 여러 견해로서 설명하고 있으나 압력조절기 모델이라는 이론을 정설로 인정하고 있다. 이 이론은 뇌를 둘러싸고 있는 뇌막 사이에 존재하는 뇌척수액의 생산과 배출 사이에서 발생하는 압력 차이로 움직임이 발생한다는 이론이다. 인간을 포함하는 모든 척추동물의 뇌는 팽창과 수축과정을 순환하면서 두개골의 움직임을 조성한다.

인간의 뇌척수액은 뇌 속에 있는 좌우 뇌실로부터 생산되어 뇌의 여러 부위를 통과한 후 뇌를 싸고 있는 지주막과 연막 사이에 고여 있으며, 척추를 통해 내려가 천골까지 미치고 다시 뇌로 올라와 시상정맥동으로 배출되는 것이다. 하루에 생산되는 양은 약 450㎖ 정도이며, 인체에 일정하게 남아 있는 양은 140㎖ 정도이므로 하루에 3~4번 정도 완벽하게 신선한 뇌척수액으로 대치된다.

일정하게 순환되는 뇌척수액의 흐름은 근육, 뼈, 신경, 내분비의 활성적인 기능을 요구한다. 그리고 호흡으로부터 많은 영향을 받게 된다. 이것은 보행과 같은 운동과 활발한 호흡활동이 산소공급뿐 아니라 두개골 움직임을 도와 우리 건강을 위해 중요한 역할을 하고 있음을 말해 주는 것이다.

두개골 움직임의 형태

두개골 움직임은 굴곡과 신전이라는 기본적 움직임을 통해 나타난다. 먼저 굴곡이라 하는 단계에서 두개골은 좌우로 팽창한다. 그리고 전후로는 축소된다. 신전이라는 단계에서 두개골은 전후로 팽창한다. 그리고 좌우로 축소된다. 이와 함께 골반을 이루는 천골 또한 굴곡과 신전이라는 단계를 두개골과 함께 동시적으로 발생한다. 이런 모습을 두개골이 팽창하고 축소되기 위해 22개의 두개골 조각들은 독특한 독립적 운동성을 발휘하면서 뇌의 기능을 촉진하는 것이다.

그리고 두개골 움직임은 호흡과 함께 굴곡과 신전의 순환을 되풀이한다. 숨을 들이쉴 때 두개골은 굴곡되면 숨을 내뿜을 때 두개골은 신전되는 것이다. 그러나 호흡과 두개골은 서로 독립적인 움직임이다. 예를 들어 달리기를 한 후 호흡수는 증가하나 뇌는 일정한 모습으로 굴곡과 신전의 순환을 거듭하는 것이다. 정상적인 움직임은 1분에 약 6~12번 반복된다. 그러나 이런 두개골 움직임은 개인의 건강상태에 따라 증가하기도 하고 감소하기도 한다. 두개골 움직임이 1분에 6번 이하로 감소했다면 그만큼 생명력이 낮아진 것을 의미한다. 감염성 질환을 앓고 있거나 과다한 약물복용을 하고 있는 환자는 1분에 12번 이상 움직임이 나타난다. 혼수상태에 빠져 있는 환자에게서도 그 원인에 따라 두개골 움직임의 수는 증가 또는 감소하기도 한다.

두개골 운동장애로 인해 나타나는 질병들

두개골에서 발생하는 운동성이 만약 정상적으로 나타나지 않으면 어떤 건강문제들을 유발시키게 되는가? 이에 대해 《두개천골 치료 (*Craniosacral therapy*)》라는 책을 발표한 어플레저 박사는 그의 책에서 다양한 종류의 질환들을 설명하고 있다. 먼저 그는 두개골 움직임이 제한되면 무엇보다 뇌활동으로부터 생산되는 노폐물이 축적되고, 이로 인해 발생하는 유해한 자극은 뇌의 기능을 저하시킨다고 말한다. 그리고 결과적으로 인체는 저항력이 약화되며 다양한 질환에 쉽게 노출된다고 한다. 그리고 두개골 움직임에 제한되는 유형에 따라 특정한 질환이 발생한다고 발표했다.

먼저 두개골 운동성 장애 현상은 다양한 모습으로 나타나 기본적으로 2개의 유형이 있다. 하나는 두개골 운동성 장애가 두개골이 아닌 다른 외부에서 발생해 두개골 운동성 장애 현상을 일으키는, 즉 이차적인 문제로 나타나는 경우다. 이런 이차적인 두개골 운동장애 현상은 근육골격 계통의 문제, 두통, 편두통, 호흡기 문제 등이 나타난다. 그러나 이런 문제들의 심각성은 그리 높지 않다.

다른 하나는 두개골 운동성 장애가 두개골 자체에서 발생하는 문제들이다. 이런 문제들은 심각한 문제를 발생할 수 있다. 예를 들어 뇌성마비, 자폐증, 학습장애 현상, 정신질환, 간질, 자율신경 장애, 부산스런 행동, 내분비계 문제, 반사회적 행동 등의 다양하고 심각성이 높은 유형들의 질환을 유발한다.

태어난 지 얼마되지 않은 신생아가 갑작스럽게 이유 없이 사망하는 영아돌연사증후군은 두개골 운동성 장애 현상이 아닐까 하는 강한 의구심을 갖게 된다. 심하게 이를 가는 어린이 또는 성인들에게도 두개골 장애 현상이 빈번하게 나타난다. 이런 문제들은 결국 치아가 마모되면서 턱관절(temporomandibular joint disorder) 문제를 유발시키는 원인이 되며 이에 따라 여러 가지 문제들이 발생하는 것이다.

또한 두개골 안면골격이 비틀어지면서 발생하는 얼굴의 비대칭성 한쪽 또는 양쪽 눈이 내려가는 현상, 턱이 한쪽 방향으로 틀어지는 현상, 턱관절에서 소리가 나는 현상, 얼굴이 붓는 현상, 긴장선 두통, 혈관성 두통, 귀에서 소리가 나는 이명 현상과 같이 주변에서 흔히 볼 수 있는 문제들이 효과적으로 치료될 수 있다.

두개골 운동성 장애는 어떻게 발생하는가

두개골 운동성 장애는 다양한 원인으로 발생한다. 먼저 빈번하게 아이가 태어날 때 발생하는 경우가 많다. 산부인과 의사가 좁은 산도産道를 통해 아이들을 분만할 때 신생아의 약한 머리를 잡고 뒤틀거나 밀거나 또는 끌어당기는 과정에서 두개골에 압박이 가해지며 신생아의 상부 목과 척추 사이에 발생하게 된다. 이런 외상은 후두골과 환추 사이에 밀착되는 현상을 유발시키고 접형골과 후두골 관절 사이에 문제를 유발시킨다. 결과적으로 두개골 운동성 장애 현상이 전반적으로 유발되게 하는 것이다.

두개골 운동성 장애 현상은 외상으로도 발생한다. 넘어져 두개골에 충격이 가해졌을 때 발생할 수 있다. 그러므로 어린아이들에게 자전거를 가르친다거나 활동적인 운동을 시킬 때 머리 충격을 막아주는 보호헬맷의 사용은 매우 중요하다. 또한 어린 유아들의 허리를 잡고 이쁘다고 흔드는 과정에서도 이런 문제들이 발생할 수 있다. 어린애들을 흔들 때 머리에 많은 충격이 가해져 여러 증상들이 발생하는 것이다. 먼저 말했듯이 두개골 운동성 장애 현상은 두개골 이외 부위의 문제들로 인해 발생할 수 있다. 골반관절 문제, 한쪽 다리가 짧아진 단족 현상, 근막긴장 현상 등의 문제들로 인해 유발될 수 있다.

두개골 테크닉

두개골 치료는 누구나 교육과 훈련을 통해 배울 수 있다. 안전성이 뛰어나고 훌륭한 테라피이다. 그러나 섬세하고 정확한 평가와 진단을 요구한다. 다른 치료법과 같이 많은 수련과 훈련을 통해 실행할 수 있다. 두개골은 척추 또는 다른 인체의 관절에서 발생하는 운동성과는 매우 다른 미세한 움직임이다. 정상적으로 발생하는 두개골 운동성에 대해 익숙해야 하며 두개골 해부학에 지식이 있어야 한다.

무엇보다 중요한 것은 두개골 주요 부분의 움직임을 촉진하고 비교평가할 수 있어야 한다. 이런 촉진과 비교평가는 두개골 운동성 장애의 근본적 원인이 어디에 있는지를 찾고 이에 따라 치료 과정을 설정하는 것이다. 그리고 두개골 수기사로서의 부드러움과 인내가 요구되는 것이다. 움직임이 제한된 곳을 진단하여 그 원인을 찾아 두개골의 정상적 움직임을 복원시켰을 때 인체는 뇌의 힘을 통해 놀라운 치유의 능력을 발휘하게 된다. 치료 능력은 인체 안에서 발생하는 것이다. 치료사는 단순히 이런 내제된 능력을 발휘할 수 있도록 도와 줄 뿐이다.

우리 몸은 전기이고 발전소이며 피부는 절연체라고 볼 수 있다. 말하자면 아픈 사람은 그 부위에 저압의 전류가 흐른다고 볼 수 있는데, 시술자의 에너지를 환자의 낮은 전류에 쏘아 주면 치유가 되는 원리이다. 우리 몸은 마음만 먹으면 근본적으로 강한 발전소와 같은 전압이 될 수 있는 것이다.

옮긴이의 말

우리는 건강한 삶을 희망한다. 그래서 인간답게 오래오래 살기를 누구나 바란다. 단순히 오래 사는 문제가 아니라 건강한 삶을 영위하고자 한다. 빵과 의복도 그 바탕에서 필요한 것이다. 이처럼 건강은 삶의 질을 결정하는 모태가 된다.

오늘날 우리는 과연 삶의 질에 있어서 만족하고 있는가? 만족하지 못하다면 그에 대한 원인을 찾아야 한다. 물론 수많은 문제가 원인으로 제공될 것이다. 그러나 무엇보다도 건강의 문제가 중요한 위치를 차지하리라 믿는다.

질병이야말로 인간의 숙적이고 미래에도 그것은 변하지 않을 것이다. 인류의 힘으로 극복할 수 있는 수많은 질병도 있지만 극복이 불가능한 것들도 엄청나다. 그 불가능을 가능으로 만들기 위한 과학자들의 노력은 끊임없이 계속된다. 여기에 소개한 CST(두개천골요법) 역시 그 노력의 일부가 될 것이다. 대체의학의 진수라고 불릴 수 있는 CST는 기본적으로 부정거사扶正祛邪, 말하자면 바른 것은 북돋우고 사악한 기운은 떨어낸다는 신념과 인간을 향한 무한한 휴머니즘의 발로라고 볼 수 있다.

이 책을 번역하면서 인체의 신비로움을 다시금 깨닫게 되었다. 우리 몸의 조직 세포가 자신의 기억을 지니고 있다는 것에 놀랐다.

하루는 동료가 내 머리에 한 손을 얹고 다른 한 손은 아픈 무릎에 약 20분 정도 대고 있었는데 나는 잠시 깊은 잠에 빠져들었다. 그런데 놀랍게도 20여 년 전의 상황이 펼쳐지고 있는 게 아닌가. 나는 20여 년 전에 한 통합병원에서 대퇴부 복합골절 수술을 받게 되었다. 집도한 군의관의 얼굴이며 이름은 까마득히 잊은 지 오래였다. 그런데 깊은 잠 속에서 군의관의 얼굴이며 이름까지 또렷이 떠오르는 것이었다. 잠에서 깨어난 나는 잠시 꿈의 여행을 하고 있었다는 사실을 알았고 번역서에서 언급하고 있는 체성 감성 불러오기 풀어 주기를 위한 테크닉으로 인해 발생한 사실이란 것을 깨닫게 되었다. 놀랍게도 그후 계단을 오를 때마다 걷기에 부담이 되었던 그 다리가 매우 가볍고 편안해졌다. 지금도 역시 다리 상태는 양호하다는 것을 고백한다.

또한 책에서 말하는 V-spread(에너지 전송) 테크닉을 사용하여 즉시 통증이 감소되는 놀라운 경험을 하게 되었다. 이것은 손을 통해서 신성한 치료의 능력이 집중된다는 것을 믿도록 만들었다. 그뿐 아니라, 'CST의 10단계 테크닉'을 통해서 우울증, 불면증, 팔저림, 그리고 이명현상, 귀막힘, 코막힘, 심장병, 목 디스크, 편두통, 퇴행성 관절염, 눈의 통증, 입 안에서 나는 악취 등이 몰라보게 호전되는 수많은 경험을 하게 되었다. CV-4 테크닉 하나만을 사용해도 새로운 힘이 생기고 면역력이 증강되며 부종과 류머티즘성 관절염에 두드러진 효과가 있었다.

　이러한 예들은 CST의 신비한 모습들 중 일부에 지나지 않을 것이다. 우리가 일상생활 속에서 개인 스스로 혹은 부부끼리 혹은 가족 구성원 상호간에 CST를 시도할 수 있다. 우리가 흔히 알고 있는 목사의 안수기도, 이것은 적어도 이 책을 번역한 역자로서는 어떤 존재의 능력이 아니라 여기서 말하는 CST의 체성 감성 불러오기의 한 테크닉이다. SER 테크닉에 안수기도하는 것처럼 머리에 손을 얹어서 하는 테크닉이 있다. 이 책에서는 그러한 것들도 언급하고 있으며 실제 종교계에서도 이러한 테크닉을 습득하고자 하는 분들도 있다.

　중요한 것은 비록 우리가 종교적 영감을 받은 능력자나 뛰어난 과학자, 또는 전문적 지식을 갖춘 의사가 아니더라도 배우려고 하는 의지만 있다면 누구나 쉽게 접근할 수 있다는 점이다. CST의 학문적 가치는 바로 이러한 점들 때문에 고양되고 있다. 이 책의 저자인 존 어플레저 박사 역시 자신의 학문을 전문가 그룹이나 특수층이 아닌 일반인 누구나가 배우고 익히기를 희망하고 있음을 밝혔다. 이러한 놀라운 테크닉을 통해 자신의 건강한 삶을 누리기를 진정으로 바라고 있었다. 필자가 번역을 하게 된 계기 또한 저자의 이러한 기대에 미력하나마 동참하고 싶었기 때문이다.

　현대인들의 삶의 질을 추구하는 열정은 높다. 이제 인류가 역사의 궤적을 늘여갈수록 그 열정 또한 더욱 높아질 것이다. 작은 스트레스 때문에 평생을 불행하게 사는 삶이란 얼마나 안타까운 일인가.

혹은 잊을 만하면 찾아오는 두통 때문에 잠 못 이룬 밤의 고통, 여러 병원을 전전해도 알 수 없는 병인(病因), 급기야 영험한 무속인을 찾아가도 원인을 알 수 없는 병들이 헤아릴 수 없이 많다.

이 책은 바로 이러한 문제점들을 해결해 줄 것이다. 어플레저 박사를 책에서 만나면 더욱 놀라운 점들을 발견하게 되리라 믿는다. 어플레저는 이처럼 안타까운 환경에 처한 사람들을 위해 망설이지 말고 한번 시도해 보기를 간절히 권유하고 있다. 이 테크닉에 대해서 의심이 많은 사람들은 결국 시간과 기회와 돈과 지성의 낭비라고 저자는 강조한다. 어플레저 박사는 '믿어라, 믿어라, 믿어라' 하고 강조하면서 적어도 시도하고 나서 평가해도 늦지 않을 것이라고 점잖게 경고한다. 역자 역시 이 말에 100퍼센트 동감하고 있으며 역자는 100퍼센트 그를 신뢰하고 CST를 신뢰한다.

과학이 모든 것을 해결하지는 못한다. 갈릴레오의 지동설은 옳지만 코페르니쿠스의 천동설이 확실히 틀렸다고 말하는 태도도 위험하다. 지동설이 자연현상을 설명하는 데 천동설보다 좀더 유용할 뿐인 것이다. 어떤 과학자도 자기가 발견한 원리가 절대적으로 옳은 것이라고 말하지는 않는다. 위대한 과학자 아인슈타인은 어떻게 이러한 갈등을 극복할 수 있었을까. 그의 눈에 보이지 않지만 마음속에 믿음이 있었기 때문이다. 믿음이 없었다면 실험실에서 어떻게 수없이 많은 실패를 거듭하며 자연을 탐구할 수가 있었겠는가? 내가 경험한 CST의 세계 역시 어플레저 박사의 믿음을 통해 실현될 수 있었다고 자부한다. 그리고 그것은 지금 세상에 명확하게 드러나고 있는 구체적 현실이 되고 있는 것이다.

이 책을 통해서 여러분의 손으로 직접 놀랍고도 신성한 치유의 능력을 경험하기 바란다. 하고자 하면 누구나 다할 수 있는 것이다. 임상을 통해 여러분 스스로 배우고 경험을 하면서 신비로움에 취하기 바란다. 그러므로 망설이지 말고 이 책을 집어들기 바란다. 생각해보라. 당신의 인생이 이 책 하나로 달라질 수만 있다면…….

이 책을 번역하는 데 커다란 도움을 주신 재정경제부 서기관 박종성 님께 심심한 감사를 드린다. 역자가 부족한 문법적 취약성을 많이 극복하게 해주었고, 밤을 새워 맥주를 마시며 CST의 신비로움을 얘기했던 지난 여름의 기억이 새롭다. 영원히 잊지 못할 추억이 되리라 믿는다. 이 책은 바로 당신의 것이다.

많은 아픔과 상처를 겪었다. 꿋꿋하게 일어설 수 있도록 가까이에서 지원을 아끼지 않으신 많은 분들께 고개 숙여 감사를 드린다. 나를 불러 귀히 간직한 술을 손수 따라 주시고 격의 없는 대화로 보이지 않는 힘을 주신 박관용 국회의장께 삼가 감사드린다. 우리 민족의 정신적 지주이시며 민족의 오늘을 있게 한 백범 김구의 장손 김진 주택공사 사장님께 그간의 따뜻한 정을 주심에 감사를 드린다. 내가 손수 써서 보낸 작은 엽서를 보시고 새벽같이 전화를 주신 LG애드 이인호 사장님께 감사드린다. 내 초라한 우거막사에 찾아와 정치와 문화, 경제에 대해 얘기하던 정재규 전 김대중 대통령 특보께 이 글을 빌려 감사드리며 국방부 문춘식 대령께도 심심한 감사를 드린다.

천성래, 김선애

- **천성래**
연세대 대학원 졸업 / 저널리즘 석사, 문학 박사 / 소설가, 시사평론가

저서
장편《고개숙인 남자》
장편《아름다운 날들》등 20여 권, 논문 다수
문화비평집《재미있는 문화 이야기》(근간)
현재 연합뉴스 대기자 활동

- **김선애**
보건학 전공
숙명여대 경영대학원 수학
원광대학교 동양학 석사 수학
CST, SOT,Logan Basic Technique
Toggle-Recoil, Pettibon Technique
A.K Capplied Kinesiology
아유르베다 호주 Institude
한국 카이로프락틱학회 편집위원
칼럼〈언제까지 아름답고 싶다〉2년 연재
월간《헤드라인 뉴스》에 '김선애의 건강칼럼' 2년 연재

저서
《두개천골요법》
《Activator Chiropractic Technique》(공저)

역서
《뇌의 탄생》
《체성 감성 이야기》

인체와의 대화

지은이 | 존 어플레저
옮긴이 | 김선애 · 천성래
펴낸이 | 오응근
펴낸곳 | 지문사
출판등록 | 제2-201호(1980. 1. 9)

초판 1쇄 인쇄 | 2004년 2월 15일
초판 2쇄 발행 | 2008년 12월 20일

주소 | 서울시 마포구 신수동 448-6
전화 | (02) 715-8304 · 2305
팩시밀리 | (02) 718-9387

ISBN 89-7211-374-3 03510
※ 책값은 뒤표지에 있습니다.